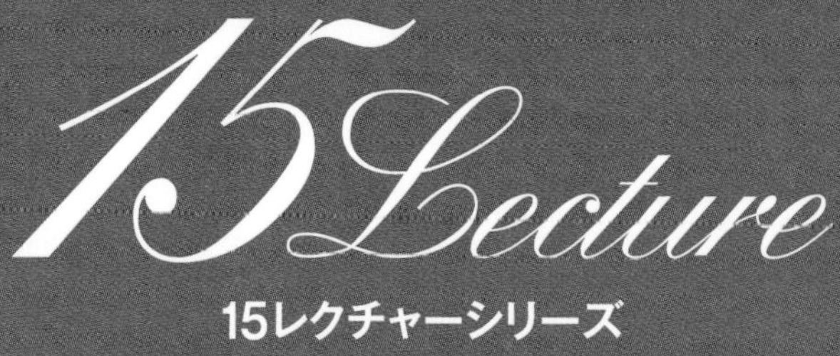

15レクチャーシリーズ

理学療法・作業療法テキスト

ADL・実習

総編集
石川　朗
種村留美

責任編集
長尾　徹
長野　聖

中山書店

総編集 ——————— 石川　朗　神戸大学生命・医学系保健学域
種村留美　神戸大学生命・医学系保健学域

編集委員（五十音順）—— 木村雅彦　杏林大学保健学部理学療法学科
小林麻衣　晴陵リハビリテーション学院理学療法学科
玉木　彰　兵庫医療大学大学院医療科学研究科

責任編集（五十音順）—— 長尾　徹　神戸大学生命・医学系保健学域
長野　聖　四條畷学園大学リハビリテーション学部

執筆（五十音順）———— 石浦佑一　姫路獨協大学医療保健学部作業療法学科
石川　朗　神戸大学生命・医学系保健学域
一宮　晶　イチタス訪問看護ステーション
大友健治　大阪リハビリテーション専門学校作業療法学科
北川智美　四條畷学園大学リハビリテーション学部
木下和昭　四條畷学園大学リハビリテーション学部
柴田八衣子　兵庫県リハビリテーション中央病院 リハビリ療法部
長尾　徹　神戸大学生命・医学系保健学域
長尾　誠　帝塚山リハビリテーション病院リハビリテーション部
長野　聖　四條畷学園大学リハビリテーション学部
花房謙一　目白大学保健医療学部作業療法学科
平川裕一　弘前大学大学院保健学研究科総合リハビリテーション科学領域
細江さよ子　南河内おか病院リハビリテーション部
増田基嘉　堺市立健康福祉プラザ生活リハビリテーションセンター
横井賀津志　大阪府立大学地域保健学域総合リハビリテーション学類作業療法学専攻

15レクチャーシリーズ
理学療法・作業療法テキスト

刊行のことば

本15レクチャーシリーズは，医療専門職を目指す学生と，その学生に教授する教員に向けて企画された教科書である．

理学療法士，作業療法士，言語聴覚士，看護師などの医療専門職となるための教育システムには，養成期間として4年制と3年制課程，養成形態として大学，短期大学，専門学校が存在しており，混合型となっている．どのような教育システムにおいても，卒業時に一定水準の知識と技術を修得していることは不可欠であるが，それを実現するための環境や条件は必ずしも十分に整備されているとはいえない．

これらの現状をふまえて15レクチャーシリーズでは，医療専門職を目指す学生が授業で使用する本を，医学書ではなく教科書として明確に位置づけた．

学生諸君に対しては，各教科の基礎的な知識が，後に教授される応用的な知識へどのように関わっているのか理解しやすいよう，また臨床実習や医療専門職に就いた暁には，それらの知識と技術を活用し，さらに発展させていくことができるよう内容・構成を吟味した．一方，教員に対しては，オムニバスによる講義でも重複と漏れがないよう，さらに専門外の講義を担当する場合においても，一定水準以上の内容を教授できるように工夫を重ねた．

具体的に本書の特徴として，以下の点をあげる．

- 各教科の冒頭に，「学習主題」「学習目標」「学習項目」を明記したシラバスを掲載する．
- 1科目を90分15コマと想定し，90分の授業で効率的に質の高い学習ができるよう1コマの情報量を吟味する．
- 各レクチャーの冒頭に，「到達目標」「講義を理解するためのチェック項目とポイント」「講義終了後の確認事項」を記載する．
- 各教科の最後には定期試験にも応用できる，模擬試験問題を掲載する．試験問題は国家試験に対応でき，さらに応用力も確認できる内容としている．

15レクチャーシリーズが，医療専門職を目指す学生とその学生たちに教授する教員に活用され，わが国における理学療法の一層の発展にわずかながらでも寄与することができたら，このうえない喜びである．

2010年9月

総編集を代表して　石川　朗

15レクチャーシリーズ
理学療法・作業療法テキスト

序 文

リハビリテーションに携わる保健・医療・福祉・介護における専門職は，対象者の日常生活活動（ADL）を念頭におき業務を遂行することが常であるといっても過言ではありません．この点で，ADL は専門職間で立場が異なっても，普遍的に捉えることのできる分野の一つであるといえます．一方で，ADL は私たちにとって当たり前に行っている個人の日々の動作が大きく関連していることに加え，個人の価値観や環境から社会の制度に至るまでさまざまな視点や捉え方に影響されるため，学問として学ぶうえでは一定の「枠組み」が必要です．

こうした観点から，本書では ADL を①総論（Lecture 1），②評価尺度（Lecture 2），③動作（Lecture 3〜10），④用具の使用（Lecture 11・12），⑤住環境整備（Lecture 13），⑥障害別支援（Lecture 14・15）の 6 つの側面からとらえ，ADL を学ぶうえでの「枠組み」としました．③以降は，実際のリハビリテーション現場で用いられている指導方法や要点を随所に盛り込み，イラストや写真を多用することで具体的かつ実践的な内容としました．

また，リハビリテーション系の養成校で一般的に実施されている ADL のカリキュラムを踏まえて，講義 15 回，実習 14 回（総論を除く）の構成としました．「講義」は，本シリーズの特徴である 1 レクチャーを 90 分の授業の中で教授できる構成とし，「実習」は「講義」の内容を振り返り，再確認しながら，それぞれのテーマについて取り組めるよう配慮しました．とりわけ「実習」では，各テーマに沿って自ら経験することだけでなく，現実に遭遇する医療や介護の場面を想定して対象者への基本的な ADL 指導や介入の習得につながる内容としました．授業の時間以外にも自主的に繰り返し取り組み自己研鑽を図ることで，臨床実習をはじめ実際の医療・介護の場面で戸惑うことなく実施できるようになることを願っています．

最後に，本書は第一に理学療法士・作業療法士を目指す学生に手に取っていただくことを前提に執筆していますが，リハビリテーションに携わる保健・医療・福祉・介護すべての専門職の皆さまにも日常業務において活用できる内容です．本書をとおして共通の認識のもとで対象者が目指す ADL を捉え，さらには専門職間の相互理解の一助となれば幸いです．

2021 年 4 月

責任編集　長野　聖
長尾　徹

15レクチャーシリーズ
理学療法・作業療法テキスト／ADL・実習
目次

LECTURE 3

姿勢・起居移動・床上動作

LECTURE 4 歩行動作と歩行補助具

LECTURE 7 更衣・整容動作

LECTURE 8 排泄動作

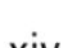

15 レクチャーシリーズ　理学療法・作業療法テキスト

ADL・実習

シラバス

一般目標	ADL（日常生活活動）は人間が自立して生活するために日々繰り返される動作である．しかし，治療や支援が必要な人にとっては国際生活機能分類（ICF）の「心身機能・身体構造」の程度だけでなく，福祉用具の使用や動作を実施する環境などによっても影響を受ける．本書では，福祉用具や環境に依存しない基本的な動作だけでなく，福祉用具や環境が ADL にどのような影響を及ぼすかを理解することを目標とする．動作の理解を ADL 指導につなげるため，障害別支援や実習をとおして実際の現場で用いられている指導方法について学ぶ

回数	学習主題	学習目標	学習項目
1	ADL 総論	ADL，手段的 ADL（IADL），生活関連動作（APDL）の意味を理解する ICF をふまえた ADL へのアプローチ方法を検討する	ADL の定義と特徴，IADL と APDL，ICF と ADL，ADL の相互依存性と相対的独立性，「できる ADL」と「している ADL」
2	ADL 評価	講義 ADL 評価の目的，各評価指標の特徴と実施方法について理解する 実習 紙上患者から FIM の項目を採点し，尺度間の違いや特徴を理解する	バーセルインデックス，FIM，老研式活動能力指標，障害老人の日常生活自立度（寝たきり度）判定基準，認知症高齢者の日常生活自立度判定基準，基本的 ADL と手段的 ADL
3	姿勢・起居移動・床上動作	講義 姿勢および起居移動・床上動作の種類と特徴，実施における注意点を理解する 実習 起居移動・床上動作を実施し，臥位から立位に至る動作指導の流れを確認する	姿勢の種類，ICF からとらえた姿勢・起居移動・床上動作，姿勢の変換，寝返り，起き上がり，床上移動，座位，立ち上がり，移乗，動作指導の方法
4	歩行動作と歩行補助具	講義 歩行動作，杖を使用した歩行と段差昇降，歩行補助具の種類と使用方法について理解する 実習 杖を用いた歩行と階段昇降を実施し，動作指導の流れを確認する	ICF からとらえた歩行動作，杖の適合方法，杖を使用した歩行・段差昇降，歩行補助具の種類と使用方法，動作指導の方法
5	移動動作（車椅子移動）	講義 車椅子の操作方法（自走と介助方法），自動車の利用について理解する 実習 車椅子の介助方法と，視覚障害者の歩行・階段昇降の介助における動作指導の流れを確認する	車椅子利用の幅員，ICF からとらえた移動動作，車椅子の自走と介助方法，屋外での移動，公共交通機関の利用，自動車の利用，視覚障害者の移動介助
6	食事動作	講義 食事動作における知的活動と身体動作，食事具の使用と指導法について理解する 実習 食事動作を模擬的に実施し，食器，食事具の持ち方，姿勢などの違いにより動作や難易度が異なることを確認する	食事の重要性，ICF からとらえた食事動作，食事具・自助具の種類と使用方法，障害・疾患における特徴，動作指導の方法
7	更衣・整容動作	講義 更衣・整容動作の目的・目標と，自助具の使用と指導法について理解する 実習 更衣動作を模擬的に実施し，衣類の違いなどで動作や難易度が異なることを確認する	ICF からとらえた更衣・整容動作，更衣・整容動作の手順，衣服の名称，自助具の種類と使用方法，障害・疾患における特徴，動作指導の方法
8	排泄動作	講義 排泄動作の特徴と方法，用具やトイレ環境による影響，指導法について理解する 実習 排泄動作を模擬的に実施し，設備や姿勢の変更で動作や難易度が異なることを確認する	排泄の重要性，ICF からとらえた排泄動作，排泄動作の方法と形態，トイレ環境，用具の種類・使用方法，障害・疾患における特徴，動作指導の方法
9	入浴動作	講義 入浴が動作能力と浴室環境に影響を受ける活動であることを理解し，工程ごとの動作の特徴を説明できる 実習 入浴動作を模擬的に実施し，立ち上がり動作を確認し，手すりの設置を提案する	入浴の重要性，ICF からとらえた入浴動作，入浴の工程と動作，自助具の種類と使用方法，入浴の形態，障害・疾患における特徴，動作指導の方法
10	家事動作	講義 家事動作に影響を与える要因と背景を確認し，家事の項目をふまえて方法や用具を理解する 実習 片麻痺および関節リウマチの調理動作の方法と用具を確認し，リスクや指導方法を理解する	ICF からとらえた家事動作，食生活・衣生活・住生活・家族・家庭経営・管理に関する家事，障害・疾患における特徴，動作指導の方法

回数	学習主題	学習目標	学習項目
11	福祉・日常生活用具	講義 介護保険法や障害者総合支援法に関連する福祉・日常生活用具の種類，機能，構造，使用方法を理解する 実習 介護用ベッドの使用方法，車椅子の調整方法を確認する	福祉・日常生活用具の定義，起居関連用具・移乗関連用具・移動関連用具（車椅子）の種類と構造，使用方法，介護保険における福祉用具貸与対象・特定福祉用具販売対象の種目
12	自助具	講義 自助具の定義と種類，使用方法，作製における注意事項について理解する 実習 自助具を作製・使用し，構造を理解する	自助具の目的・種類・補完する能力・使用方法，片麻痺・関節リウマチ・脊髄損傷における特徴，自助具の作製
13	住環境整備	講義 住宅改修の目的・流れ・留意点，介護保険で利用できる制度について理解する 実習 平面図を作成し，模擬患者を想定した住宅改修への介入方法を検討する	ICF からとらえた住環境整備，バリアフリー住宅とハンディキャップ対応型住宅，図面，建築工法，住宅改修の流れ，家屋調査，住宅改修制度
14	障害別支援（1） —中枢神経・内科系疾患	講義 代表的な中枢神経・内科系疾患について，制限される基本動作と ADL の指導方法を理解する 実習 片麻痺によって制限される動作を確認し，指導の際の注意事項を検討する	脳血管疾患（片麻痺，高次脳機能障害）・パーキンソン病・呼吸器疾患（COPD）の制限される基本動作と ADL の指導方法
15	障害別支援（2） —整形外科系疾患	講義 代表的な整形外科系疾患について，制限される基本動作と ADL の指導方法を理解する 実習 人工股関節全置換術後の脱臼肢位を理解し，寝返り・立ち上がり動作を指導する	脊髄損傷・関節リウマチ・大腿骨頸部骨折・変形性膝関節症・脊椎疾患の制限される基本動作と ADL の指導方法

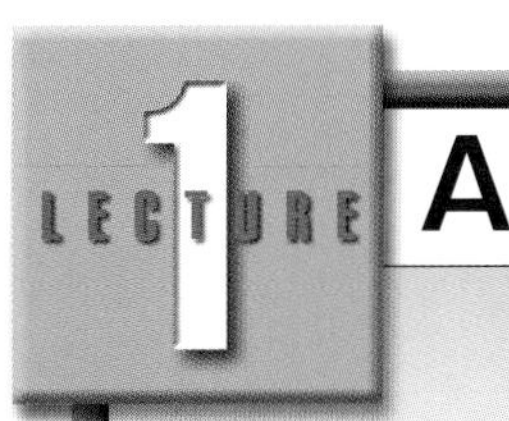

ADL 総論

到達目標

- ADL（日常生活活動）の意味を理解する．
- 手段的 ADL（IADL），生活関連動作（APDL）の意味を理解する．
- ADL に影響を与える要因や影響を与えない要因について，国際生活機能分類（ICF）を通じて理解する．
- ADL に対するアプローチの方法を検討する．

この講義を理解するために

この講義では，WHO が提示した ICF による生活機能モデルの考え方をとおして ADL を理解していきます．そのため，ICF の構成要素である「健康状態」「心身機能・身体構造」「活動」「参加」「環境因子」「個人因子」がどういう内容であるのか学習します．

ADL は「一人の人間が独立して生活するために行う基本的な，しかも各人ともに共通に毎日繰り返される一連の身体的動作群」と定義されています．自らの 1 日の行動を振り返り，毎日繰り返される動作と，毎日ではないが繰り返される動作を確認しながら学習を進めていきましょう．

実習や実践において，ADL にアプローチする際は，患者個人の文化的背景や地域特性をふまえ，質を重視した取り組みができるよう，文化や地域の状況を知る必要があります．また，患者個人の生活様式は，退院・退所といった住環境の変化によっても影響を受けます．対象者の現状だけでなく，将来も見すえたアプローチが必要となります．

ADL を学ぶにあたり，以下の項目をあらかじめ学習しておきましょう．

□ ICF について復習しておく．
□ 普段行っている ADL を思い起こしておく．
□ 地域の特性や文化について調べておく．

講義を終えて確認すること

□ ADL の意味が理解できた．
□ IADL，APDL の意味が理解できた．
□ ADL に影響を与える要因と影響を与えない要因が理解できた．
□ ADL に対するアプローチの方法が検討できた．

講義

ADL (activities of daily living；日常生活活動)

MEMO
本書では，原則として対象者，利用者，入所者などを包括して対象者と称するが，医療機関における対象者は患者と記載する場合もある．

MEMO
諸活動の種類
ADL だけでなく，教育的分野，職業分野，趣味の分野などさまざまな活動があり，それらの活動に対してもリハビリテーションが実施されている．

ここがポイント！
「ADL 動作」という表記は，「日常生活活動動作」「日常生活動作動作」「日常生活活動（動作）動作」となり，いささか冗長である．「動作」という単語を併記するのであれば，「ADL の動作」や「ADL における動作」とする．レポートなどの記載時に注意したい．

MEMO
身体的動作群
身体の運動機能を用いて遂行される動作のことであり，精神・視力・聴力・言語機能のみを用いて遂行される動作とは異なる[1]．

MEMO
診療報酬
医療機関において医療サービスの対価として得る金額の根拠となるもの．例えば，病院で診察を受ける場合に共通して発生する「初診料」の費用などが定められ，初診料を請求するために必要な条件も規定されている．一方，介護保険を利用する場合には，「介護報酬」が該当する．

バーセルインデックス (Barthel index：BI)
▶ Lecture 2・表 1 参照．
機能的自立度評価法 (functional independence measure：FIM)
▶ Lecture 2・図 4，表 2 参照．

1．ADL とは

1) ADL の定義と特徴

リハビリテーションは，対象者の身体機能のなかで運動能力のみを回復させるだけではなく，運動能力の回復をもとにして活動を向上させることに特徴がある．たとえ運動能力の回復が望めない場合でも，活動の低下を可能な限り防ぐはたらきかけを行い，さまざまな代償手段を用いて諸活動を可能にする．切断者における義肢の利用を考えると，切断された上肢や下肢は通常復活することはないが，義手や義足を用いることで，切断された上肢や下肢が復活したかのように振る舞えて活動が可能となる．このような取り組みにおいて，リハビリテーションの目的となる諸活動の一つに ADL がある．

ADL は「日常生活活動」と訳されるが，「日常生活動作」や「日常生活活動（動作）」と表記された時代もあった経緯から，いずれの用語も用いられている．日本リハビリテーション医学会の 1976 年の定義では，「ADL は，一人の人間が独立して生活するために行う基本的な，しかも各人ともに共通に毎日繰り返される一連の身体的動作群をいう．この動作群は，食事，排泄などの目的をもった各作業（目的動作）に分類され，各作業はさらにその目的を実施するための細目動作に分類される．リハビリテーションの過程や，ゴール決定にあたって，これらの動作は健常者と量的，質的に比較され記録される」[1] としている．この定義において ADL の特徴を示す重要なポイントは，以下の 5 点である．

①基本的な動作であること．
②生活するために行うこと．
③各人ともに共通していること．
④毎日繰り返されること．
⑤身体的動作群であること．

定義のなかでは例として「食事」と「排泄」が記載されているが，他に何の動作が該当するのかは明記されておらず，他の動作として何が ADL に含まれるのかは諸家によって異なり，これまで一定の結論を得ていない．臨床的には一定の身体的動作群を ADL と規定してリハビリテーションが行われている．

2) ADL に含まれる動作・活動

ADL に含まれる動作・活動については，評価表の影響が大きい．診療報酬においてバーセルインデックス，機能的自立度評価法（FIM）が採用されており，これらの検査や測定の対象となる動作群が ADL の内容であるという印象が医療や福祉分野において一般的である．バーセルインデックスと FIM の評価方法は Lecture 2 で記述する．本講義では，それら 2 つの評価表が対象としている項目を記載し，ADL に含まれる動作・活動を示す（**表 1**）．

バーセルインデックスでは，ADL 評価の対象として「車椅子～ベッドへの移乗」「歩行」「階段昇降」「食事」「整容」「トイレ動作」「排便コントロール」「排尿コントロール」「更衣」「入浴」の 10 項目が対象となっている．「食事」「整容」「トイレ」「更衣」「入浴」の 5 項目は従来から「セルフケア（身の回り動作・身辺動作）」といわれており，言い換えると「セルフケア」に「移動・移乗・階段昇降」「排泄コントロール」を加えたものが ADL となる．1970 年代後半には「セルフケア」と「移動・移乗動作」を標準的 ADL（SADL）または基本的 ADL（BADL）と規定し，ADL とは SADL または BADL であるという

表 1　バーセルインデックス（BI）と機能的自立度評価法（FIM）をもとにしたADL に含まれる動作・活動

	ADL 項目	小項目	BI	FIM
起居移動	移乗	ベッド，車椅子	○	
		ベッド，椅子，車椅子		○
		トイレ		○
		浴槽，シャワー		○
	歩行	平地歩行，車椅子	○	○
	階段昇降		○	○
身の回り動作（セルフケア）	食事		○	○
	整容		○	○
	トイレ動作		○	○
	排泄コントロール	排便	○	○
		排尿	○	○
	更衣	上半身	○	○
		下半身		○
	入浴・清拭		○	○
認知的活動	コミュニケーション	理解		○
		表出		○
	社会的認知	社会的交流		○
		問題解決		○
		記憶		○

通念ができあがってきた[2]．

一方，FIM では，バーセルインデックスに加えて，「コミュニケーション」「社会的認知」を含めた 18 項目がその対象となっており，ADL の内容は拡大している．

FIM では，「セルフケア」は「食事」「整容」「トイレ動作」「更衣（上半身）」「更衣（下半身）」「清拭」の 6 項目であり，「移乗・移動動作」がその枠から分離されている．日本リハビリテーション医学会による定義では，ADL は「目的をもった各作業（目的動作）」とされている．元来「移乗・移動動作」はそれのみが目的動作ではなく，食事をするために食卓へ移動する，排泄動作を行うためにトイレへ移動するなど，ある目的となる動作の前段階の手段として用いられる．よって，「移乗・移動動作」はセルフケアとは異なった側面がある．しかし，「移乗・移動動作」はセルフケアの前段階として必要な基本的な動作であり，毎日繰り返される身体的動作群という観点から ADL に含めて対応されている．

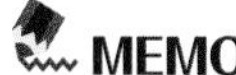

MEMO
標準的 ADL
（standard activities of daily living：SADL）
セルフケアの 5 項目を基本的 ADL（basic activities of daily living：BADL）と分類している文献もある．

3）リハビリテーションの対象としての ADL

リハビリテーション医学が発展する前（国際障害分類〈ICIDH〉の概念が導入される前）の医療では，国際生活機能分類（ICF）における「心身機能・身体構造」に対するアプローチが主であった．したがって，医療者のみならず対象者も「傷が治ればよい」「骨がつながればよい」「腹痛が治まればよい」など，器官・臓器レベルの回復を重視してきた．しかし，医療者は「心身機能・身体構造」レベルの回復だけでは対象者への治療・援助に不足を感じ，「活動」レベルでの回復も治療・援助の対象に含めるようになった．リハビリテーション医学を専門としない臨床医学系の医療者も同様の経緯をたどり，何より対象者も「活動」レベルでの回復を望んでいた．手が動くようになっても，その手を使って食事ができなければ回復したとは思えない，足が動くようになっても，トイレや買い物に行くことができなければ回復したとは思えない，という考え方である．

従来の国際障害分類（International Classification of Impairments, Disabilities and Handicaps：ICIDH）が「疾病の結果に関する分類」を示していたことに対し，ICF は「健康の構成要素に関する分類」を示している．
国際生活機能分類
（International Classification of Functioning, Disability and Health：ICF）

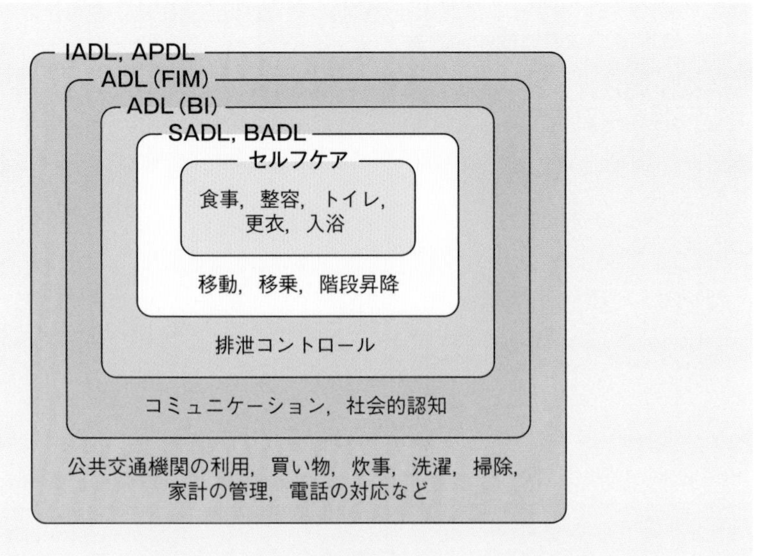

図1　バーセルインデックス（BI），機能的自立度評価法（FIM）をもとにしたADLの内容となる活動

MEMO

自立生活（independent living：IL）運動

1970年代にアメリカで障害者による抗議運動から始まった社会運動.「活動」レベルで制限があった場合，その制限の撤廃を第一の目的とし，「参加」に対するアプローチや配慮は二の次とする順位づけには納得できないという考え方. この運動が契機となって，「参加」レベルへの支援や「環境因子」「個人因子」に配慮した医療・福祉サービスへと発展した.

QOL（quality of life；生活の質）

手段的ADL（instrumental activities of daily living：IADL）

生活関連動作（activities parallel to daily living：APDL）

WHO（World Health Organization；世界保健機関）

一方，自立生活（IL）運動を契機として，「参加」レベルへの関心・希望が重視され，「環境因子」や「個人因子」も医療において考慮されるようになった. このことはQOLという概念を生み出し，現在の医療・福祉領域ではQOLの向上が当然のように目的の一つとなっている.

2. IADL，APDLとは

ADLは人が生命を維持するために最低限必要な動作群である. しかし，多くの人がほぼ毎日繰り返す活動でありながら，必ずしも全員が取り組むものではなく，必須ではない活動もある. 生命を維持するためではなく，自立して生活するためには重要なものがあり，これらの活動は，日本リハビリテーション医学会が，「ADLの範囲は家庭における身の回りの動作を意味し，広義のADLと考えられる応用動作は生活関連動作というべき」としている. 広義のADLと考えられる活動は手段的ADL（IADL），生活関連動作（APDL）とよばれ，公共交通機関の利用，買い物，炊事，洗濯，掃除，家計の管理，電話の対応などがある. IADL，APDLに含まれる活動については厳密に規定されておらず，ADLよりも多岐にわたる（**図1**）. この領域の評価用紙に記載されている項目を**表2**に列挙する.

3. 国際生活機能分類（ICF）とADL

1）ICFにおけるADLの位置づけ

2001年にWHO総会で採択されたICFは，すべての人に用いることができる分類であり，生活機能モデルといわれている. ICFの構成要素である「健康状態」「心身機能・身体構造」「活動」「参加」「環境因子」「個人因子」から人の生活機能を説明し，そこでは障害により制限を受けている状態であるというマイナスの影響のみならず，個人が利用可能な能力や資産があればプラスの影響をもたらすという視点も含んでいる（**図2**）[3]. このなかで，「活動」はあらゆる生活行為を含み，歩行やその他のADL（セルフケア）だけでなく，調理や掃除などの家事，職業上の行為や余暇活動（趣味やスポーツなど）に必要な行為がすべて含まれている. よってADL，IADL，APDLは，ICFにおける「活動」の大部分を占めている.

表2 ロートンの評価表，FAI，老研式活動能力指標をもとにしたIADL，APDLの対象となる動作・活動

IADL，APDL	ロートンの評価表	FAI	老研式活動能力指標
電話の使用	○		
買い物	○	○	○
請求書の支払い			○
預貯金の出し入れ			○
食事の支度	○	○	○
食事の後片づけ		○	
家屋維持	○	○	
庭仕事		○	
洗濯	○	○	
掃除や整頓		○	
力仕事		○	
外出		○	
外出時の移動	○	○	
交通手段の利用		○	○
趣味		○	
友人宅への訪問			○
病人を見舞う			○
旅行		○	
読書		○	○
雑誌購読			○
新聞を読む			○
健康に関するメディアへの関心			○
服薬	○		
家計管理	○		
年金などの書類記載			○
家族や友人の相談にのる			○
若い人に話しかける			○
仕事		○	

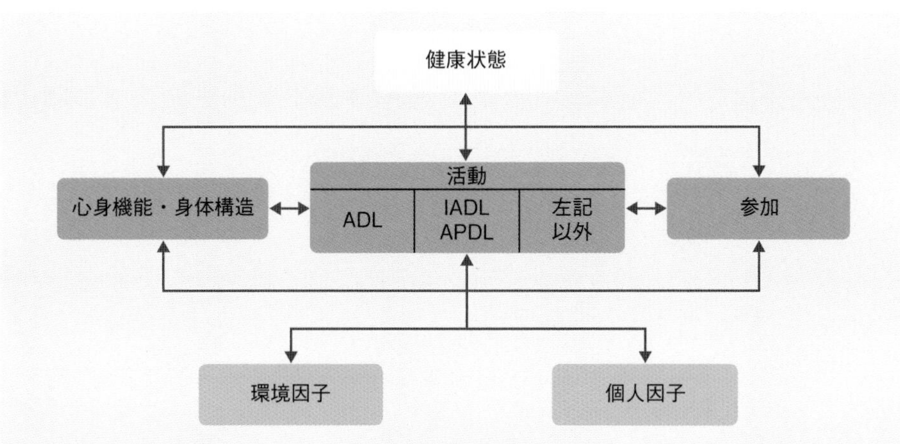

図2 国際生活機能分類（ICF）による生活機能モデル

（障害者福祉研究会編：国際生活機能分類（ICF）—国際障害分類改定版．中央法規出版：2002．p.17[3] をもとに作成）

ロートン（Lawton MP）

MEMO

● FAI

（Frenchay Activities Index）

日本リハビリテーション医学会が定義したAPDLの範囲にはない職業についての項目も含んでいる．

● 老研式活動能力指標

高齢者の活動能力を測定する目的で開発されたため，若年者や勤労世代には適合しない項目もある．

▶ Lecture 2・表5参照．

MEMO

それぞれの評価用紙が何を測定しているかについてはLecture 2で説明している．この講義ではIADL，APDLに含まれる動作，活動がどういったものであるかという例を示しており，表の最左列の項目が重要である．

ここがポイント！

臨床的に重要な点は，ADL以外の活動（職業に関連する活動や動作を省く）はIADL，APDLとよんでもよい．なお，ADLとIADL，APDLを合わせて拡大ADL（extended activities of daily living：EADL）と分類する場合もあるが，一般的に用いられることは少ない．

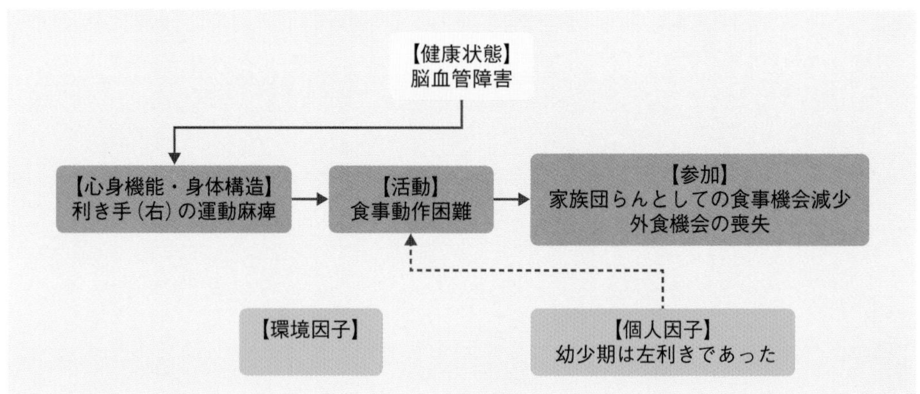

図３　国際生活機能分類（ICF）における各構成要素の「相互依存性」と「相対的独立性」の関係図

この事例では，食事動作のみに焦点を当て，相互依存性の関係にある要素を実線の矢印で示し，相対的独立性の関係にある要素を点線の矢印で示した．

2）ADL の相互依存性と相対的独立性

ICFには，生活機能モデルの各構成要素が互いに影響を与え合う性質「相互依存性」と，各構成要素のレベルに独自性があり，他からの影響ですべてが決まるものではない「相対的独立性」がある．脳血管障害によって利き手に運動麻痺が発生した場合，「健康状態」は脳血管障害であり，その影響で「心身機能・身体構造」として利き手に運動麻痺が出現する．そして，「活動」レベルとして食事動作困難という障害が発生する．このことは「参加」レベルとして家族との食事に制限が生じる，外食の機会を喪失する，冠婚葬祭の場へ出席することに困難を伴うなどの影響が現れる．これが相互依存性である．しかし，たとえ「心身機能・身体構造」レベルでの麻痺が回復せず制限が残っていたとしても，非利き手が利用可能（プラスの影響）であれば，非利き手での食事動作練習を続けることで食事という「活動」において制限はなくなる．これが相対的独立性である（**図３，４**）．

生活機能モデルでは，各構成要素はそれぞれ，相互依存性，相対的独立性の関係があり，その関係が及ぶ構成要素を矢印でつないでいる（**図２**）．「健康状態」は「心身機能・身体構造」「活動」「参加」に影響を及ぼすが，互いに独立性もある．また，「心身機能・身体構造」「活動」「参加」は「環境因子」や「個人因子」にも影響を及ぼすが，互いに独立性もある．「心身機能・身体構造」「活動」「参加」の関係では，「心身機能・身体構造」と「活動」，「活動」と「参加」間に双方向の矢印が示され，関係性を表現している．一方，「心身機能・身体構造」と「参加」には直接の矢印が引かれていないようにみえるが，「心身機能・身体構造」「活動」「参加」の上下に「心身機能・身体構造」と「参加」の関係性を示した双方向の矢印が引かれている．よって，「心身機能・身体構造」「活動」「参加」はすべての構成要素から影響を受ける，影響を受けないという二面性が示されている．「活動」はADL，IADL，APDLを含み，「健康状態」「心身機能・身体構造」「参加」「環境因子」「個人因子」に影響を及ぼし，加えて互いに独立性もある．

MEMO
- **相互依存性**
各構成要素が互いに影響を与える相互依存性は「健康状態」が原因で「心身機能・身体構造」が決まるという関係を表す．また，その逆方向に影響を与える場合もある．
- **相対的独立性**
各構成要素のレベルに独自性がある相対的独立性は，構成要素間に原因や結果の関係性がないことをいう．

MEMO
相互依存性と相対的独立性はいずれか一つの関係性だけが当てはまるのではなく，生活機能を説明するなかで，相互に依存し，相対的に独立し，混在もするという特徴を有している．

3）「環境因子」「個人因子」の ADL への影響

ADL において「環境因子」「個人因子」との関係はとても重要であり，日本ではさまざまな面で文化の影響を受けている．「環境因子」「個人因子」は対象者によって多くの関係性がある．関東はじめ多くの地方でエスカレーターに乗る際，利用者は進行方向に向かって左側に立つということが一般的である．一方，関西では右側に立つことが多い．対象者が左片麻痺の場合，関西在住であれば手すりにつかまることは容易であるが，関西以外に在住している場合は手すりにつかまることが難しくなる（**図５**）．

気をつけよう！
ADL は病院や施設で生活している対象者にとっては，その自立が目標となるが，生活の場が在宅になった場合，入院・入所中の ADL だけに注目していると問題や制限に対処できない事態に陥る．

LECTURE 1

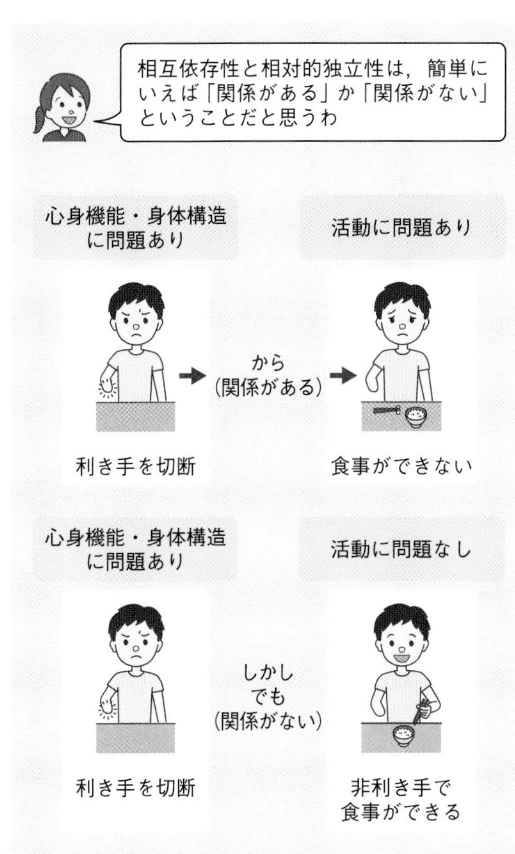

図４ 相互依存性と相対的独立性

関西以外
関西
関西なら手すりにつかまりやすいのに……

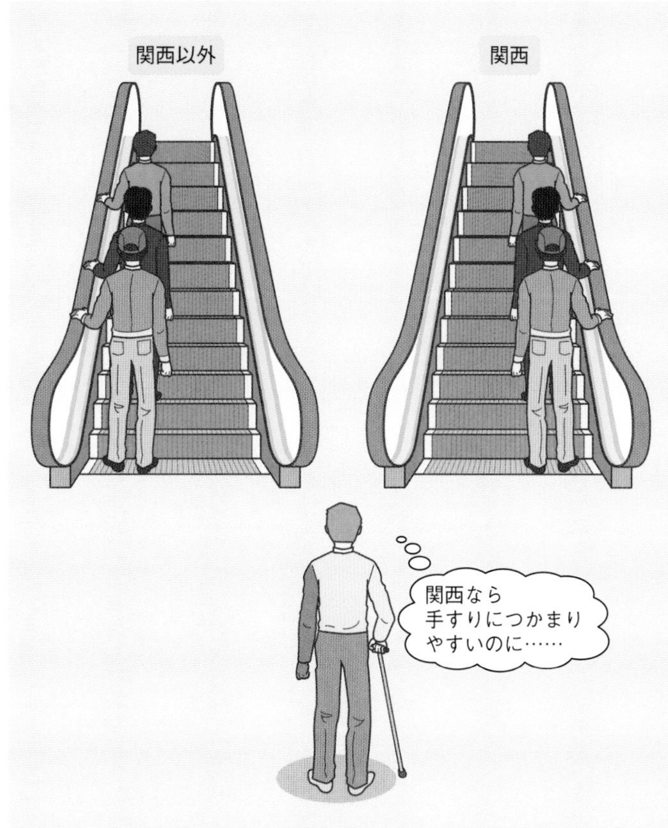

図５ 文化や習慣による障害の程度の差

しかし，エレベーターがあれば，手すりにつかまらずに上下移動できるため，障害は問題にならない．

また，文化の一部である生活様式によっても影響を受ける．住環境の変化を背景にした生活様式の変化によって，ADL の方法に変更を求められる場合がある．日本家屋では洋式便器の設置が一般的であり，男性の排泄動作においては立位で排尿するという習慣があるが，洋式便器で立位での排尿は，周囲を不潔にする（尿が飛び散る）ので清掃の手間が増えるという理由から，掃除を担当する家族へ配慮して（時には要求されて）座位での排尿という方法へ変更がなされている．このことは，家族への配慮（環境因子）もしくは清掃にかかわる時間や手間を削減したいという価値観（個人因子）に影響を受けて排泄動作の方法が変更されるという例である．

対象者が現在生活している環境や将来生活する環境がどのようなものかを検討しないと，現在の環境や障害だけが問題であるとして対応してしまいがちである．対象者が病院や施設でリハビリテーションを受けている場合，その環境によって問題や制限が生じること，対象者が退院・退所後に環境が変わることによって別の問題や制限が生じることについても対応していく必要がある．

4．ADL をリハビリテーションの対象とする場合の注意事項

1)「できる ADL」と「している ADL」

ADL に問題や課題を有している対象者には，ADL トレーニングが実施される．その間，対象者は努力を伴って動作を行っている．セラピスト（他の施設職員も含む）は対象者の ADL の状態を記録し，問題点を抽出し，対策を考え，アプローチする．ここで重要なことは，「できる ADL」と「している ADL」の区別である．

「できる ADL」とは，対象者がリハビリテーション室や施設内の各所で練習中の動

ここがポイント！
「心身機能・身体構造」に対するアプローチだけがリハビリテーションではない．代償手段の獲得も重要なリハビリテーションである．このことは，リハビリテーションが疾患を治療するだけでなく，多くの場合，障害を軽減することを目的としているためである．加えて，障害の軽減だけでなく QOL の向上まで目標に掲げる時代となった．QOL を向上させるには，疾患や障害の治癒・軽減が前提ではないという対象者にも目を向ける．車椅子で職場に復帰して収入を得ている対象者や，先天的な障害をもちながらもマスメディアで活躍している対象者もいる．

MEMO
本書では，理学療法士，作業療法士をセラピストとする．

覚えよう！
対象者の ADL には，「できる ADL」と「している ADL」の２つの側面があることを覚えておこう．

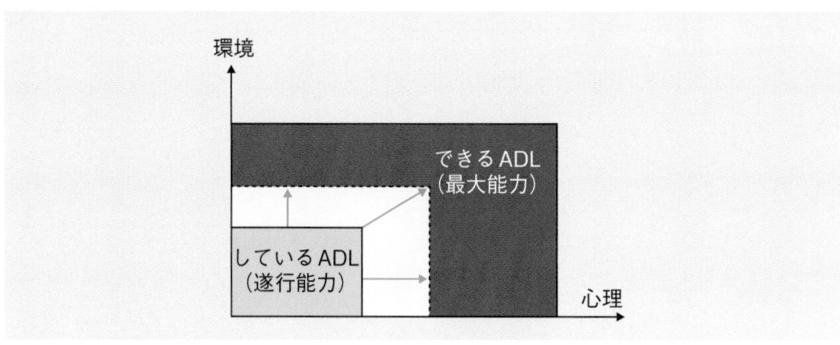

図6 「しているADL」と「できるADL」との関係

作や練習が完了した動作であり，能力として獲得している動作ではあるが，施設内の居室や自宅では実施していないADLを意味し，「できるがしていないADL」である．臨床的に評価場面や練習時間中に確認できる．

一方，「しているADL」とは，対象者が実生活で実施しているADLであり，「普段からしているADL」である．これは，実際の生活場面での観察や家族など介護者からの聞き取りによって確認できる．

対象者が目指すべき状態は「できるADL」の獲得であり，セラピストもそれを目標にアプローチする．そのため，「できるADL」レベルで安易に目標を達成したと判定することなく，「しているADL」を確認してはじめて目標の達成と判断する．

2)「できるADL」と「しているADL」の差

ここがポイント！
「できるADL」と「しているADL」に発生する差の要因は，対象者の意欲がないためという解釈は適切ではない．

ここがポイント！
バーセルインデックスは「できるADL」であり，活動できる最大能力を評価する．
FIMは「しているADL」であり，日常的に実際に行っている活動を評価する．

対象者にとっては，「できるADL」と「しているADL」には差がある．片麻痺になった対象者が初めて上衣を着るとき，片手でどのように衣服を持ち，袖をとおすのかがわからず，右往左往する．セラピストや看護師らが，衣服の持ち方や袖のとおし方，はおり方を指導し，対象者はそれを繰り返し練習する．徐々に独立してはおることができるようになり，最後にボタンを止める練習となる．片手でボタンを止めるのは難しい動作であり，最初はボタンをボタンホールに合わせることすら時間を要する．

人が新たな技能を獲得した当初は，まだ実用的とはいえない．何度も繰り返すうちに，余分な力が不要となり，速度も向上し，正確さも増す．実用的な能力に至ってはじめて「できるADL」から脱却し「しているADL」の状況に至る．一方，このような対象者自身の能力を理由とした差だけでなく，リハビリテーション施設周囲の道路は歩きやすいが，自宅周辺の道路は不整地のために歩きにくいというような環境による差異も発生しやすい（**図6**）．

リハビリテーションの対象者は，以前の身体機能を有してはいない．不自由な身体機能を用いて動作学習を遂行しなければならないため，健常者が考える以上の努力を必要とする．「できるADL」と「しているADL」に差が発生する要因には，以下の5種類が考えられる[4]．

①**環境条件**：模擬的な訓練場面と実際の生活の場において物的，人的な違いがある．

②**体力**：訓練で疲労するため病棟では行えない．

③**習熟，習慣化**：手順を考えず，また努力せず行うためには，繰り返しによる習熟と習慣化が不可欠である．

④**本人・家族の理解**：リハビリテーションでは，目的についての対象者・家族の正しい理解が最も重要である．リハビリテーション室で行うことだけがリハビリテーションであり，生活の場におけるADLの実行はリハビリテーションではないと誤解している場合もある．

⑤**意欲の低下，依存心**：対象者の価値観や障害の受容によって，将来の見通しが立たず意欲が出ない場合や，介護者が過剰な介助を施している場合がある．

3) ADL における問題・課題の抽出

ADL へのアプローチは，対象者や家族がかかえる問題や課題に対して行われるため，その問題や課題を明確にする．

問題や課題は，対象者や家族の視点から抽出する．セラピストからみて問題や課題であると感じたものがあれば，対象者や家族にそれを説明して認識してもらう．問題や課題がないのに，アプローチすることは過剰な介入となる．また，対象者や家族が問題や課題と感じていない場合，受諾したような振る舞いによってリハビリテーションが継続されたとしても，獲得した ADL の動作が実際に用いられることはない．時間の浪費となり，信頼関係に影響を及ぼす．このような状況を避けるためにも，問題や課題の抽出において対象者の「環境因子」や「個人因子」の情報収集および配慮が不可欠である．

気をつけよう！
対象者本人や家族が問題であると認識していない（困っていない）事柄であった場合は，いくらアプローチしても定着しない（取り入れてもらえない）．例えば，装具や自助具の導入において，使ってもらえないという結末に至ることになる．対象者や家族が現状にて問題を認識していないが，セラピストは問題として認識している場合や将来の問題として予測できる場合などは，十分に説明して理解していただくように努める必要がある．

4) 目標とする ADL の質のステップアップ

臨床実習などにおいて，対象者のリハビリテーションにかかわる場合に配慮が必要なことがある．食事動作を考えた場合，どのレベルを ADL トレーニングの目標とするかは，「個人因子」によって影響を受ける．対象者にとって意味のある食事動作がどのレベルであるかという観点であり，これは「参加」にも影響する問題である．

食事動作に支障をきたした場合，対象者は自分で食べられるなら手づかみでもよいと思うかもしれない．しかし，多くの食材は手づかみで摂食することに適さない形で提供される（「環境因子」）．そこで，対象者とセラピストはスプーンでの食事を目標として練習を行う．そして麺類を箸で食べたい，魚をほぐしながら食べたいという目標（欲求）によって箸の使い方を練習する．

対象者の本来の希望（目標）が，箸で食べるだけでなく，家族や友人との会食であった場合，外出先での箸による食事動作が目標になると，箸づかいの見栄えや実用的な速度，正確さが課題となる．また，自助具を使用しての会食は避けたいという個人の価値観が障壁となる場合もある．本当は鍋を囲んでの仲間との交流を思い描きながらも，そこまでセラピストに要求することは無理を強いることと考え，遠慮して言わないという対象者もいる．

ADL の目標設定においては，ADL の質（内容）の検討が不可欠である．対象者の欲求は，身体機能の回復や新たな技能の習得によって次々とステップアップしていくのが自然であり，そのような促しもセラピストの姿勢として望まれる．

■引用文献

1) 今田　拓：ADL 評価について．リハビリテーション医学 1976；13：315.
2) 鎌倉矩子：日常生活活動（ADL）の概念とその範囲．伊藤利之，鎌倉矩子編：ADL とその周辺─評価・指導・介護の実際．第 2 版．医学書院；2008．p.2-8.
3) 障害者福祉研究会編：国際生活機能分類（ICF）─国際障害分類改定版．中央法規出版；2002．p.17.
4) 上田　敏：日常生活動作を再考する─「できる ADL」，「している ADL」から「する ADL」へ．リハビリテーション医学 1993；30（8）：539-49.

■参考文献

1) 伊藤利之，鎌倉矩子編：ADL とその周辺─評価・指導・介護の実際．第 2 版．医学書院；2008.
2) 中村隆一監，岩谷 力ほか編：入門リハビリテーション医学．第 3 版．医歯薬出版；2007.

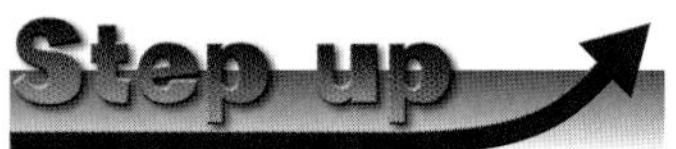

1．ADL の課題を解決するための方策：優先するのは機能回復か代償か

問題や課題の解決として，「健康状態」や「心身機能・身体構造」の回復が完成すれば申し分ない．対象者も，完全に元通りになることを望んでいる．しかし，リハビリテーションに訪れる対象者の「健康状態」は完全に回復するとは限らないし，実際は回復が希望どおりには進まない場合のほうが多い．また，理想的な回数や期間をセラピストが支援し続けることには保険制度上の制約もある．

そこで，「心身機能・身体構造」の回復により問題や課題を解決するのか，代償（方法の変更，福祉用具の活用）による解決を目指すのか，その配分には多くのセラピストやスタッフが難渋する．この場合，問題や課題の発端となった疾患や予後の知識が重要となる．早期に回復が望める場合は「心身機能・身体構造」に対するアプローチに重点をおき，患者がリハビリテーションに取り組める時間に余裕がない場合は代償手段の獲得に重点をおく．

例えば，整形外科領域において，骨折に対する金属プレートを用いた治療は，骨にとってはその強度を代償する手段と考えることができる．金属プレートを用いないで安静固定することで骨癒合を待つこともできるが，金属プレートを利用することで早期から運動が可能となり，骨折部の動揺を制限して疼痛や炎症反応の鎮静化をもたらす．結果的に廃用症候群を防いで安静固定するより早く「活動」を開始できる．

このように，各種疾患の知識を有すること，対象者のかかえる役割（「参加」「環境因子」）を把握することは，リハビリテーションを享受できる期間を左右するため，重要な確認事項である．

2．介護ロボットの発展が ADL を変える

日本はどの国も経験したことのない超高齢社会を迎え，介護分野における人材確保を進める一方で，限られたマンパワーを有効に活用することも重要といわれている．介護現場におけるロボット技術の利用は本格的な普及に至っておらず，さらなる介護ロボットの利用を推進するためには，介護ロボットの開発だけではなく，導入する施設においても使用方法の習得や効果的な活用方法を見出すことが重要である．厚生労働省は 2015（平成 27）年度に「介護ロボットを活用した介護技術開発支援モデル事業」を実施した．この事業は数年にわたって形を変えつつ継続され，多くの成果がもたらされている．ここでいう，ロボットの定義は，①知能化した機械システムであり，情報を感知（センサー系）する機能，②判断する（知能・制御系）機能，③動作する（駆動系）機能の 3 つの要素（技術）をすべて有するものである．したがって，一般的な車椅子はロボットではなく，距離センサーや駆動を支援するモーターなどを追加し，連動させたものをロボットとしている．介護ロボットの活用については，6 つの分野が重点的に開発・検討されている（表 1）．

これらのロボットが普及することで，対象者の能力は変わらなくても「活動」「参加」レベルでの障害を減少させることが可能である．また，手段的 ADL（IADL）においては経済産業省が自動運転に関する取り組みを行っており，自家用車の自動運転が可能となれば，IADL の状況も大きく変化することになる．

表 1　ロボット技術の介護利用における重点分野（6 分野）

移乗介助	介助者のパワーアシストを行う装着型の機器や，抱え上げ動作のパワーアシストを行う非装着型の機器
移動支援	高齢者の外出をサポートし，荷物などを安全に運搬できる歩行支援機器や屋内移動や立ち座りをサポートし，特にトイレへの往復やトイレ内での姿勢保持を支援する歩行支援機器，転倒予防や歩行などを補助する装着型の移動支援機器
排泄支援	設置位置の調整可能なトイレや，排泄を予測し的確なタイミングでトイレへ誘導する機器，トイレ内での下衣の着脱などの排泄の一連の動作を支援する機器
見守り・コミュニケーション	介護施設において使用するセンサーや外部通信機能を備えた機器のプラットフォーム，在宅介護において使用する転倒検知センサーや外部通信機能を備えた機器のプラットフォーム，高齢者とのコミュニケーション用の生活支援機器
入浴支援	浴槽に出入りする際の一連の動作を支援する機器
介護業務支援	見守り，移動支援，排泄支援をはじめとする介護業務に伴う情報を収集・蓄積し，それをもとに高齢者の必要な支援に活用することを可能とする機器

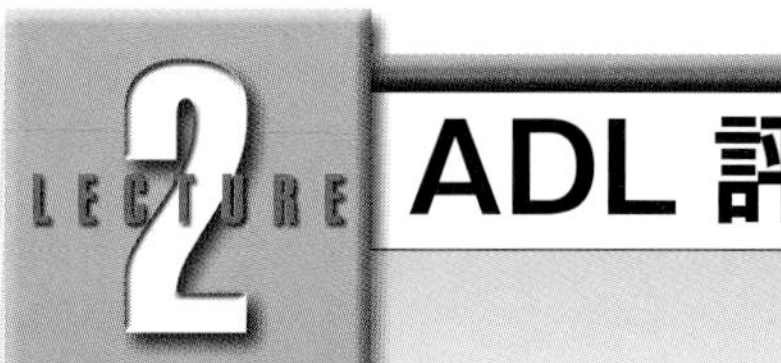

ADL 評価

LECTURE 2

到達目標

- ADL を評価する目的と，その必要性を理解する．
- ADL を評価するための具体的な方法（代表的な評価指標の特徴）を理解する．
- ADL の構造と ADL の評価指標との関連性を理解する．
- 身近な動作をもとに，ADL の評価方法ならびに点数（スコア）化の手順を確認する（実習）．

この講義を理解するために

この講義では，ADL 評価の目的と必要性，評価方法（代表的な評価指標の特徴），ADL の構造について学習します．このことにより，代表的な ADL の評価指標を用いるための基本的な知識を身につけます．

ADL 評価とは，障害をもつ人のさまざまな活動の可否（できる，できない）を検査することが基本になるので，いわば障害の程度やレベルを評価しているといえます．そのため，最初に国際生活機能分類（ICF）の構造や特性を確認し，障害像が具体的にイメージできるようにしておきましょう．

ADL 評価を学ぶにあたり，以下の項目をあらかじめ学習しておきましょう．

□ 疾患により生じる代表的な障害像について学習しておく．

□ 国際障害分類（ICIDH）と ICF における障害構造の違いを学習しておく．

講義を終えて確認すること

□ ADL を評価する目的と，その必要性が理解できた．

□ 代表的な ADL の評価指標の特徴が理解できた．

□ 基本的 ADL（BADL）と手段的 ADL（IADL）が理解できた．

□ 代表的な評価指標を用いた ADL 評価の方法ならびに点数（スコア）化の手順が確認できた．

LECTURE 2

講義

1. ADL 評価の目的と必要性

ADL 評価は，医療や介護におけるリハビリテーションを提供するためには，すべての対象疾患で欠くことのできない評価である．その目的は，患者（対象者）の活動できる能力を把握して治療プログラムに反映させることが基本となるが，セラピストにとって，専門職としての必要性と制度上の必要性の 2 つの観点から述べる．

1）専門職としての必要性

ADL を評価するうえでは，患者が活動できる能力について，実態と点数（スコアやグレード）の双方の情報が相互に補完されていることが必要であり，これらはそれぞれ，定性的評価と定量的評価といえる（**図 1**）．

臨床場面では，「ベッドから車椅子への移乗は軽度の介助が必要」「トイレ動作はズボンの上げ下ろしが全介助」などのように，動作能力の実態を観察し，国際生活機能分類（ICF）の構成要素である「心身機能・身体構造」や「参加」との関連について分析し，最終的に治療プログラムの立案・実施につなげることが一般的である．

国際生活機能分類（International Classification of Functioning, Disability and Health：ICF）

しかし，これだけでは患者の ADL 能力が高いのか低いのかといった全体像，あるいはどのように変化したのかについて簡潔明瞭に表すことができず，「機能的自立度評価法（FIM）で 93 点」のような評価指標から導き出される点数により，ADL 能力の現状の位置づけと変化（点数の増減）を簡潔に表すことのできる情報が必要である（**図 2**）．これは，定期試験（科目）という評価指標から「68 点だったので単位が取得できた」「解剖学の後期試験は 83 点で前期より 12 点アップした」などのように認識していることと同じである．

MEMO
機能的自立度評価法（functional independence measure：FIM）
代表的な ADL の評価指標（後述）．

一方，ADL を点数だけで評価しても，その実態がわからなければ治療に反映できない．そのため，定性的，定量的双方の視点で評価することが，患者の機能回復の予測や，理学療法や作業療法の効果判定，職種間の情報共有などにつながる．

2）制度上の必要性

理学療法士および作業療法士は国家資格であるため，国が定める制度を遵守する必

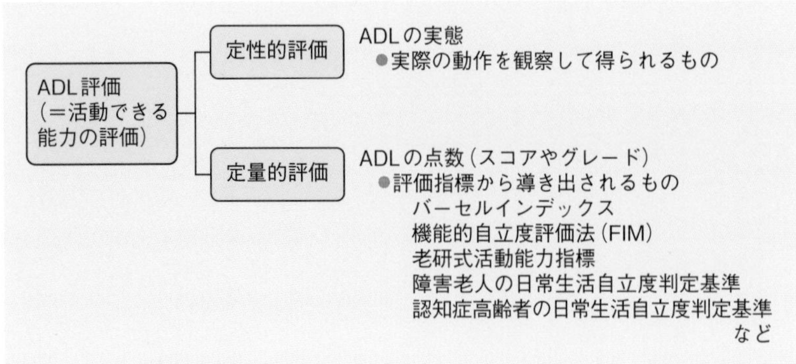

図 1　ADL 評価の構成

ADLの「実態」を評価（定性的評価）
患者のAさんはトイレ動作が自立し，移乗も軽度の介助でできるようになりました
ADLの全体像がはっきりわからないな…？
ADLの「点数」を評価（定量的評価）
患者のAさんはFIMで93点になりました
できない動作や介助の程度などの実態がよくわからないな…？

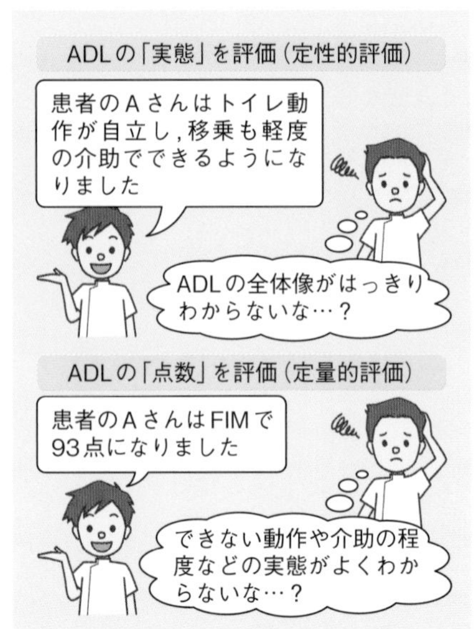

図 2　ADL の定性的評価と定量的評価
ADL 評価は「実態」と「点数」の双方の視点が必要．

$$\text{実績指数}^{*} = \frac{\text{各患者の（FIM得点［運動項目］の，退棟時と入棟時の差）の総和}}{\text{各患者の}\left[\dfrac{\text{入棟から退棟までの在棟日数}}{\text{状態ごとの回復期リハビリテーション病棟入院料の算定上限日数}}\right]\text{の総和}}$$

*回復期リハビリテーション病棟のアウトカム評価に係る計算式

図3 ADL 評価（FIM）から算出されるリハビリテーションの効果に関する基準

要があり，臨床においては診療報酬や介護報酬という制度のもとに業務を行わなければならない．この業務のなかで ADL 評価に関連するものとして，リハビリテーション総合実施計画書の記載がある．この計画書には，バーセルインデックスで評価された ADL の項目が ICF の構成要素である「活動」として，「自立」「部分介助」「全介助」の区分ごとの得点と，その合計点数がともに表されている．

同様の観点でセラピストが目にすることの多い身体障害者（肢体不自由）の診断書・意見書にも ADL 評価の項目がある．

さらに，回復期リハビリテーション病棟のアウトカム評価として，FIM の得点から算出される実績指数（**図3**）によってリハビリテーションに関する診療報酬が増減されるなど，臨床場面では ADL 評価が不可欠であるとともに，リハビリテーションの効果を判定する手段としても用いられている．

2. ADL の評価方法（評価指標）

本講義では，現在の医療・介護保険制度のもとでセラピストの使用頻度の高い代表的な ADL の評価方法（評価指標）を説明する．

1) バーセルインデックス

バーセルインデックスは，理学療法士であるバーセルらにより 1960 年代にアメリカで開発されたリハビリテーション分野では使用頻度の高い ADL 評価尺度である．

ADL の 10 項目が自立，部分介助，全介助に分類され，すべての項目が自立で 100 点になる．5～10 分程度で評価でき，わかりやすさと簡便さを兼ね備えている．

項目ごとに自立の点数が 15・10・5 点と重みづけされた異なる点数で評価されるため，自立という同じ結果でも項目により点数が異なる．

点数の付け方（スコア化）は，項目ごとに評価された 10 項目の点数を合計した得点により評価され，完全自立は 100 点，全介助は 0 点になる．0～100 点の点数の幅があるが，5 点刻みの得点となるため，実際には 21 段階の順序尺度として扱われる．

点数の付け方に関する各項目の判定（評価）基準を**表 1**[1] に示す．

2) 機能的自立度評価法（FIM）

FIM は，グレンジャーらにより 1983 年にアメリカで開発され，1991 年に千野らにより日本語版が出版され現在に至っている．ADL 評価にとどまらず，さまざまな障害の予後予測としても用いられている評価尺度である．

(1) 項目（図 4）

FIM は全部で 18 項目あり，運動項目の 13 項目と認知項目の 5 項目により構成されている．運動項目は，セルフケア 6 項目，排泄コントロール 2 項目，移乗 3 項目，移動 2 項目であり，認知項目は，コミュニケーション 2 項目，社会的認知 3 項目である．

LECTURE 2

MEMO
リハビリテーション総合実施計画書
国際生活機能分類（ICF）の分類に基づいて作成されたリハビリテーションの計画書．この計画書を用いて，患者および家族に説明する．
▶巻末資料・図 1 参照．

MEMO
バーセルインデックス（Barthel index：BI）
代表的な ADL の評価指標．

MEMO
身体障害者の診断書・意見書
身体障害者手帳を申請する際に必須の書類で，指定された専門の医師が記載する．
▶巻末資料・図 2 参照．

MEMO
アウトカム評価
障害の改善や回復に対して，リハビリテーションの実施・介入により得られた結果や成果（アウトカム）の判定を行うこと．

バーセル（Barthel DW）

覚えよう！
評価される ADL の項目を覚え，項目ごとの点数配分（重みづけ）の違いを確認しよう．

MEMO
重みづけ
評価する各項目について，その重要度に応じて点数の配分を加減すること．

MEMO
順序尺度
徒手筋力テスト（manual muscle test：MMT）などのような，判定に大小関係の順序性はあるが，その間隔は等しくない尺度．代表値は，平均値ではなく中央値で表される．

グレンジャー（Granger CV）

LECTURE 2

表 1　バーセルインデックス

項目	点数	判定	判定（評価）基準
食事	10	自立	自助具などの使用可，妥当な時間内に食べ終える
	5	部分介助	監視や部分介助（食物を切って細かくしてもらうなど）
	0	全介助	全介助
車椅子～ベッドへの移乗	15	自立	以下の①～⑧がすべて自立（①車椅子をベッドに近づける，②ブレーキをかける，③フットレストを上げる，④ベッドに移乗する，⑤臥位になる，⑥起き上がりベッドで端座位，⑦車椅子の位置を変える，⑧車椅子に移乗する）
	10	最小限の介助	軽度の部分介助または監視を要する
	5	部分介助	座ることは可能であるがほぼ全介助
	0	全介助	全介助または不可能
整容	5	自立	自立（洗面，整髪，歯磨き，ひげ剃り）
	0	全介助	部分介助または不可能
トイレ動作	10	自立	自立（衣服の操作，後始末を含む，ポータブル便器などを使用している場合はその洗浄も含む）
	5	部分介助	部分介助，体を支える，衣服，後始末に介助を要する
	0	全介助	全介助または不可能
入浴	5	自立	自立
	0	全介助	部分介助または不可能
歩行	15	自立	45 m 以上の歩行，補装具（車椅子，歩行器は除く）の使用の有無は問わず
	10	部分介助	45 m 以上の介助歩行，歩行器の使用を含む
	5	車椅子使用	歩行不能の場合，車椅子にて 45 m 以上の操作可能
	0	全介助	上記以外
階段昇降	10	自立	自立，手すりなどの使用の有無は問わない
	5	部分介助	介助または監視を要する
	0	全介助	不能
更衣	10	自立	自立，靴，ファスナー，装具の着脱を含む
	5	部分介助	部分介助，標準的な時間内，半分以上は自分で行える
	0	全介助	上記以外
排便コントロール	10	自立	失禁なし，浣腸，座薬の取り扱いも可能
	5	部分介助	時に失禁あり，浣腸，座薬の取り扱いに介助を要する者も含む
	0	全介助	上記以外
排尿コントロール	10	自立	失禁なし，集尿器の取り扱いも可能
	5	部分介助	時に失禁あり，集尿器の取り扱いに介助を要する者も含む
	0	全介助	上記以外
合計点数		/100 点	

判定基準は以下の原著をもとに一部修正して記載．
（Mahoney FI，Barthel DW：Md State Med J 1965；14：61-5[1]）

気をつけよう！
FIM の 5 点のみ，「介助者＝有，実際の介助＝無（介助者が必要だが実際の介助は行っていない状態）」が記されている．これは，介助者が見守っている状態をいう．

ここがポイント！
FIM の 4～1 点の判断では，評価対象の活動が何％自立しているのか，その頻度や部分に着目して，この表の原則に基づいて評価する．

（2）点数（表 2）

FIM の点数は項目ごとに 1～7 点の 7 段階で採点される．

7 点は介助の必要がまったくない「完全自立」，6 点は自立しているが時間や安全性に配慮が必要な「修正自立」である．

5 点は介助者が必要だが，指示や見守りで手助けの必要のない「監視・準備」である．5 点は認知項目のみ「監視・準備」に加え，10％未満の介助（90％以上を自分で行う）を含む．

4～1 点は自立の程度からみると，75％（3/4）以上の自立が 4 点，50％（1/2）以上の自立が 3 点，25％（1/4）以上の自立が 2 点，25％（1/4）未満の自立は 1 点である．4～1 点は介助の程度からみると，それぞれ最小（軽度）介助，中等度介助，最大介助，全介助である．

（3）採点

総得点は最低 18 点～最高 126 点，運動項目の得点は最低 13 点～最高 91 点，認知項目

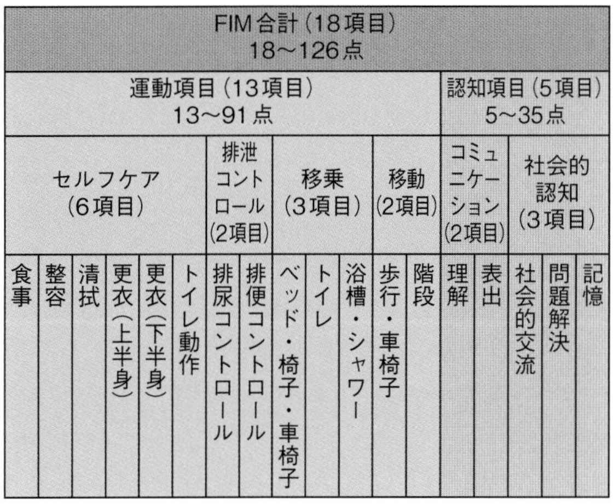

FIM合計（18項目）18～126点																	
運動項目（13項目）13～91点													認知項目（5項目）5～35点				
セルフケア（6項目）						排泄コントロール（2項目）		移乗（3項目）			移動（2項目）		コミュニケーション（2項目）		社会的認知（3項目）		
食事	整容	清拭	更衣（上半身）	更衣（下半身）	トイレ動作	排尿コントロール	排便コントロール	ベッド・椅子・車椅子	トイレ	浴槽・シャワー	歩行・車椅子	階段	理解	表出	社会的交流	問題解決	記憶

図 4 FIM の評価項目

表 2 FIM の点数の基準

点数	自立の程度（自分で行う程度）	介助者の有無	介助（実際に行う手助け）の有無と程度
7 点	完全自立	無	無
6 点	修正自立 ● 時間がかかる（通常より 3 倍） ● 装具や自助具が必要 ● 安全性への配慮	無	無
5 点	監視・準備（指示・促し・見守り）	有	無*
4 点	100%未満～75%以上（3/4 以上自立）	有	有 ● 最小介助 or 軽度介助
3 点	75%未満～50%以上（1/2 以上自立）	有	有 ● 中等度介助
2 点	50%未満～25%以上（1/4 以上自立）	有	有 ● 最大介助
1 点	25%未満～0%以上（自立は 1/4 未満）	有	有 ● 全介助

*認知項目は 10%未満の介助（90%以上を自分で行う）を含む．

の得点は最低 5 点～最高 35 点である（**図 4**）．18～126 点の順序尺度であるが，統計処理では間隔尺度として扱われていることが多い．評価時の点数が日内変動や環境の差異で異なるなど（例えば，階段の上りと下りの差異），同じ項目の評価結果に差が生じた場合は低いほうの点数を採用する．

(4) 項目別の評価（採点）方法

FIM の項目別評価方法について，その詳しい手順は成書を参照いただき，本講義では過去の国家試験問題に準じた内容を記載する．

a. 食事（図 5）

- 食事では，準備の自立度と，食べ物を口に運び，咀嚼して嚥下するまでの摂食の自立度を併せた食事動作の自立度を評価する．
- 配膳や下膳を手伝ってもらうことは評価に含まれない（採点対象外）．
- 箸ではなく，フォークやスプーンを用いても自立（7 点）とする．
- ホルダー付きスプーンなど食事で使用する自助具は，自分自身が装着して自立は 6 点，介助者が装着して自立は 5 点．
- 摂食の自立度の程度によって 4～1 点で判断する．

配膳
↓
採点の対象となる基本的な動作
準備が必要→5点
エプロンを着ける
容器を開ける
食べ物を一口大に切る
自助具の装着 など
↓
摂食：4～1点
食べ物をすくう，集める
食べ物を口に運ぶ
咀嚼
嚥下
↓
下膳

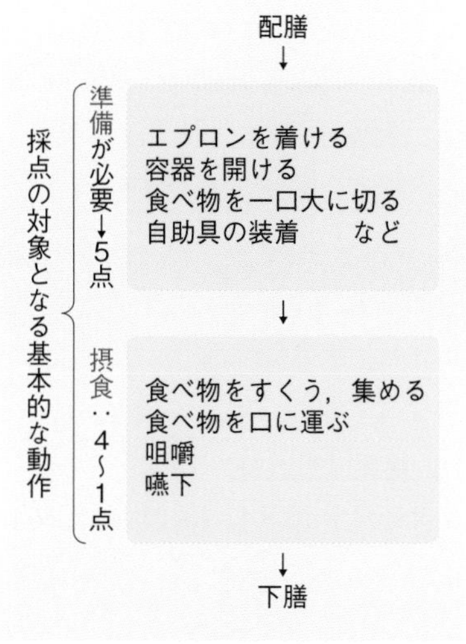

図 5 FIM の食事における 5 点以下の判断の目安

b. 整容

- ①口腔ケア（歯磨き），②整髪，③手洗い，④洗顔，⑤ひげ剃り（男性）または化粧（女性）の 5 項目の自立度を評価する．
- ひげ剃り（男性）または化粧（女性）をしていない場合は評価の対象から除外するなど，上記 5 項目のなかで実際にしている項目をもとに評価する．
- ホルダー付き歯ブラシなど口腔ケア（歯磨き）で使用する自助具については，自分自身が装着して自立は 6 点，介助者が装着して自立は 5 点．
- 上記 5 項目の自立度の程度によって 4～1 点で判断する．

c. 清拭

- 身体を洗う動作と拭き取る動作の自立度を評価する．
- 頭部と背中は評価に含まれない（採点対象外）．

ここがポイント！
FIM の最低点は 0 点ではない．全介助でも「1 点×18 項目＝18 点」であり，バーセルインデックスの最低点が 0 点であるのと異なる．

MEMO
間隔尺度
温度などのように大小関係の順序性に加え，その間隔（差）も等しい尺度．代表値は平均値で表される．

ここがポイント！
FIM のセルフケアおよび排泄コントロールの項目に関して，6 点と 5 点の点数の基準は下線部のように共通している．各項目の評価（採点）は詳細な具体例によって行われるが，こうした原則を理解しておけば 5 点以下の判断の一助になる．

気をつけよう！
清拭は，一般的には入浴できない病人などの身体を，寝台上で拭いて清潔にすることである．FIM の清拭は，本来の意味と異なるので注意する．

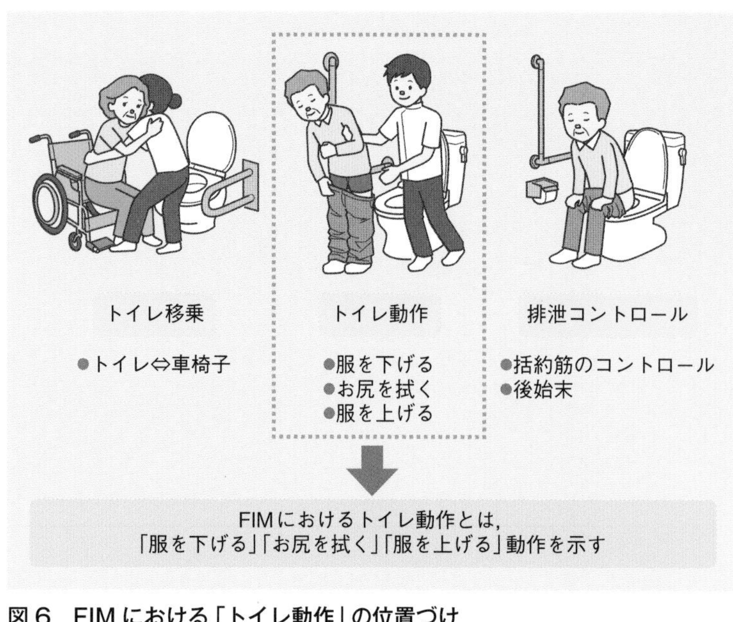

図6　FIMにおける「トイレ動作」の位置づけ

d. 更衣（上衣，下衣）

- 衣服を着る，脱ぐ，および義肢や装具などを着脱する動作の自立度を評価する．
- 義肢，装具などを自分自身で着脱して自立は6点，介助者が装着して自立は5点．

e. トイレ動作

- 服を下げる，お尻を拭く，服を上げるの3項目の自立度を評価する．
- FIMでは広義のトイレ（排泄に関連する）動作は**図6**のように分類され，明確に区分されている．

f. 排尿・排便コントロール

- 括約筋をコントロールして，シーツや衣服を汚さず排尿・排便できている頻度をもとに自立度を評価する．
- カテーテルやパッド，おむつなど使用しても，自分自身がすべて準備し後始末して自立は6点，介助者がこれらを準備して自立は5点．
- 座薬の挿入の介助は，週2回以下で5点，隔日～毎日で4点．

g. 移乗（ベッド・椅子・車椅子）

- ベッド，椅子，車椅子間の移乗の自立度を評価する．
- 万が一の際に支えられるよう，介助者が手を添える程度で自立は4点．
- 立ち上がる際に，介助者が腰部を軽く引き上げる程度で自立は3点．
- 立ち上がる際に加え，腰部を回旋させて介助して自立は2点．
- すべて介助，もしくは2人で介助は1点．

h. 移乗（トイレ）

- 車椅子とトイレ（便器）間の移乗の自立度を評価する．
- 病室のポータブルトイレを使用して自立は6点．
- 4～1点は「g．移乗（ベッド・椅子・車椅子）」と同様である．

i. 移乗（浴槽・シャワー）

- 浴槽もしくはシャワー室への出入りの自立度を評価する．
- 浴槽の場合は，浴槽をまたぎ，浴槽内でしゃがむ・立つ動作を評価する．
- 浴槽をまたぐ際，片足の出し入れのみを介助して自立は4点．
- 浴槽をまたぐ際，両足の出し入れを介助して自立は3点．

j. 移動（歩行・車椅子）（表3）

- 50m以上の歩行，もしくは車椅子使用の自立度を評価する．
- 50m以上の移動ができる場合，FIMの原則に従って評価する．
- 歩行器，車椅子を使用して50m以上の移動の自立は6点．
- 車椅子で敷居の段差を越えるときのみ介助して50m以上の移動の自立は4点．
- 車椅子で曲がるたびに介助して50m以上の自走の自立は3点．
- 介助しても50mの移動ができない場合，15m以上の移動を評価する．
- 15m以上の移動の自立は5点，修正自立も5点．
- 15m以上の移動は，監視・準備を含めて1/4以上の自立で2点．

k. 移動（階段）（表3）

- 屋内における1階分（12～14段）および4～6段の階段昇降の自立度を評価する．

気をつけよう！
FIMは歩行器や車椅子を使用しても自立（修正自立）だが，バーセルインデックスでは歩行器の使用は部分介助で10点，車椅子の使用は5点で，いずれも自立15点にはならない．

- 上りが6点，下りが5点などのように差異が生じた場合は，低いほうの点数となる．

l. コミュニケーション（理解・表出）（表4）

- 相手の指示や会話の理解，自分の意志や欲求の伝達に関する自立度を評価する．
- 複雑な内容の理解・表出ができれば6点以上，基本的な欲求のみの理解・表出の場合は5点以下．
- 5点以下の場合，単語やジェスチャーを用いて理解・表出していれば2点以下．

m. 社会的認知（社会的交流）

- 社会のなかで他者との適切な交流に関する自立度を評価する．
- 適切な交流とは，暴言や暴力などのような迷惑行為のない状態である．
- 夜間せん妄によって同室者が毎晩眠れない状態は1点．

n. 社会的認知（問題解決）（表4）

- 日常生活のなかで金銭的，社会的，個人的な出来事に関して合理的にタイミングよく決断できる自立度を評価する．

o. 社会的認知（記憶）

- 日常生活における「よく出会う人を認識している」「日課を覚えている」「他者からの依頼を実行する」の3点に関する自立度を評価する．
- メモリーノートなどの道具を用いての自立は6点．

3）老研式活動能力指標（表5）[2)]

バーセルインデックスをはじめとする基本的ADL評価では，その天井効果により在宅高齢者を

表3 FIMの移動（歩行・車椅子，階段）の点数基準

点数	50 m以上の移動 階段（12〜14段）	15 m以上の移動 階段（4〜6段）
7点	完全自立	
6点	修正自立 ● 時間がかかる（通常より3倍） ● 杖，装具，義足などを使用 ● 歩行器，車椅子などを使用*	
5点	監視・準備 （指示・促し・見守り）	● 完全自立 ● 修正自立
4点	100%未満〜75%以上 （3/4以上自立）	↓ （2点）
3点	75%未満〜50%以上 （1/2以上自立）	↓ （2点）
2点	50%未満〜25%以上 （1/4以上自立）	● 監視・準備 ● 50%未満〜25%以上 （1/4以上自立）
1点	25%未満〜0%以上 （1/4未満の自立）	25%未満〜0%以上 （1/4未満の自立）

*歩行・車椅子の評価のみ．

表4 FIMの理解・表出，問題解決の点数基準

点数	理解・表出	問題解決
7点 6点	複雑な内容 ● 集団での会話 ● テレビ，新聞の内容 など	複雑な問題 ● 退院の計画 ● 薬の自己管理 など
5点 4点 3点	基本的な欲求 ● 食事 ● 排泄　など	日常の問題
2点 1点	※2点以下 ● 単語（水，トイレなど） ● 「はい」「いいえ」の二択 ● ジェスチャー	

表5 老研式活動能力指標

評価	質問項目	1点	0点
手段的自立	バスや電車を使って一人で外出できますか*	はい	いいえ
	日用品の買い物ができますか*	はい	いいえ
	自分で食事の用意ができますか	はい	いいえ
	請求書の支払いができますか	はい	いいえ
	銀行預金・郵便貯金の出し入れが自分でできますか*	はい	いいえ
知的能動性	年金などの書類が書けますか	はい	いいえ
	新聞を読んでいますか	はい	いいえ
	本や雑誌を読んでいますか	はい	いいえ
	健康についての記事や番組に関心がありますか	はい	いいえ
社会的役割	友だちの家を訪ねることがありますか*	はい	いいえ
	家族や友だちの相談にのることがありますか*	はい	いいえ
	病人を見舞うことができますか	はい	いいえ
	若い人に自分から話しかけることがありますか	はい	いいえ

*「基本チェックリスト」に反映されている項目を示す．
（古谷野亘ほか：日本公衆衛生雑誌 1993；40：468-74[2)]）

調べてみよう

厚生労働省の基本チェックリスト[3)]に反映されている老研式活動能力指標は，以下の5項目である．

- バスや電車で1人で外出していますか
- 日用品の買物をしていますか
- 預貯金の出し入れをしていますか
- 友人の家を訪ねていますか
- 家族や友人の相談にのっていますか

表5の該当項目と比較して違いを調べ，その理由について考えてみよう．また，基本チェックリストの全体像も調べてみよう．

LECTURE 2

MEMO
天井効果（ceiling effect）
指標（尺度）のなかで，最高得点を超えた判定ができなくなること．例えば，軽度の障害の場合は満点になってしまい，点数に反映されないことがある．

手段的 ADL（instrumental activities of daily living：IADL）

はじめ十分に ADL 能力を評価できない場合がある．そのため，手段的 ADL（IADL）に関連して，手段的自立 5 項目，知的能動性 4 項目，社会的役割 4 項目の計 13 項目から成る多次元尺度が開発された．

それぞれの質問項目に対する回答が，「はい」に 1 点，「いいえ」に 0 点を与え，13 項目における「はい」の数を加算して合計得点（13 点満点）を算出する．

現在では，老研式活動能力指標のうち 5 項目が，厚生労働省が作成した基本チェックリスト[3]に反映され，介護予防の分野で使用されている．

4）障害老人の日常生活自立度（寝たきり度）判定基準（表 6）[4]

リハビリテーション総合実施計画書の記載や，介護保険制度の要介護認定で用いられており，医療・介護の現場で職種を問わず汎用されている評価尺度である．その内容は，ADL ではなく移動をもとにした自立度（寝たきり度）を評価している．

J（自立），A，B，C の 4 ランクごとに 2 つの判定基準があり，例えば J2，B1 のように 8 段階で評価する．

MEMO
介護予防の分野とは，厚生労働省による介護予防・日常生活支援総合事業を指している．

5）認知症高齢者の日常生活自立度判定基準（表 7）[5]

障害老人の日常生活自立度判定基準と同様に，リハビリテーション総合実施計画書の記載や介護保険制度の要介護認定で用いられている．

Ⅰ，Ⅱa，Ⅱb，Ⅲa，Ⅲb，Ⅳ，M の 7 段階で評価され，数字が大きくなるほど自立度が低くなる．

基本的 ADL（basic activitities of daily living：BADL）

3．ADL の構造（基本的 ADL と手段的 ADL）

バーセルインデックスや FIM など ADL 評価指標の項目には，食事，整容，更衣，排泄など，誰もが毎日欠かさず遂行している活動が示されている．こうした普遍的な活動は，基本的 ADL とよばれている．

一方，この基本的 ADL がすべて自立しているだけでは，社会における自立には至らない．仕事で外出するために公共の交通機関を利用したり，電話で連絡したり，買い物をするなどの，いわば応用的な動作や活動が欠かせない．こうした応用的な ADL は IADL（手段的 ADL）とよばれている．

表 6　障害老人の日常生活自立度（寝たきり度）判定基準

区分	ランク	判定基準
生活自立	ランク J	なんらかの障害を有するが，日常生活はほぼ自立しており独力で外出する 1．交通機関などを利用して外出する 2．隣近所へなら外出する
準寝たきり	ランク A	屋内での生活はおおむね自立しているが，介助なしには外出しない 1．介助により外出し，日中はほとんどベッドから離れて生活する 2．外出の頻度が少なく，日中も寝たり起きたりの生活をしている
寝たきり	ランク B	屋内での生活はなんらかの介助を要し，日中もベッド上での生活が主体であるが座位を保つ 1．車椅子に移乗し，食事，排泄はベッドから離れて行う 2．介助により車椅子に移乗する
	ランク C	1 日中ベッド上で過ごし，排泄，食事，着替において介助を要する 1．自力で寝返りをうつ 2．自力で寝返りもうたない

判定にあたっては補装具や自助具などの器具を使用した状態であっても差し支えない．
（「障害老人の日常生活自立度〈寝たきり度〉判定基準」の活用について〈平成 3 年 11 月 18 日 老健第 102-2 号〉．厚生省大臣官房老人保健福祉部長通知[4]をもとに作成）

表７　認知症高齢者の日常生活自立度判定基準（抜粋）

ランク	判定基準	みられる症状・行動の例
Ⅰ	なんらかの認知症を有するが，日常生活は家庭内および社会的にほぼ自立している	
Ⅱ	日常生活に支障をきたすような症状・行動や意思疎通の困難さが多少みられても，誰かが注意していれば自立できる	
Ⅱa	家庭外で上記Ⅱの状態がみられる	たびたび道に迷ったり，買物や事務，金銭管理などそれまでできていたことにミスがめだつなど
Ⅱb	家庭内でも上記Ⅱの状態がみられる	服薬管理ができない，電話の応答や訪問者との対応など一人で留守番ができないなど
Ⅲ	日常生活に支障をきたすような症状・行動や意思疎通の困難さがみられ，介護を必要とする	
Ⅲa	日中を中心として上記Ⅲの状態がみられる	着替え，食事，排便・排尿が上手にできない，時間がかかる やたらに物を口に入れる，物を拾い集める，徘徊，失禁，大声・奇声をあげる，火の不始末，不潔行為，性的異常行為など
Ⅲb	夜間を中心として上記Ⅲの状態がみられる	ランクⅢaに同じ
Ⅳ	日常生活に支障をきたすような症状・行動や意思疎通の困難さが頻繁にみられ，常に介護を必要とする	ランクⅢに同じ
M	著しい精神症状や周辺症状あるいは重篤な身体疾患がみられ，専門医療を必要とする	せん妄，妄想，興奮，自傷・他害などの精神症状や精神症状に起因する問題行動が継続する状態など

（「認知症高齢者の日常生活自立度判定基準」の活用について〈平成 18 年 4 月 3 日老発第 0403003 号〉．厚生省老人保健福祉局長通知[5] をもとに作成）
留意事項およびサービスの例は省略して掲載．

表８　基本的 ADL と手段的 ADL

ADL の構造	ADL の項目	代表的な評価指標
基本的 ADL	食事，移乗，整容，トイレ動作，入浴，歩行（移動），更衣，排泄コントロール	バーセルインデックス
手段的 ADL（IADL）	電話の使用，買い物，食事の支度，掃除，洗濯，公共交通機関の利用，服薬管理，家計管理	老研式活動能力指標

現在の医療・介護の分野で使用頻度の高い評価尺度をこの構造に当てはめると，**表８**のようになる．患者（対象者）の ADL を評価する時期に応じて，これらの項目を適切に評価することが重要である．

MEMO
急性期では手段的 ADL を評価する重要性は高くないが，自宅への退院直前の時期では基本的 ADL のみの評価では不十分である．

■引用文献

1）Mahoney FI，Barthel DW：Functional evaluation：the Barthel Index．Md State Med J 1965；14：61-5．
2）古谷野亘，橋本廸生ほか：地域老人の生活機能―老研式活動能力指標による測定値の分布．日本公衆衛生雑誌 1993；40：468-74．
3）厚生労働省：基本チェックリスト．https://www.mhlw.go.jp/topics/2009/05/dl/tp0501-1f_0005.pdf
4）「障害老人の日常生活自立度（寝たきり度）判定基準」の活用について（平成 3 年 11 月 18 日 老健第 102-2 号）．厚生省大臣官房老人保健福祉部長通知．
5）「認知症高齢者の日常生活自立度判定基準」の活用について（平成 18 年 4 月 3 日老発第 0403003 号）．厚生省老人保健福祉局長通知．

■参考文献

1）千野直一，椿原彰夫ほか編著：脳卒中の機能評価―SIAS と FIM．基礎編．金原出版；2012．

実習

紙上患者 (paper patient)

1．紙上患者から推察するFIMの採点

実習目的

紙上患者として設定されたADLの文面(**表1**)から状況を推察し，FIMの基準に基づいて項目ごとに採点できる．

準備物品

FIM採点表(自分で作成しておく)．

手順

紙上患者を片麻痺と想定したうえで，**表1**の①～⑨の動作を採点する．

実習課題1

- 自分で採点した結果について，なぜその点数が導き出されたのか検討し，まとめる．

表1　紙上患者のADL

項目	内容
①食事	●ベッドサイドに配膳され，きざみ食をスプーンにて一人で食べることができる ●1回の食事で誤嚥し，むせ込むことがあるため背中を介護者に叩いてもらう
②整容	●歩行器で洗面所に行き，自分で手洗い，洗顔はできるがそのつどタオルの準備が必要である ●口腔ケア(歯磨き)は歯磨き粉をつけてもらう必要がある ●髪は自分で整えることができる
③入浴(清拭，浴槽移乗)	●車椅子を自走して浴室に移動し，車椅子からシャワーチェアに移乗することができる ●手すりを保持しながら浴槽へ近づき，見守りで浴槽端のバスボードに座る ●浴槽をまたぐ際，片足の出し入れのみ介助を要する ●浴槽内に座る(しゃがむ)ときは，本人が浴槽内の手すりを保持しながら介助者が両脇を支える必要があるが，立ち上がりは自分で手すりを保持すれば可能である ●シャワーチェアに座りループ付き洗体タオル，ボディソープを準備してもらえば自分で背中以外の体を洗うことができる
④更衣(上半身，下半身)	●自分で引き出しからシャツ(前開き)を取り出し着脱ができるが，ボタンではなくマジックテープに改良されている ●ズボンを脱ぐことは自分でできるが，ズボンを履くことは右足を通すことのみ手伝ってもらう ●金属支柱付き短下肢装具を装着しており，ストラップの留め外しを手伝ってもらう
⑤排泄(トイレ移乗，トイレ動作，排尿・排便コントロール)	●日中は車椅子を自走してトイレに移動し，手すりで体を支えながら介助者に腰部を引き上げ回旋させてもらい便座に移乗する ●ズボンを下ろすこと，上げることは介助が必要であるが，シャワートイレの使用後にお尻を拭くことは自分でできる ●頻尿のため夜間は集尿器を介助者に準備してもらうが，尿をこぼしたりベッドシーツを汚したりすることはない ●夜間に便失禁することはないが，2日に1回，座薬を挿入してもらっている
⑥移乗(ベッド・椅子・車椅子)	●次ページの「2．移乗動作のADL評価」を実施する
⑦移動(歩行・車椅子，階段)	●病棟では主に車椅子を使用し，現在は病棟の廊下を20m自走することができる ●リハビリテーション室では長下肢装具を装着し，四点杖を用いて歩行している ●理学療法士がときどき患肢の振り出しを介助すれば，休むことなく50m歩くことができる ●階段は，リハビリテーション室の歩行訓練用階段(高さ15cm，6段)を1往復，上りのみ理学療法士が患肢の振り出しを介助することで昇降できる
⑧コミュニケーション(理解，表出)	●難聴があり，多人数間の会話はできない ●尿意の有無や薬の摂取を尋ねれば，正確に理解している ●担当のセラピストに「昨日のリハビリはしんどかった」「夕食は半分残した」など，日常活動の情報は表出できるが，テレビや新聞など時事的な話題について話すことはない
⑨社会的認知(社会的交流，問題解決，記憶)	●リハビリテーション中にセラピストの指示を拒むことがあり，夜間に大きな声を出すため同室の患者が毎晩眠れない ●金銭の管理は家族が行い(本人に扱わせない)，服薬管理はすべて看護師が行っている ●食事中にスプーンを落としても何もしようとしないことがある ●主治医，担当のセラピストは認識しており，苗字は正確に言うことができる ●自分のリハビリテーションの時間はわからないため常に確認が必要であり，「次回のリハビリに○○を持ってきてください」のような依頼には応じることができず，家族への連絡が必要である

2. 移乗動作の ADL 評価

実習目的

臨床場面で必須の移乗動作について，介助と自立の程度をセラピスト役，対象者役それぞれの立場で体験することにより，使用頻度の高い代表的な ADL 評価における尺度間の違いや特徴を理解する．

準備物品

車椅子，短下肢装具（AFO），三角巾（患者像の想定のため，必要に応じて装着）．

短下肢装具
(ankle foot orthosis：AFO)

手順

①セラピスト役，対象者役，観察者の 3 人で，以下の内容についてすべての役を経験する．

②対象者役が患側に AFO，三角巾を装着し，車椅子に着座する．

③対象者役は以下の④～⑦の自立の程度をもとにベッドに移乗し，セラピスト役はそれに応じた介助をする．

④対象者役：自分で立ち上がり，体幹・腰部を回旋させ着座できるが，不安定な場面がある．
セラピスト役：バランスを崩すなど，不安定な場面で支えることができるように，軽く手で支える程度に介助する（**図 1**）．

⑤対象者役：立ち上がる際に介助が必要（介助がなければ立ち上がれない）．
セラピスト役：立ち上がり時に腰部を引き上げるよう介助する（**図 2**）．

⑥対象者役：立ち上がり，体幹・腰部を回旋する際も介助が必要（介助がなければ立ち上がることも体幹・腰部を回旋することもできない）．
セラピスト役：腰部を引き上げ，回旋させる際に介助する（**図 3**）．

⑦立ち上がり時から体幹と腰部を回旋させ，着座するまですべて介助，もしくはまったく支えることができず，2 人の介助が必要（**図 4**）．

⑧上記④～⑦をベッドから車椅子への移乗についても実施する．

実習課題 2

- 上記④～⑦の対象者の自立の程度について，観察者がバーセルインデックスおよび FIM を用いて，それぞれ点数を付け判定する．
- 3 者で，介助の程度など相互にフィードバックする．

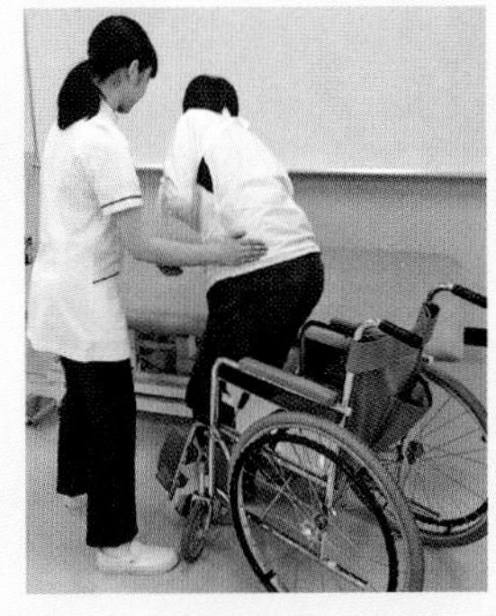

図 1　自分で立ち上がれるが不安定な場合の介助

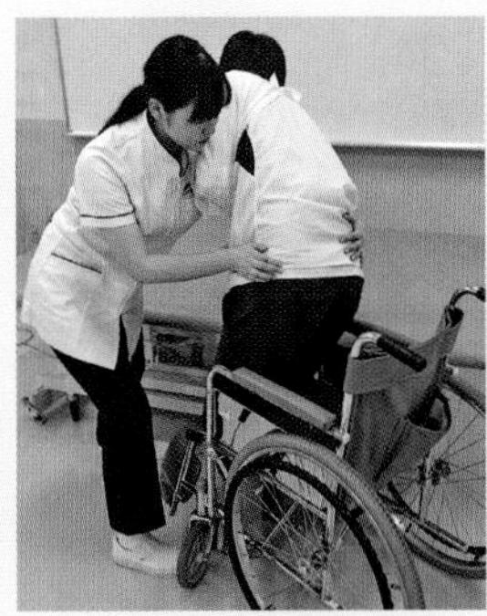

図 2　自分で立ち上がれない場合の介助

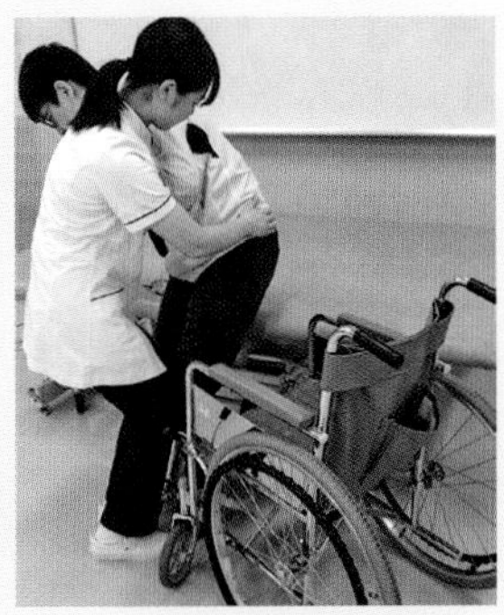

図 3　立ち上がり，体幹・腰部の回旋ができない場合の介助

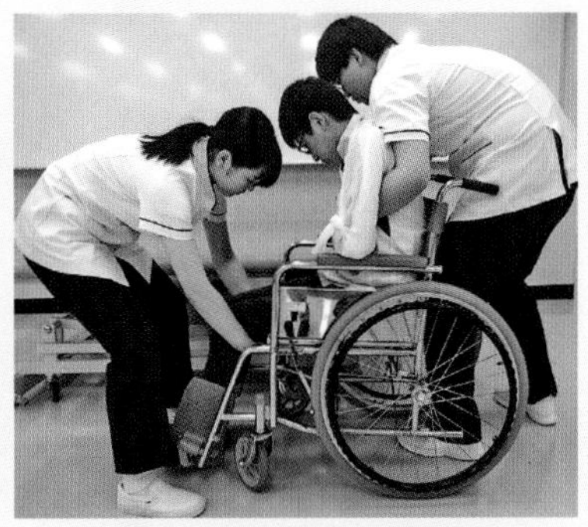

図 4　立ち上がりから着座までが困難な場合の介助（全介助）

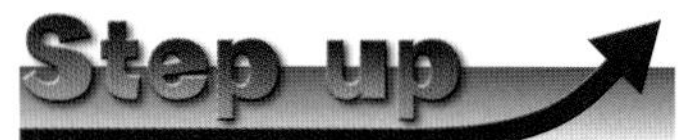

1. バーセルインデックスのスコア化のポイント（点数の重みづけの理解）

バーセルインデックスのスコア化は，原則として「自立＝10点，部分介助＝5点，全介助＝0点」の3段階で行われるが，これに当てはまらない4項目，すなわち車椅子～ベッドへの移乗，歩行，整容，入浴がある（表1）．

バーセルインデックスは理学療法士らが開発したが，理学療法士ならではの業務の特性が各項目の重みづけの差異に反映していると推察すると，このことが理解しやすい．

例えば，「自立＝15点」で最も重みづけの高い項目は，車椅子～ベッドへの移乗，歩行の2項目であるが，これらを一般的なリハビリテーション業務に費やす時間という点でみると，「理学療法士＞作業療法士などの他職種」であることが多い．一方，「自立＝5点」で最も重みづけの低い整容と入浴の2項目のうち，整容については，その業務に費やす時間は，「理学療法士＜作業療法士などの他職種」であることが多い．

入浴については，バーセルインデックスが開発された1960年代のアメリカという時代と生活習慣を考慮してみる．原文には浴槽の利用が含まれているが，当時は現在の日本のような「入浴＝湯をためた浴槽に浸かる」という動作よりも，シャワー浴のみとするほうが多かったことが推察できる．そのため，日常生活に占める入浴に費やす時間や介助の負担感は現在の日本より随分低いので，重みづけも低いと考えられる．

表1　バーセルインデックスの点数の重みづけの特性

項目	自立の得点	部分介助の得点	全介助の得点	特徴
車椅子～ベッド上への移乗	15	10　5	0	●点数：15，10，5，0の4段階 ●理学療法士が業務に費やす時間：長い
歩行	15	10　5	0	
整容	5	なし	0	●点数：5，0の2段階 ●理学療法士が業務に費やす時間：短い
入浴	5	なし	0	●点数：5，0の2段階 ●1960年代のアメリカの入浴スタイル：シャワー浴主体 ●費やす時間：浴槽に入る＞シャワー浴
食事	10	5	0	●上記の4項目に当てはまらない ●原則どおり （自立＝10点，部分介助＝5点，全介助＝0点の3段階）
トイレ動作	10	5	0	
階段昇降	10	5	0	
更衣	10	5	0	
排便コントロール	10	5	0	
排尿コントロール	10	5	0	

2. 小児のADL評価

講義で紹介したADLの評価方法（評価指標）の対象は主に成人だが，小児が対象でセラピストの使用頻度の高いADLの評価方法として「こどものための機能的自立度評価法（functional independence measure for children：Wee-FIM）」がある．Weeとはスコットランド英語の俗称で「とても小さい」を表す．対象年齢は生後6か月～7歳前後である．

FIMと同様に評価は18項目（運動項目：13，認知項目：5）から構成され，点数は項目ごとに1～7点の7段階，総得点は最低18点～最高126点である．FIMと異なる主な内容として，移動は歩行・車椅子に加えて「這い這い」が評価されていること，すべての認知項目で小児に適用できる内容に修正されていることがあげられる．

その他の評価方法として，改訂日本版デンバー式発達スクリーニング検査，遠城寺式乳幼児分析的発達検査がある．運動や言語などを含めた発達検査であり，ADLを評価するものではないが，「歩く」「食べる」「着衣」など基本的ADLに関する評価項目がある．対象年齢は，それぞれ0～6歳，0～4歳8か月であり，Wee-FIMと併せて活用すると，生後から就学までのADLを補完的に評価できるといえる．

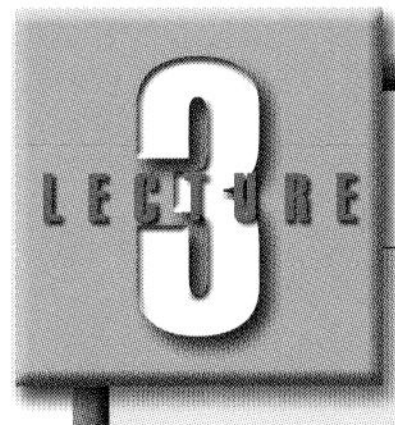

姿勢・起居移動・床上動作

LECTURE 3

到達目標

- 姿勢の種類とその特徴を理解する.
- 起居移動・床上動作の意義を理解する.
- 起居移動・床上動作の種類と実施におけるポイント，注意点を理解する.
- 基本的な起居移動・床上動作を確認し，指導する際のポイントを検討する（実習).

この講義を理解するために

この講義では，最初に姿勢について基本的な知識を身につけ，起居移動・床上動作の意義について学びます．さまざまな側面からみた姿勢の変化についての特性を理解したうえで，起居移動・床上動作の内容を把握し，各動作の特性や障害・疾患における特徴をふまえた一連の流れを学習します.

姿勢・起居移動・床上動作を学ぶにあたり，以下の項目をあらかじめ学習しておきましょう.

□ 解剖学（特に骨，関節，骨格筋）を学習しておく.
□ 生体力学，各関節の運動学を学習しておく.
□ 姿勢反射に関する神経生理学を学習しておく.
□ 自身の寝返り・起き上がり・立ち上がり動作を思い浮かべ，動作中にどのような指示が適切と感じるかイメージしておく.

講義を終えて確認すること

□ 各姿勢の種類と特徴が理解できた.
□ 起居移動・床上動作の意義が理解できた.
□ 起居移動・床上動作の種類と流れが理解できた.
□ 起居移動・床上動作の特徴と注意点が理解できた.
□ 患者に合わせた起居移動・床上動作の誘導を実施できた.
□ 起居移動・床上動作を確認し，指導のポイントが理解できた.
□ 力の特性，神経生理学的側面，心理学的側面からみた移動動作が理解できた.

講義

1．総論：姿勢・起居移動・床上動作

1）姿勢保持

姿勢保持は，重心の位置をほぼ変えずに維持し続けることである．姿勢は，支持基底面が広く，重心が低い位置にあることで安定する．よって，立位よりも座位，座位よりも臥位のほうが安定する．重心と支持基底面の関係で安定している場合は，姿勢保持に必要な筋力が少なくなるため，一般に，立位よりも座位，座位よりも臥位のほうが，姿勢保持のための抗重力筋活動は低下する．また，重心が支持基底面の中心に近いほうが安定する．筋力を十分に発揮できる場合，膝が直角位の膝立ち位と比べて，膝関節の屈曲角度を90度よりも大きくした膝立ち位のほうが安定する（**図1**）．

2）姿勢の種類

（1）臥位（図2）

- **背臥位**：背臥位（仰臥位），半背臥位（ファーラー位，セミファーラー位）
- **腹臥位**：腹臥位，半腹臥位，肘立て腹臥位（パピーポジション）
- **側臥位**：側臥位，半側臥位

（2）座位（図3）

- 長座位，膝立て座位（体育座り），正座位，横座位，割座位（トンビ座り），胡座位（あぐら座位），端座位，椅座位．

（3）立位

- 立位，片脚立位．

（4）その他の姿勢（図4）

- **四つ這い位**：四つ這い位，高這い位．
- **膝立ち位**：膝立ち位，片膝立ち位．

MEMO
支持基底面
身体が床や椅子に接している部分で囲まれている面．

試してみよう
膝立ち位の安定性
膝立ち位にて，膝の真上に殿部が位置した状態と後方に移動させた状態の安定性を感じてみよう（図1）．

背臥位（supine position）

MEMO
ファーラー位（Fowler position）は45度程度，セミファーラー位は15〜30度程度起こした姿勢．

腹臥位（prone position）
側臥位（side-lying, side position, decubitus position, lateral position）
座位（sitting position）

MEMO
- **長座位（long sitting position）**
重心が支持基底面の後方にあるため不安定．上肢を後側方に接地して支持基底面を広げることで安定する．
- **胡座位**
支持基底面が大きく，安定しやすい．

立位（standing position）
膝立ち位（kneeling position）

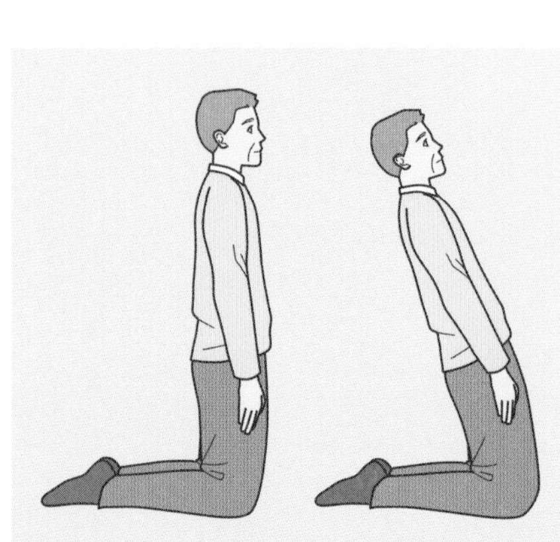

図1　膝立ち位の安定性

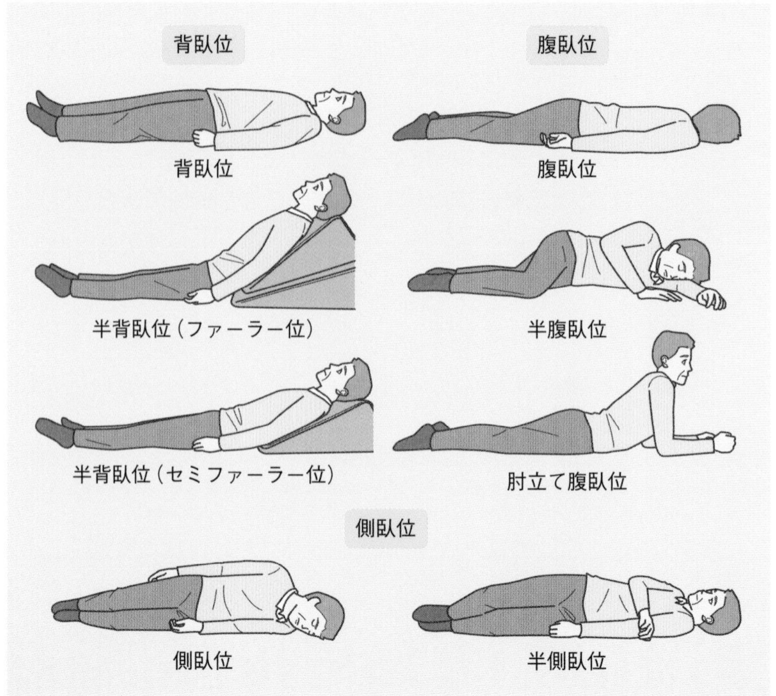

図2　臥位

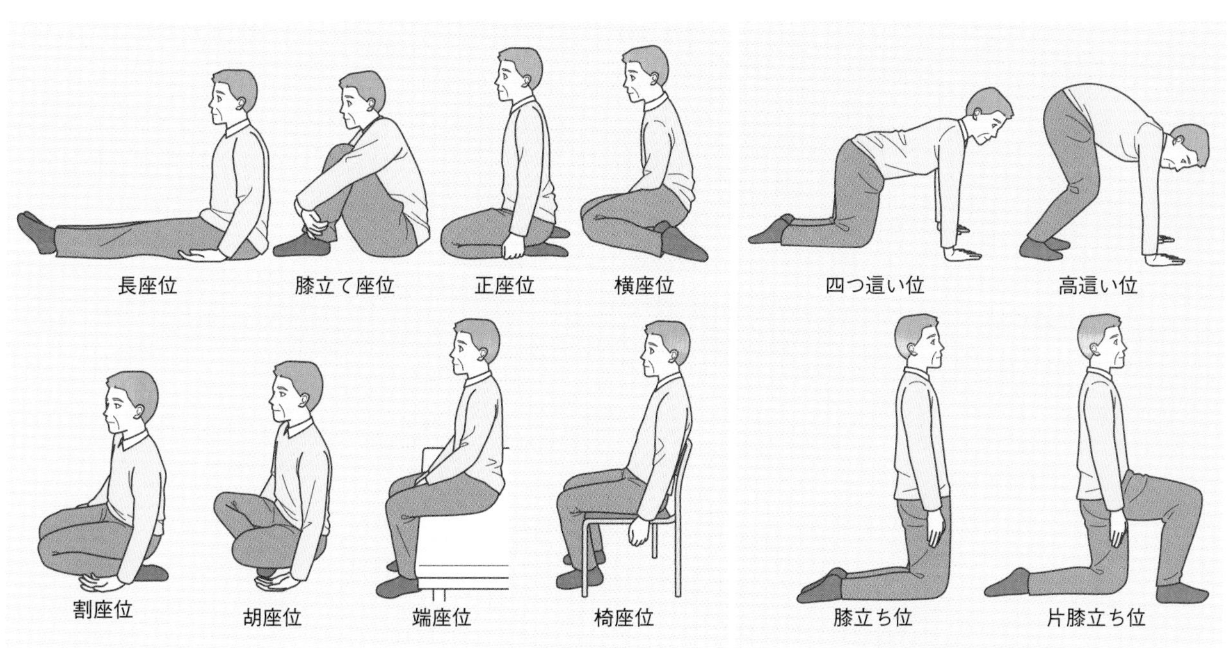

図３　座位

図４　その他の姿勢

3) 起居移動・床上動作の定義

起居移動動作とは，臥位，座位，立位などの姿勢および姿勢の変換も含めた一連の動作である．姿勢の変換には，寝返り，起き上がり，立ち上がりとともに，臥位や座位のまま位置を移動させる腹這（ば）い動作，いざり動作などが含まれる．この動作は，畳やベッド上などの床上で行う動作であることから床上（しょうじょう）動作ともいう．

4) 起居移動・床上動作の意義

日常生活において基本的に行われる動作であり，この動作が困難になった場合，生活が大きく制限される．ベッドから起きて洗面所や食卓に向かおうとした場合，目覚めた際の臥位から起き上がり，座位となる．その後，環境によってはいざり動作を行う場合もある．次に歩いて目的地に向かう場合は立ち上がり，車椅子で目的地に向かう場合は車椅子に移乗する．このように，一つの生活場面を切り取っても，多くの起居移動・床上動作が行われている．

5) 国際生活機能分類（ICF）からとらえた姿勢・起居移動・床上動作

個人が生活するための基本的動作となる姿勢保持，起居移動動作，床上動作は，ICF の「活動」の項目に含まれる．ICF のコードでは「姿勢の変換」「姿勢の保持」「移乗」「その他の姿勢の変換と保持」に分類されており，実行状況と能力が評価される．実行状況と能力に差があった場合の要因や，それぞれの姿勢や動作の特徴および実行するための身体機能を把握したうえで患者を観察・対応し，活動レベルの向上を図ることが必要である．

国際生活機能分類（International Classification of Functioning, Disability and Health：ICF）

2. 姿勢・起居移動・床上動作の基本事項

1) 姿勢の変換

関節の動きに合わせて，重心の位置を変化させることで移動動作となる．重心が支持基底面から外れると不安定になるため，四肢および体幹の関節を協調的に動かし，安全でスムーズな移動動作を行う．

姿勢を変換させる場合は，変換後の支持基底面の場所や広さ，および重心の高さを予測しながら身体を移動させることが必要である．身体を動かす際には，力の特性や神経生理学，心理学的側面も考慮することで，移動はより容易になる．

気をつけよう！
姿勢の変換の際，重心が支持基底面を外れる可能性があるため，移動動作前に変換後の支持基底面を確認してから実施する．

力の特性，神経生理学，心理学的側面からみた移動動作
▶ Step up 参照．

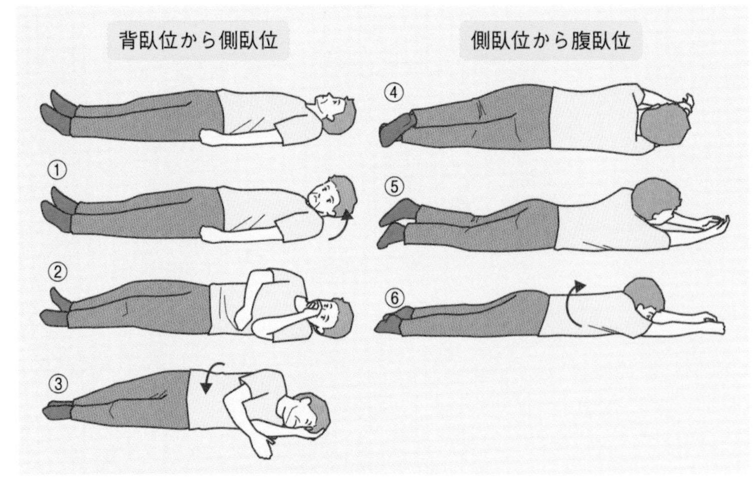

図５　頸部・上肢から始まる寝返り動作

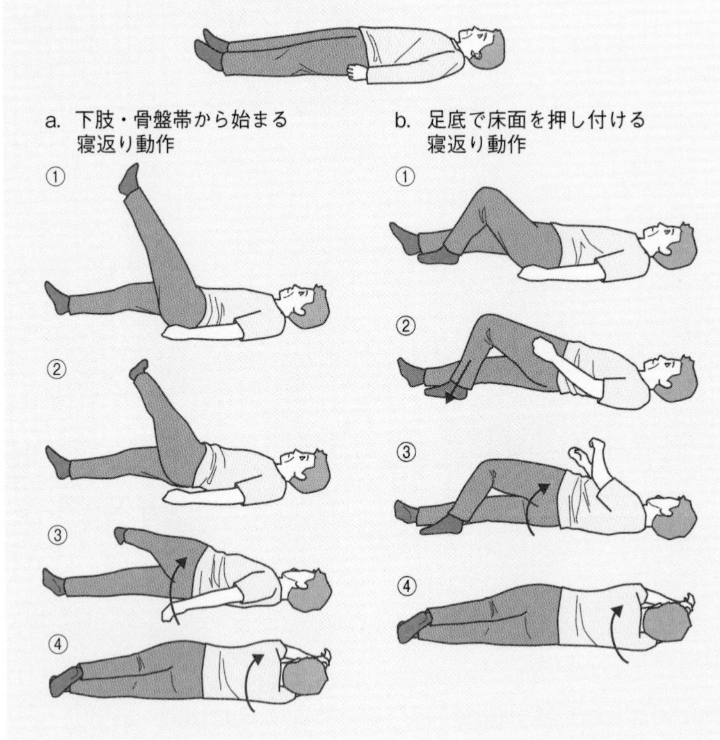

図６　下肢から始まる寝返り動作

移動には，臥位，四つ這い位での移動動作（寝返り，背這い動作，腹這い動作，肘這い動作，四つ這い動作）や座位，膝立ち位での移動動作（移乗動作，膝歩き動作，いざり動作），臥位から座位，座位から立位への移動動作（起き上がり，立ち上がり）がある（**図９参照**）.

2）寝返り

（1）寝返りのパターン

- 頸部・上肢から始まるパターン.
- 下肢・骨盤帯から始まるパターン.
- 足底で床面を押し付けるパターン.

（2）頸部・上肢から始まる寝返り動作（図５）

①背臥位から頸部が屈曲し，寝返る側に回旋する.
②寝返る側と反対側の肩甲帯が屈曲し，肩関節が屈曲・内転・内旋する.
③上肢の動きに伴い上部体幹が回旋し，連続的に下部体幹（骨盤帯）が回旋し側臥位へ.
④側臥位から頸部が伸展する.
⑤両肩甲帯が挙上し，肩関節を屈曲させ，両上肢を頭上に挙上する.
⑥上肢の動きに伴い上部体幹が回旋し，連続的に下部体幹（骨盤帯）が回旋し腹臥位へ.

（3）下肢・骨盤帯から始まる寝返り動作（背臥位から側臥位）（図６a）

①背臥位から，寝返る側と反対側の股関節が屈曲・内転・内旋する.
②～④下肢の動きに伴い，骨盤帯（下部体幹）が回旋し，連続的に上部体幹が回旋し側臥位へ.

背臥位から片膝または両膝を立て，寝返る側に立てた下肢を倒して骨盤帯を誘導するパターンもある.

（4）足底で床面を押し付ける寝返り動作（背臥位から側臥位）（図６b）

①背臥位から，寝返る側と反対側の股関節・膝関節が屈曲し，膝を立てる.
②立てた下肢の足底で床面を押し付けながら股関節が伸展・内旋し，骨盤を浮かせる.
③④そのまま骨盤帯（下部体幹）を回旋し，連続的に上部体幹が回旋し側臥位へ.

（5）腹臥位から背臥位

①腹臥位から，頸部が伸展し，寝返る側に回旋する.
②寝返る側の肩甲帯が伸展し，上部体幹を回旋する.
③上部体幹の回旋に連続して下部体幹（骨盤帯）が回旋し背臥位へ.

3) 起き上がり

(1) 起き上がりのパターン

臥位から座位への姿勢の変換には，開始肢位，最終肢位ともにさまざまなものがある．ここではリハビリテーション場面でよく指導されるパターンを説明する．

- **背臥位から長座位**：体幹を回旋するものとしないものがある．
- **背臥位から端座位**：側臥位を経由するものとしないものがある．

(2) 背臥位から長座位（図7）

a. 体幹の回旋を伴うパターン（図7a）

①背臥位から，頸部が屈曲し，起き上がる側に回旋する．
②起き上がる側と反対側の肩甲帯が屈曲し，肩関節が屈曲・内転・内旋する．
③上肢の動きに伴い上部体幹が回旋し，起き上がる側の肘を接地（on elbow），反対側の手掌を接地する．
④起き上がる側の手掌を接地（on hand），肘関節を伸展しながら，体幹を起こす．
⑤体幹の回旋を戻しながら，起き上がる側と反対側の肩関節の内転・内旋を戻す．
⑥両手掌を体幹の側方に接地し長座位へ．

b. 体幹の回旋を伴わないパターン（図7b）

①背臥位から，頸部を屈曲する．
②体幹の側方に接地した両肘関節を屈曲しながら（on elbow），体幹を屈曲する．
③④両手掌を接地し（on hand），肘関節を伸展しながら体幹の屈曲を続け長座位へ．

(3) 背臥位から端座位（図8）

a. 側臥位を経由しないパターン（図8a）

①背臥位から，頸部を屈曲し起き上がる側に回旋する．
②起き上がる側と反対側の肩甲帯を屈曲し，肩関節を屈曲・内転・内旋する．
③上肢の動きに伴い上部体幹を回旋し，起き上がる側の肘を接地する（on elbow）．
④上部体幹の回旋に連続して下部体幹を回旋し，起き上がる側の手掌を接地（on hand），同時に両股関節を屈曲しながら両下腿をベッド端から外に出す．
⑤起き上がる側の肘関節を伸展（on hand），両膝関節を屈曲しながら体幹を起こし端座位へ．

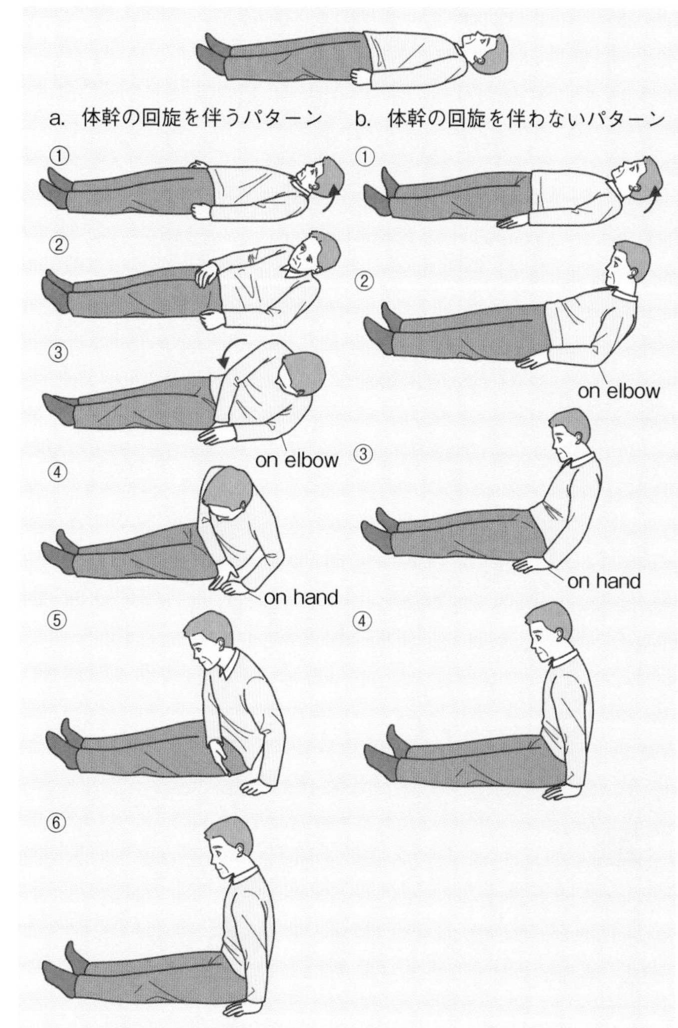

図7　背臥位から長座位

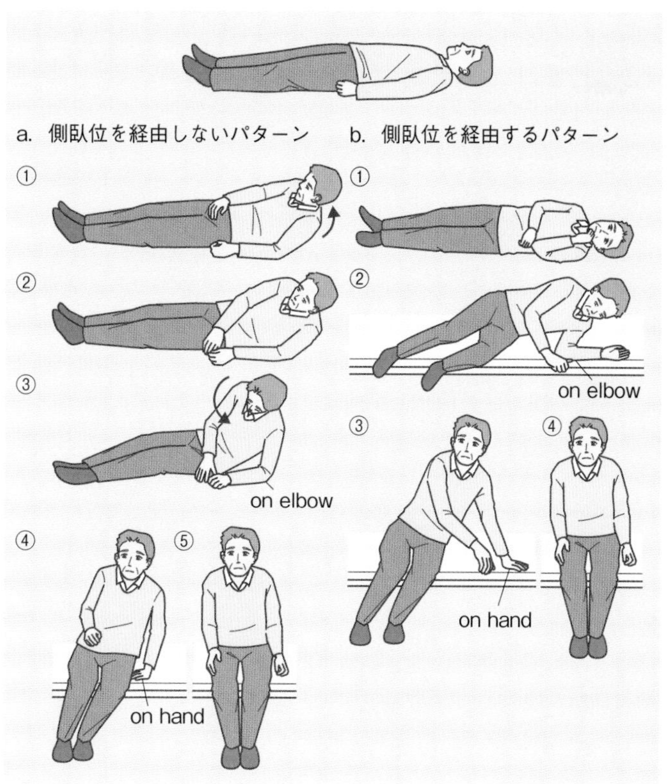

図8　背臥位から端座位

MEMO
上肢の動きが不十分な場合は肩甲帯を支え，誘導してもよい．

気をつけよう！
姿勢の変換の際，重心が支持基底面を外れる可能性があるため，移動動作前に変換後の支持基底面を確認してから実施する．

気をつけよう！
上肢で体重を支持しているときに肘が急激に屈曲し，バランスを崩す可能性もあるため，適宜肘の支持も補助する．

b．側臥位を経由するパターン（図 8b）

①②側臥位から，両股関節を屈曲し，両下腿をベッド端から外に出す．

起き上がる側と反対側の手掌でベッド面を押し，起き上がる側の肘を立てる（on elbow）．

③④起き上がる側の肘関節を伸展しながら（on hand）体幹を起こし端座位へ．

(4) 長座位から背臥位

①長座位から，両肩関節を伸展位にして体幹の後側方で肘を接地する．

②両肘関節を伸展し背臥位へ．

(5) 端座位から背臥位

①端座位から，寝転ぶ側の上肢を側方に接地する．

②頸部を屈曲し寝転ぶ側に回旋し，上部体幹も続いて軽度回旋する．

③接地した上肢の肘関節を屈曲する（on elbow）．

④接地した上肢の肘関節を伸展，体幹を反対側に回旋し，同時に両下肢をベッドに上げ背臥位へ．

4）床上動作 （図 9）

(1) 肘這い動作，四つ這い動作

肘這い動作および四つ這い動作は，動かそうとする肢以外の四肢および体幹に重心を移動させ，進行方向と反対側に押し出すまたは蹴り出す移動動作である．肘這い動作は上肢のコントロールができれば可能であるが，四つ這い動作は骨盤帯を持ち上げたまま下肢も移動させるため，下半身のコントロール能力が必要である．移動の際は左右への重心移動が重要であり，誘導の際は骨盤を支え重心移動を促したり，上下肢の押し出しまたは蹴り出しのときに補助する．

(2) 膝歩き動作

骨盤帯を挙上・回旋させながら下肢を振り出す移動動作である．重心が支持基底面から外れやすいため，誘導の際は骨盤を支え，重心が支持基底面から外れないように注意しながら骨盤を回旋させる．

(3) いざり動作

上肢や下肢を用いて殿部をわずかに挙上させ移動する動作である．一般的に後方や側方へ移動する際は，上肢を進行方向に広げ，下肢の蹴り出す力を用いながら上肢に体重を乗せ，殿部を進行方向に移動させる．前方へ移動する際は，上肢の押し出す力を用いながら殿部を下肢の方向へ移動させる．誘導の際は，上下肢の動きのタイミングを合わせながら骨盤を移動させる．

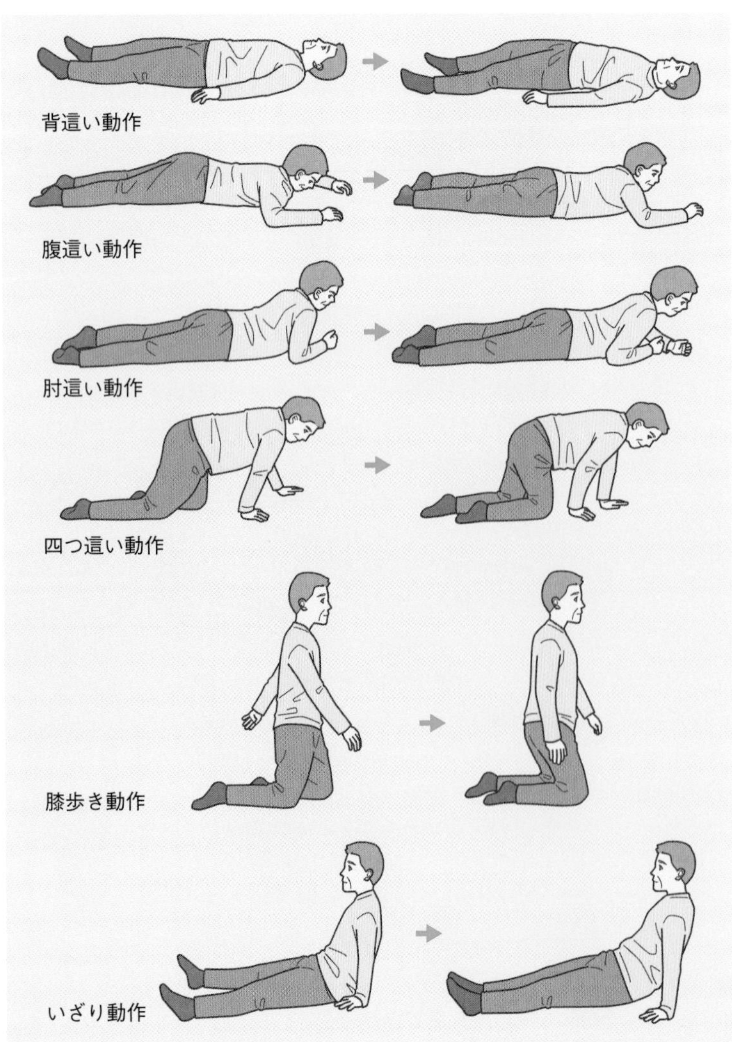

図 9　床上動作

5) 座位

(1) 座位の意義

座位を保持することにより，腹圧を高め上肢の可動性が向上し活動性が高まるため，ADLだけでなくQOL（生活の質）の向上につながる．一方，臥位を続けることは離床を困難にさせ，廃用症候群や嚥下困難をまねくだけでなく，さまざまなADLが制限される．このため，座位を保持することは非常に重要である．

QOL（quality of life；生活の質）

MEMO

廃用症候群

長期臥床などによって筋萎縮，骨萎縮，関節拘縮，褥瘡，起立性低血圧，心肺機能低下，循環障害，沈下性肺炎，便秘，低栄養，尿路感染，意欲低下，感情鈍麻などがみられる．

LECTURE 3

(2) 座位姿勢の変化（図10）

a．矢状面からみた骨盤の傾き

高齢者の場合，骨盤が後傾し，仙骨が接地した端座位（仙骨座り；**図10b**）のまま，胸椎を後彎させていることが多く，その状態で前方を見ようとした場合，頸部の過伸展を引き起こしてしまう．仙骨座りでは殿部が前方に滑りやすく，殿部への圧により疼痛が生じる可能性も高い．

試してみよう

座位にて骨盤を前傾・後傾の中間位の状態と，仙骨座りのときの体幹や目線を比べてみよう．

b．足底接地

足底が接地している場合と比べて接地していない場合，支持基底面が減少するとともに後方に移動し，上肢の到達範囲が制限される．円背の場合は，さらに重心が後方に移動し，後方へ転倒しやすくなる．

試してみよう

座位で足底を接地した状態と接地していない状態にし，上肢を前後左右に動かし到達範囲を比べてみよう．

6) 立ち上がり

(1) 立ち上がりのパターン

リハビリテーション場面でよく指導される長座位からの立ち上がり（床からの立ち上がり）と，端座位からの立ち上がりを説明する．

- 長座位から横座位，四つ這い位，高這い位を経由して立位へ．
- 端座位から立位は，前傾相，前進相，伸展相に分かれる．

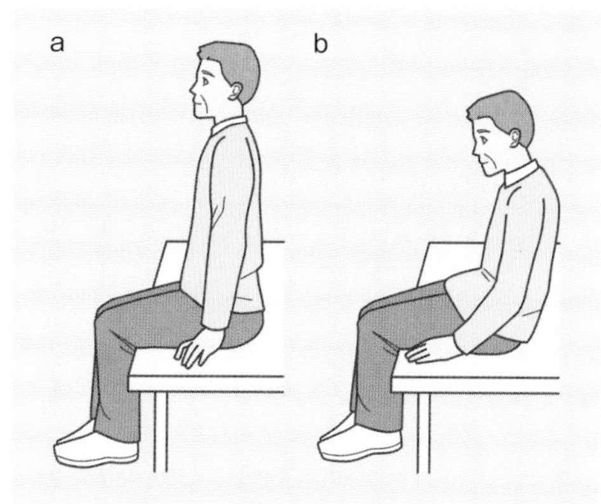

図10　座位姿勢の変化
a：骨盤中間位，b：仙骨座り．

ここがポイント！

横座位になった後，補助台上に手掌を接地して立ち上がり動作を行った場合，体幹の前傾角度が減少し，重心が前上方に移動するため，立ち上がりが容易になる．

(2) 長座位から立位（床からの立ち上がり）（図11）

①長座位から，片側に左右の手掌を接地する．

②接地した手掌側に体幹を屈曲・側屈しながら，反対側の骨盤をわずかに挙上し，手掌接地側の股関節を外旋し膝関節を屈曲，反対側の股関節を内旋し膝関節を屈曲しながら横座位へ．

③体幹の回旋に合わせて骨盤を床面から浮かせ，膝関節を伸展し，両股関節の回旋を戻し，四つ這い位へ．

④両手掌と片側の下肢で支えながら，反対側の股関節を屈曲し，足関節を背屈させ，足を立てる．

⑤支えていた側の下肢も股関節を屈曲し，足関節を背屈させ，足を立てる．

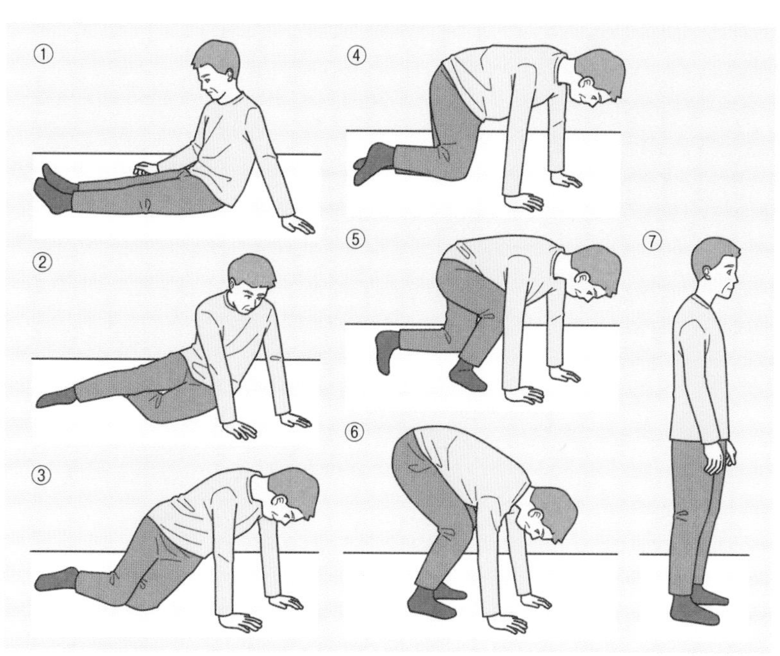

図11　長座位から立位（床からの立ち上がり）
③④では，手と足の位置が離れすぎていると立ち上がりにくいため，立ち上がりやすいよう手の位置を変える．

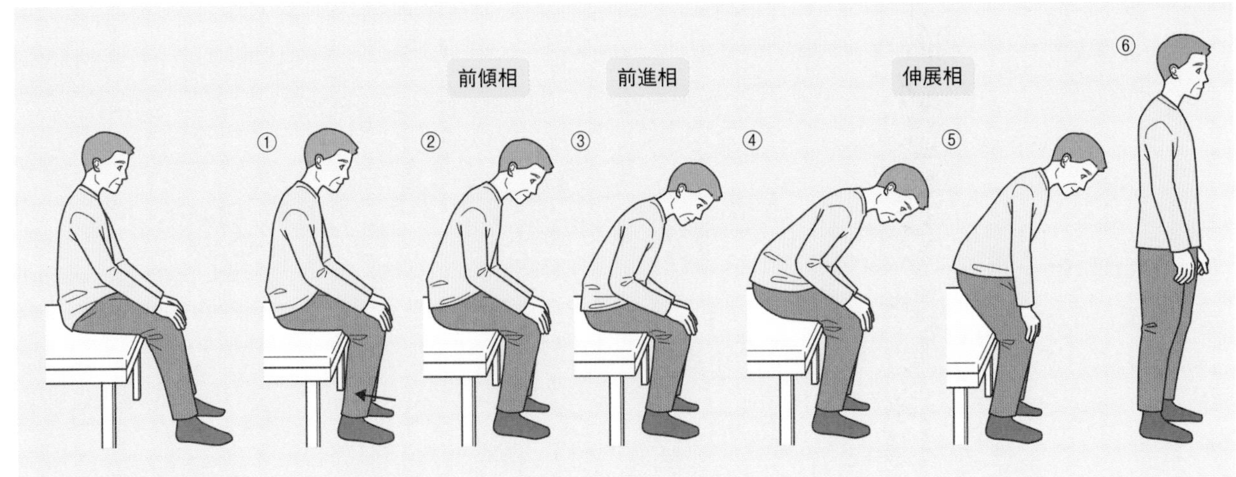

図 12　端座位から立位

⑥両股関節・膝関節を伸展し，足関節をわずかに底屈しながら，高這い位へ．

⑦両手掌で床面を押しながら体幹の屈曲を戻し，両股関節・膝関節を伸展し立位へ．

(3) 端座位から立位（図 12）

①両または片側の膝関節を屈曲し，足を後方へ引く．

②頸部，体幹を屈曲する（前傾相）．

③下腿の前傾に伴い膝が前方に移動する（前進相）．

④下腿を前傾し殿部が浮き上がると同時に，頸部・上部体幹を伸展する（伸展相）．

⑤⑥体幹の屈曲と下腿の前傾を戻し，股関節・膝関節を伸展させ立位へ（伸展相）．

(4) 立位から端座位

①頸部，体幹を屈曲する．

②両股関節・膝関節を屈曲し，殿部を後方へ移動させる．

③座面に殿部が近づいた後，両膝関節をさらに屈曲し，着座する．

④頸部・体幹・両股関節を戻し，座位へ．

気をつけよう！
車椅子に移乗する前に，車椅子が十分に広げられ，ブレーキがかかった状態でフットサポートが跳ね上げられているか確認する．

7) 移乗

(1) 完全に立ち上がらないパターン（図 13a）

①車椅子のアームサポートを握る．

②両または片側膝関節を屈曲し，足を後方へ引く．

③頸部を屈曲，体幹を屈曲し，アームサポートを把持した上肢と足部で体重を支持する．

④下腿を前傾し殿部が浮き上がると同時に，上肢のほうに重心を移動する．

⑤体幹・股関節・膝関節を屈曲位のまま，上肢と下肢を軸に骨盤を回旋させる．

⑥座面に殿部が近づいた後，両膝関節をさらに屈曲し，着座する．

⑦頸部・体幹・両股関節を戻し，座位へ．

車椅子からベッドに移乗する際は，アームサポートを握らず，ベッドに手を置く．

(2) 立ち上がった後に足の位置を変えて回転するパターン（図 13b）

①車椅子のアームサポートを握る．

②両または片側膝関節を屈曲し，足を後方へ引く．

③頸部を屈曲，体幹を屈曲し，アームサポートを把持した上肢と足部で体重を支持する．

④下腿を前傾し殿部が浮き上がると同時に，体幹を軽度伸展する．

⑤両股関節・膝関節を伸展させ立位へ．

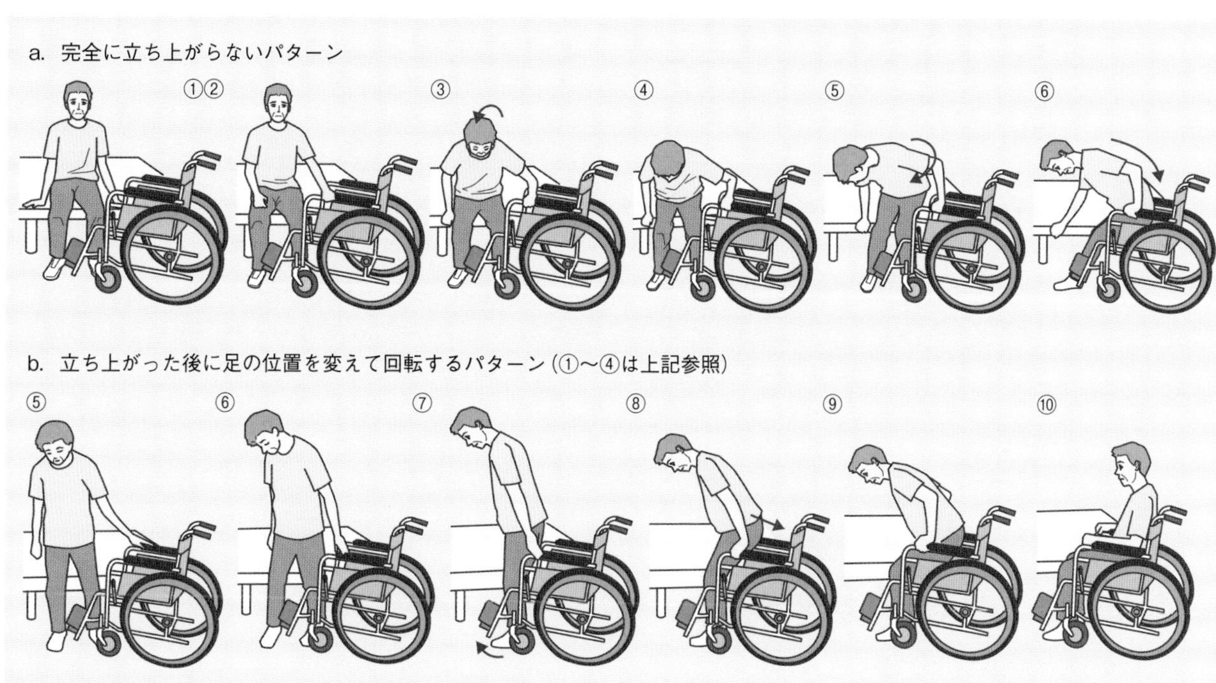

図 13 移乗

⑥奥のアームサポートを把持している場合は手を離し，手前のアームサポートに握りかえる.

⑦足の位置を車椅子のほうへ移動し，座面に合わせて足の向きを変える.

⑧両手でアームサポートを握りながら体幹・両股関節・膝関節を屈曲し，殿部を後方へ移動させる.

⑨座面に殿部が近づいた後，両膝関節をさらに屈曲し，着座する.

⑩頸部・体幹・両股関節を戻し，座位へ.

車椅子からベッドに移乗する際は，アームサポートを握って立ち上がった後，ベッドに手を置く.

3. 評価における留意点

ADL 評価でよく用いられる機能的自立度評価法（FIM）やバーセルインデックスでは，「移乗」の項目において座位保持や起き上がり，移乗動作が評価される．対象者にもよるが，臥位から移乗までの間に，寝返りや床上動作，立ち上がり，立位保持が含まれることもある.

FIM やバーセルインデックスでは，ベッド・車椅子間の移乗に含まれる動作において，介助者が支える程度や対象者を持ち上げる程度などの介助量により点数がつけられる．一方，介助量の軽減に向けては，どこにどのような介助が必要か，対象者の残存機能と不十分である機能を見極め，具体的なアプローチにつなげることが重要である．移乗時には，立ち上がり，方向転換，着座のどの動作で介助が必要か，さらにどのタイミングでどのような介助をしているのかを評価する．環境や時間帯によって介助量が異なることもあり，原因となる機能を考えながら，さまざまな環境下で評価することが大切である.

機能的自立度評価法
(functional independence measure：FIM)
▶ Lecture 2・図 4，表 2 参照.

バーセルインデックス
(Barthel index：BI)
▶ Lecture 2・表 1 参照.

4. 障害・疾患における特徴

高齢者の場合，老化により筋力や可動域，感覚，心肺機能，神経伝導速度の低下な

LECTURE 3

どが起こる．若年者であれば，不安定な動作やバランスを崩しても，身体の柔軟性や筋力，瞬発的な反応を用いて転倒せずに動作遂行が可能であるが，高齢者の場合は転倒や動作遂行困難に至ることがある．寝返りの際，頸部の回旋ができても関節可動域や動作スピードの低下により連続的な上部体幹，骨盤帯の回旋が起こらないことや，起き上がりの際，筋力低下により on elbow から体幹を起こせないこともある．また，立ち上がりでは，頸部，体幹を屈曲させても脊柱の変形や筋力低下により骨盤後傾位のまま骨盤を前傾させられないことや，移乗動作では，膝の変形により下肢への荷重が不十分となり回転の軸として用いることができない場合もある．それぞれの動作に必要な機能改善を図るとともに，補助具や環境整備などを検討し，可能な限り自立した生活が続けられるように介入する．

5. 姿勢・起居移動・床上動作への介入

1) 寝返りのポイント

(1) 支持基底面

支持基底面が大きい上部体幹，骨盤帯を浮かせることでスムーズに寝返ることができる．両膝立て位や，寝返る側と反対側の上肢を屈曲・内転させ肩甲帯を屈曲させておくなど，あらかじめ接地面を減少させておくことで寝返りしやすくなる．

ここがポイント！
寝返り動作は，動作中だけでなく動作前の準備が重要である．

(2) 目線

寝返りする方向にある目的物などに目線を向けることで頸部が動きやすくなる．

ここがポイント！
対象者に声をかけながら目線を誘導することで，動作が容易になる．

(3) 押す動作と引く動作

背臥位や側臥位から，手で前方に押す動作を意識させることにより，前方に重心が移動しやすくなる．一方，ベッド柵やひもを引っぱる動作では，体幹を支持する力が弱い場合に重心が後方に移動しやすくなり，寝返りが困難になる．体幹を支持する力が十分である場合には，ベッド柵やベッド柵に設置したひもを引くことで寝返り動作が可能になることもある．

(4) 立ち直り反応

身体に対する立ち直り反応では，頸部の回旋が誘因となり，肩甲帯の回旋，続いて骨盤帯の回旋と分節的に動きが伝わる．この反応を利用して，頸部から上部体幹，下部体幹へと連続的に回旋させていくことで動作が容易になる．

2) 起き上がりのポイント

(1) 支持基底面，目線，押す動作と引く動作

起き上がり動作では，重心が上方に移動するとともに支持基底面が減少するため，後方にバランスを崩しやすいことを意識する．寝返り動作のポイントに加え，あらかじめ座位の安定性を確保しておくこと，重心の移動方向を意識して目線を動かすことが必要である．

ここがポイント！
起き上がる動作は，動作中だけでなく動作前の準備（ポジショニングと動作終了時の支持基底面の予測）が重要である．

頭上や足元に設置したひもを引っ張るなどの工夫で動作が容易になることもある．

ここがポイント！
対象者に声をかけながら目線を誘導することで動作が容易になる．

(2) モーメント

起き上がり動作は重心を上方に持ち上げるため，大きな力を必要とする．支点と持ち上げる部位の重心との位置が近づくことにより必要とする力は少なくなるため，肘や手掌を支点として利用し，動きに合わせて支点を移動することで起き上がり動作が容易になる．また，頸部，肩甲帯，上部体幹を順に動かす場合は，立ち直り反応を用いること，背臥位から端座位へ起き上がる際には下肢の重みを利用することで，体幹を起こすために必要とする力が減少する．

ここがポイント！
モーメントの長さを短くするように支点を作ると，動作が容易になる．

3）座位姿勢を保持する方法

(1) シーティング

シーティングとは，座位保持や適切な座位姿勢のためのアプローチを指す．座位姿勢においては，頸部，肩甲帯，体幹，骨盤帯，下肢の姿勢だけでなく，目線が正面および周囲を見渡せるか，上肢の動きが確保されているかも確認し，対象者にとって苦痛がない姿勢を目指す．そのためには適切な評価を行い，対象者に合わせた方法を用いることが必要である．評価は座位だけでなく臥位でも行い，関節の変形や可動域を確認し，座位で安定するためのアプローチ方法を考える．

(2) 座位保持へのアプローチ方法

a. 座位保持装置

自力では座位保持が困難な人が，座位を保持するための補助装置をいう．

b. 椅子の形状，座面の硬さ・傾き・高さ，クッション，タオル，固定ベルト，アンカーサポート

座面や床面に接地する部分を増やすよう座面を変更したり，過剰な筋緊張を防ぐように隙間をクッションやタオルで支えたり，殿部のずれを防ぐ目的で座面の傾斜や固定ベルト，アンカーサポートを利用するなどして，対象者の座位保持の安定を図る．

4）立ち上がりのポイント

(1) 支持基底面

重心が支持基底面から大きく外れないように移動する．座位は重心が後方にある場合が多く，重心の前方移動が重要になる．また，立位では支持基底面が減少し，接地面は両足底のみとなる．立位姿勢も，前方重心で保持する場合と後方重心で保持する場合があるため，あらかじめ立位での重心位置を把握しておくことで，重心が外れやすい方向を知ることができる．

(2) 目線

立ち上がるとき，重心が前方へ移動している間に目線が前上方に移ると，重心のスムーズな前方移動を妨げる．重心を移動したあとで目線を上げると，立ち上がりがスムーズになる．

(3) 押す動作と引く動作

机や椅子などの前方の支持物を手で押すと，前方に支持物があるために転倒の不安感が軽減するとともに重心が前方に移動しやすくなる．

(4) 慣性力

立ち上がり動作は，前傾相，前進相，伸展相に分けることができる．前傾相では頸部，体幹の屈曲がみられ，前下方に重心が移動する．前進相では下腿の前傾がみられ，さらに重心は前方に移動する．伸展相では殿部が浮き上がると同時に，頸部，体幹，下肢が伸展へと運動を変換し，上方に重心が移動する．

(5) モーメント

立ち上がるときに，上肢を座面や前方の支持物に接地することで，下肢や体幹だけでなく上肢の力も用いることができる．また，支点と持ち上げる部位の重心との位置が近づくため，立ち上がりが容易になる．

5）移乗のポイント

立ち上がる動作に回転動作が加わった動作であり，立ち上がりの前方への重心移動を止めて膝を支点に殿部を回転させたり，立位にて重心が支持基底面から外れないように左右への重心移動をスムーズに行いながら回転するなど，重心の位置を把握することで移乗がスムーズになる．

シーティング（seating）

LECTURE 3

試してみよう
座位にて骨盤や体幹，下肢が安定するよう，クッションやタオルを使って工夫してみよう．

MEMO
アンカーサポート
座骨結節が前方へ滑らないようにサポートするクッションなどの支え．
▶ Lecture 11・図 17 参照．

MEMO
立位姿勢において，足趾の把持力が不十分である場合，後方に重心が移動しやすい．

ここがポイント！
重心の移動方向が変化する際に，より大きな力が必要になる．

ここがポイント！
前傾相では重力や慣性力に従い自然な動きが起こるが，前進相がみられない場合は，重心の動きを前方に変えることによる前進相の誘導が必要である．前進相の後の伸展相への変換が難しい場合は，重心の前下方の動きを止めて上方に変化させる誘導が必要である．

気をつけよう！
移乗の際は，軸を安定させ，重心を回転させるが，膝関節の動揺がある場合や筋力が不十分な場合，完全に立ち上がらないパターンでは膝に回旋ストレスが加わり，膝関節を痛める可能性がある．そのため，対象者に合わせてパターンを選択する．

LECTURE 3

実習

各移動動作のパターンを確認するとともに，動作指導を行う．動作指導は，対象者が自立またはより少ない介助で動作を行える，または後に行えるようになることが目的であり，介助ではなく，対象者の自立を促すために残存能力を適切に引き出すことが必要である．そのためには，対象者をよく観察し，どの部分が不十分または過剰であるために姿勢保持や動作ができないのかを正確に評価したうえで，その部分を補助・誘導する．

ここがポイント！
正常動作を獲得できることが予測される場合には，正常動作に合わせた誘導を行う．各関節の動きだけでなく，他関節の運動とのタイミングのずれや動作スピードも評価する．

1．寝返り・起き上がり動作の確認

実習目的

寝返り・起き上がり動作を確認し，指導する際のポイントを見つける．

準備物品

プラットフォームまたはベッド．

手順

1）寝返り・起き上がりパターンの確認

対象者役に背臥位から腹臥位まで自然に寝返り，起き上がりを行わせ，パターンを観察する．

2）寝返り・起き上がり動作の誘導（図1）

①パターンおよび目線，立ち直り反応，重心移動方向と支持基底面を意識しながら，頸部，肩甲帯，体幹，骨盤帯，上下肢を順に誘導し，スムーズな寝返り・起き上がりを行わせる．

②各パターンに合わせ，口頭指示によりスムーズな寝返り・起き上がりが行えるよう動作を指導する．

動作誘導・指導を行う際，自然な立ち直り反応を阻害すると，対象者の疲労や疼痛をまねくおそれがある．あらかじめ対象者の可動性や立ち直りが起こるスピード，筋力を確認したうえで，動作誘導・指導を行うのが望ましい．起き上がり後はバランスを崩すリスクがあるため，あらかじめ座位の安定性を確認しておくことが必要である．

気をつけよう！
体幹が分節的に動くための可動性や筋力がない場合は，上部・下部体幹の立ち直り反応はみられないため，上部・下部体幹を同時に動かす．その他の関節についても，それぞれの機能に合わせて誘導・指導する．

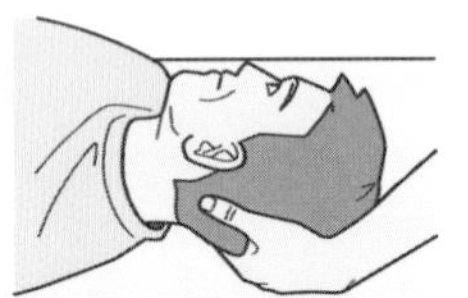
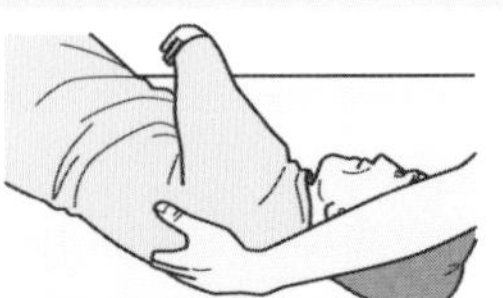
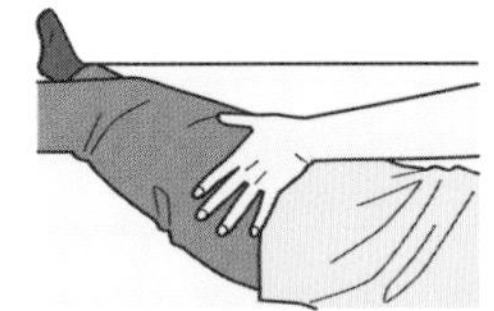

頸部・上肢から始まる寝返り動作の誘導

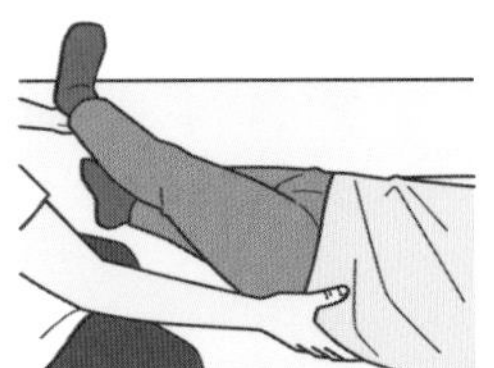
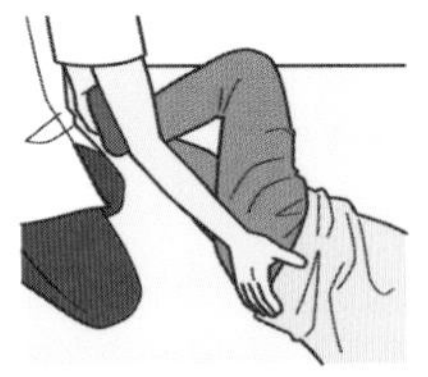

下肢・骨盤帯から始まる寝返り動作の誘導

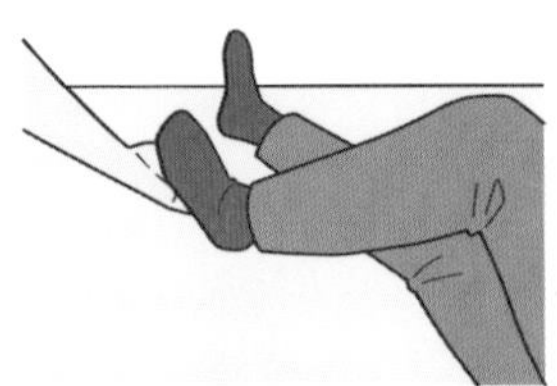

足底で床面を押し付ける寝返り動作の誘導

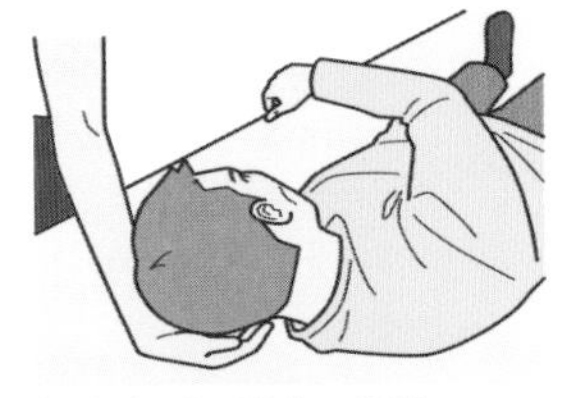
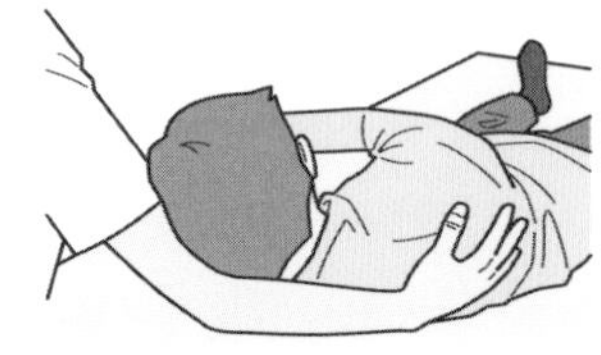
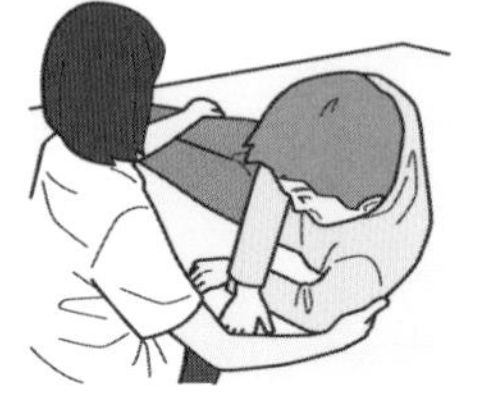
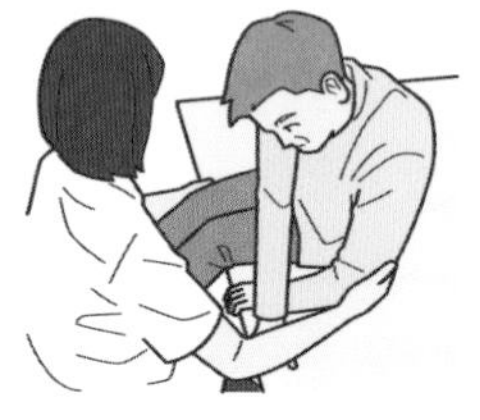

起き上がり動作の誘導

図1　寝返り・起き上がり動作の誘導

実習課題 1

- 各自の寝返り・起き上がり動作のパターンを確認する.
- 各パターンの頸部, 肩甲帯, 上部体幹, 骨盤帯, 下肢の動きやタイミングを確認する.
- 各パターンに合わせて, 適切な寝返り・起き上がり動作の指導方法を検討し, まとめる.

2. 立ち上がり・移乗動作の確認

実習目的

立ち上がり・移乗動作を確認し, 指導する際のポイントを見つける.

準備物品

プラットフォームまたはベッド, 椅子.

手順

1) 立ち上がり・移乗動作の確認

①対象者役に端座位から立位までの自然な立ち上がり, 移乗動作を行わせ, 頸部, 体幹, 肩甲帯, 骨盤, 上下肢の動きを観察する.

②座面の高さや座位での支持基底面（腰かける深さ）による立ち上がり動作の違いを比較する.

2) 立ち上がり・移乗動作の誘導（図 2）

①重心の移動方向と支持基底面の変化, モーメントおよび方向転換時の支点を意識しながら, 頸部, 体幹, 肩甲帯, 骨盤, 上下肢の動きを順に誘導し, スムーズな立ち上がりおよび移乗を行わせる.

②口頭指示によりスムーズな立ち上がり・移乗が行えるよう動作を指導する.

立ち上がり・移乗動作は, 転倒および転落のリスクが高い. あらかじめ上下肢・体幹の支持性（可動性, 筋力）を確認したうえで支持力に合わせた動作を誘導することと, 重心をスムーズに移動することが必要である. 車椅子を用いた移乗では, 車椅子にぶつかることやスムーズな移乗を阻害されバランスを崩すリスクもある. 必ず, フットサポートやブレーキ, 車椅子の向きを確認したうえで移乗を行う.

実習課題 2

- 立ち上がり・移乗動作の頸部, 体幹, 肩甲帯, 骨盤, 上下肢の動きやタイミングを確認する.
- 座面の高さや座位での支持基底面の広さによる立ち上がり動作の違いを確認する.
- 重心と支持基底面の変化に合わせて, 適切な立ち上がり・移乗動作の指導方法を検討し, まとめる.

ここがポイント！
立ち上がり動作は, 前傾相, 前進相, 伸展相に分けて観察する.
前傾相では頸部, 体幹の動き, 前進相ではさらに膝の動き, 伸展相に変化するタイミングに合わせて体幹の動きと膝の支持, 伸展相では下肢の動きを意識するとよい.

気をつけよう！
移乗時は急激に殿部を着座させないよう, 体幹の前傾を誘導する.

ここがポイント！
動作前の準備（重心の移動方向や支持基底面の変化の予測と立位の評価, 環境整備）が重要である.

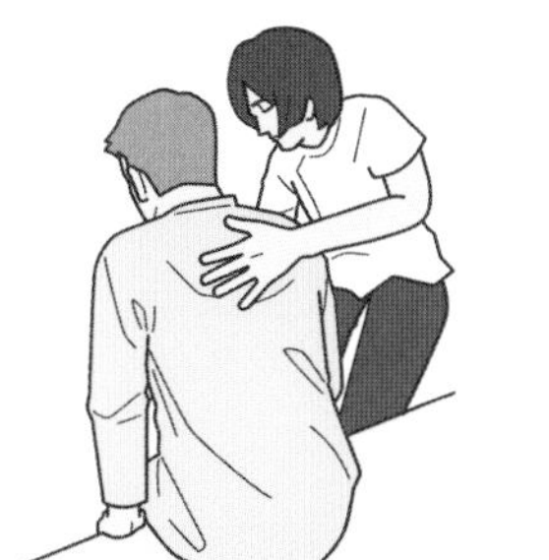
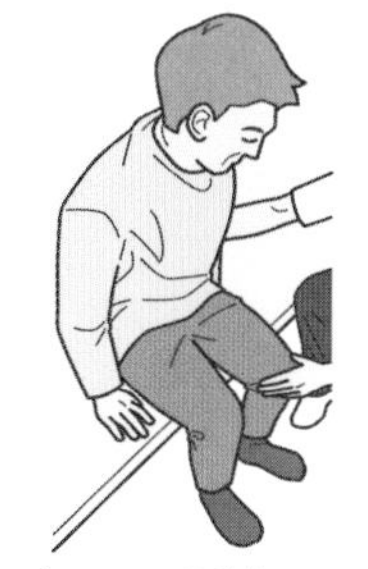
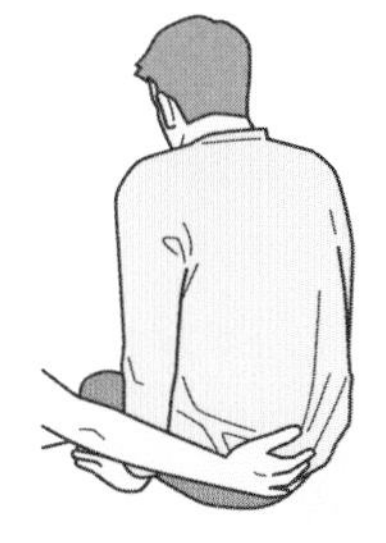
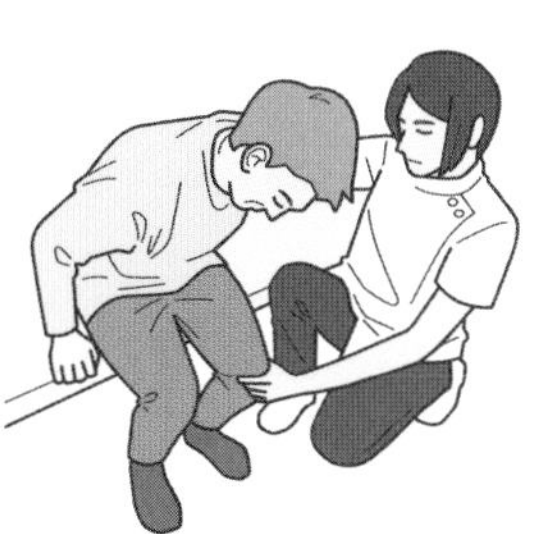

前傾相, 前進相, 伸展相に合わせた誘導

図 2 立ち上がり・移乗動作の誘導

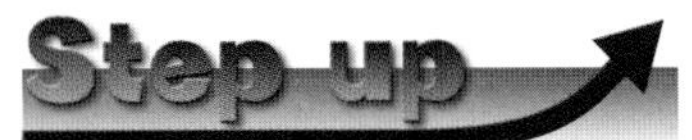

LECTURE 3

各側面からみた移動動作に必要な知識

移動動作は，以下の特性を考慮することで誘導が行いやすくなる．

1）力の特性からみた移動動作

（1）支持基底面と重心

支持基底面が広く，重心の位置が低いほど安定し，安定している部分は動かしづらい．重心線が支持基底面の中心近くにあると，より安定し移動しにくくなる．

（2）持ち上げる力

重心の位置が同じ高さで移動する場合と比べて，上方に移動する場合，より大きな力が必要である．

（3）慣性力

静止した物体は静止し続け，動いている物体は動き続けようとする慣性力のため，静止状態から動き出そうとする際や動いている部分を止めようとする際に，より大きな力が必要となる．

（4）モーメント

支点から動かそうとする部分の重心までの距離が長い場合，動かす際により大きな力が必要となる．

（5）押す動作と引く動作

前方へ押す動作により重心が前方に，前方の物体を引く動作により重心が後方に移動しやすくなる．

2）神経生理学的側面からみた移動動作

（1）姿勢反射

乳幼児はおもちゃを扱うことで体幹機能が発達し，原始反射の消失や立ち直り反応の出現により寝返り運動や座位保持が可能になる[1,2]．姿勢保持，移動動作では反射や反応を誘発する関節肢位や達成される生活上の目的を意識することが重要である．

（2）目線による制御

目線は意志・意欲の指向性に関連するとともに，視覚性立ち直り反応および頭部にある前庭や三半規管による平衡反応を誘発するため，目的方向に目線を向けることで移動しやすくなる．

（3）頸部・体幹運動の制御

頸部にある固有受容器は，前庭，三半規管などとともに，立ち直りや平衡反応を誘発する．

（4）体軸の回旋運動

頸部の回旋運動に合わせて，体幹は身体の中心を長軸とした回旋運動が起こり，平衡を保つ．特に対角線の方向に回旋を促すと自然な移動動作が行える．

（5）感覚入力による制御

新しい姿勢や動作を習得する際は，感覚によるフィードバックを行いながら調節していく．触覚，関節覚，視覚，聴覚など，さまざまな感覚を適切に用いることで脳の活性化が促され，移動動作がスムーズに行われる．

3）心理学的側面からみた移動動作

恐怖心から移動動作が困難になる場合もある．不安感を軽減し，安全に移動動作を行う．

広い場所で行うことで転落を防いだり，重心の移動方向にセラピストや支持物があることで目線による指向性を促すとともに不安感を和らげることができる．また，ベッドや座面の素材，硬さによっても姿勢や動作の行いやすさは変化する．適切なタイミングで具体的に指示することにより，適切な姿勢や動作の習得につながるとともに，不安感を和らげることができる．口頭指示の際にセラピストが対象者に接触すると，安心感につながることもある．対象者に接触する際は，指先だけでなく，手掌全体で触れる．

■引用文献

1）関 勝男：幼児の運動発達について．理学療法のための運動生理 1994；9（4）：215-21．
2）星 文彦：体幹機能の発達．理学療法—臨床・研究・教育 2009；16（1）：2-6．

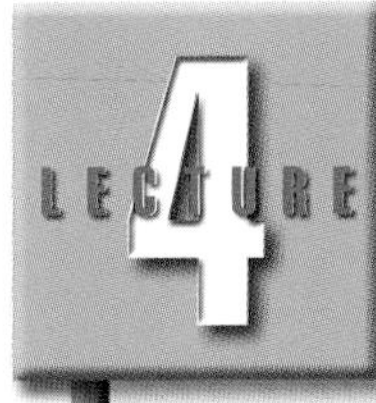

歩行動作と歩行補助具

LECTURE 4

到達目標

- 補助具を用いた歩行パターンおよび段差昇降パターンを理解する.
- 歩行動作に使用する補助具の種類と特徴を理解する.
- 歩行動作を指導する前段階の重要な項目（バイタルサインなど）について理解する.
- 補助具を用いた歩行および段差昇降の動作方法を理解する（実習）.

この講義を理解するために

ADL に必要とされる歩行は，その人がおかれている生活環境により変化します．数メートルの歩行動作で十分な対象者もいれば，数キロメートルを安全かつ許容時間内に歩行できなければならない対象者もいます．

歩行動作の指導において，対象者に合わせた補助具の使用は，対象者の自立を支援できる可能性があります．そのため，さまざまな補助具の知識や動作方法，障害・疾患における特徴を理解しておくことが重要となります．補助具を使用する際は上肢を用いるため，上肢の運動学や各補助具の特徴を理解して，対象者が目的とする補助具を使用できるよう動作方法を学習します．

歩行動作と歩行補助具を学ぶにあたり，以下の項目をあらかじめ学習しておきましょう．

□ バイタルサインの測定方法を復習しておく．
□ 上肢の運動学を学習しておく．
□ 正常歩行を学習しておく．

講義を終えて確認すること

□ 補助具を用いた歩行の動作方法が理解できた．
□ 補助具を用いた段差昇降の動作方法が理解できた．
□ 歩行補助具の種類と特徴が理解できた．
□ 歩行補助具の調整方法が理解できた．
□ 歩行動作の指導における実施前の注意事項が理解できた．

講義

ここがポイント！
対象者に必要な歩行動作がどのレベルなのか，詳細に情報収集をする．

MEMO
歩行動作の評価
観察やハンドリングなどを実施しながら歩行の状態や特徴を評価する質的評価（定性評価）と10 m歩行テストやTimed Up and Go testなどの客観的な数値で評価する量的評価（定量評価）がある．基本的には両方の評価を実施する．

「できるADL」と「しているADL」
▶ Lecture 1 参照．

国際生活機能分類
(International Classification of Functioning, Disability and Health：ICF)

ADLの相互依存性と相対的独立性
▶ Lecture 1 参照．

気をつけよう！
平行棒の使用前には，固定部がロックされているのか確認する（図1）．

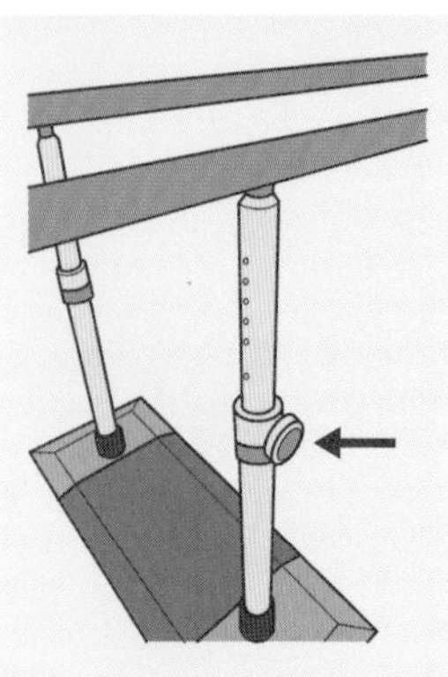

図1　平行棒の固定部
ロックされているか，必ず確認する．

1．総論：歩行動作と歩行補助具

1) ADLと歩行

ADLを行う際に必要となる歩行動作は単なる正常歩行ではなく，対象者に合わせた歩行であり，対象者の背景から自立レベルが決定される．屋内歩行のみを必要とする対象者と屋外歩行も必要とする対象者では，同じ歩行動作をしていても，歩行動作の自立レベルの基準が異なる．また，対象者によっては補助具などを使用することにより，生活範囲の拡大や活動性の向上が期待できる．

ADLを行う際には，歩行動作を行ったうえで，排泄動作や更衣動作などを行うため，安全かつ体力的にも余裕がある歩行動作が必要となる．

2) ADLと歩行補助具

歩行補助具は代償手段の一つであり，下肢の筋力や体性感覚などの機能が低下している場合でも，安全性を担保しながら歩行能力を向上させることが期待できる．補助具の使用は，代償的に使用してADLの向上を支援することや，治療の一環として用いられる場合が想定される．

誤った補助具の処方は，セラピストの目が届かない日常生活にて補助具が使用されないことによるリスクや再処方の必要性を生じさせる．そのため，日常生活で使用する補助具は「できるADL」に合わせるのではなく，「しているADL」に合わせて処方する．対象者の実際のADL場面を想定して，身体機能面や環境面，心理面などを考慮して選択する．

治療の一環として用いる場合には，対象者に十分に説明し，その補助具を使用した歩行が目標となるのかを明確にしておく．

3) 国際生活機能分類（ICF）からとらえた歩行動作

歩行動作に制限がある場合，「心身機能・身体構造」に不利益が生じているため，「活動」の一部である歩行が制限され，このことが「参加」にも制約をきたすと考えがちである．しかし，ICFの考え方では，「環境因子」や「個人因子」を含めた要素が相互に作用していると考えるため，「心身機能・身体構造」に起因する歩行動作の制限は，装具や歩行補助具の使用や環境の改善，介護者の存在などにより「活動」や「参加」の制限・制約を取り除くことが可能ととらえられている．

2．歩行動作の基本事項

1) 平行棒内歩行

平行棒の高さは，杖の高さの調整と同様に，直立立位で大転子の高さ，もしくは肘関節を約30度屈曲した姿勢になるように調整し固定する（**図1**）．荷重量の調整が必要な対象者は，両手もしくは片手支持で2つの体重計を用いて荷重量を確認する（**図2**）．両上肢もしくは片側上肢は，およそ患側の下肢と同じ程度に振り出し，横に並ぶように歩行する．

2) 歩行パターン

(1) 二本杖歩行（松葉杖）

- **小振り歩行**（**図3**）：両松葉杖を同時に振り出し，松葉杖を越えないように両下肢を同時に小さく振り出す．
- **大振り歩行**（**図4**）：両松葉杖を同時に振り出し，松葉杖を越えるように両下肢を同時に大きく振り出す．

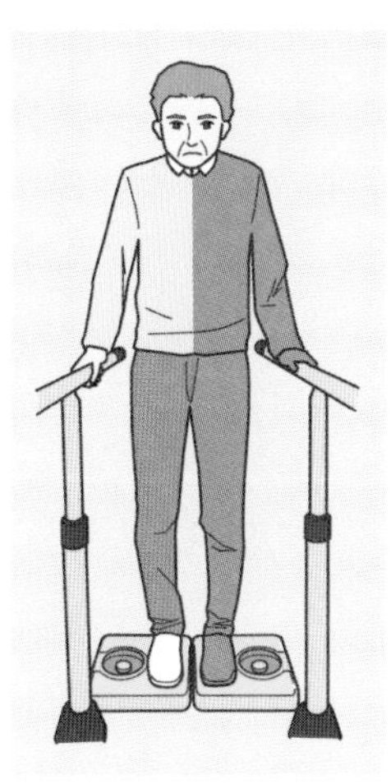

図２ 荷重量の確認
患側は赤くしている（図２〜14）.

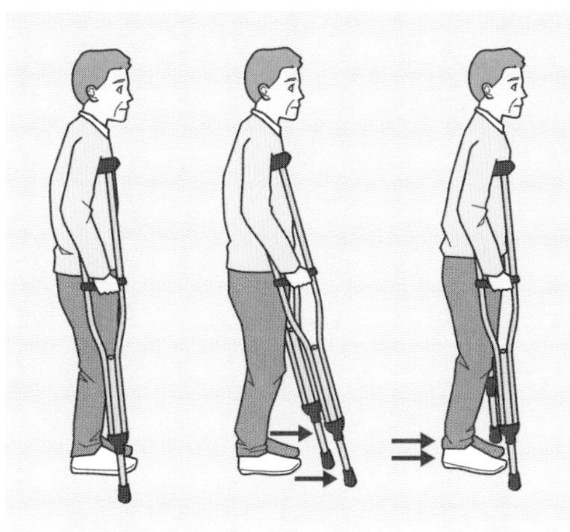

図３ 小振り歩行

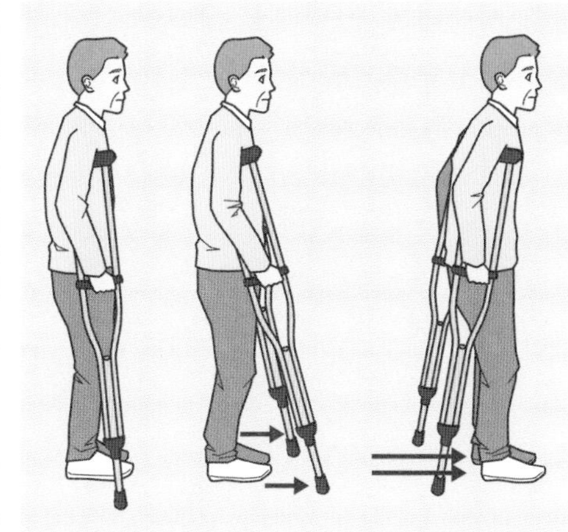

図４ 大振り歩行

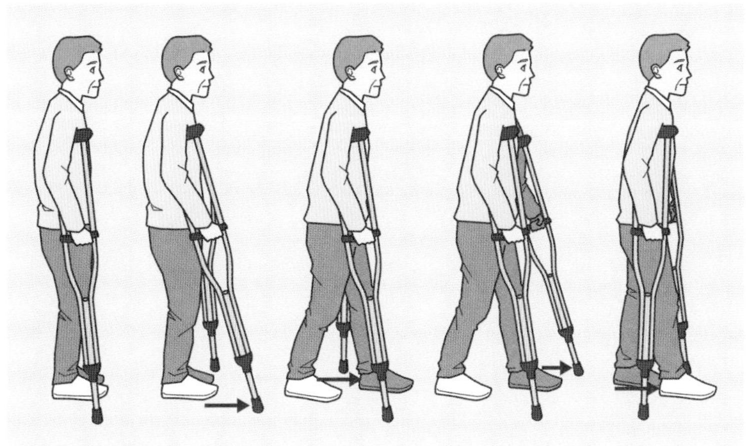

図５ ４点歩行

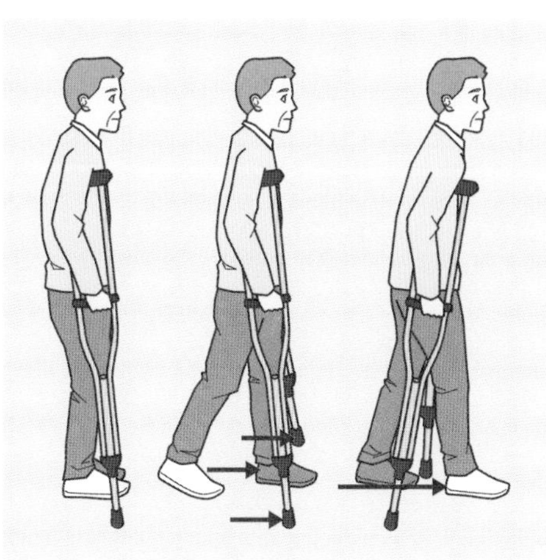

図６ ３点歩行

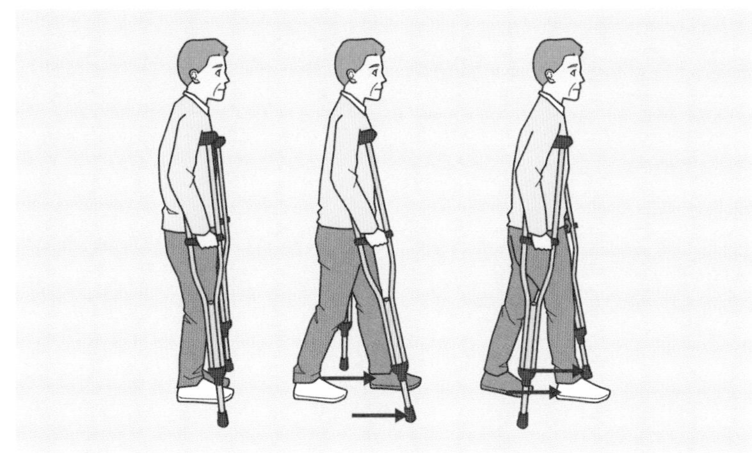

図７ ２点歩行

- ４点歩行（**図５**）：健側上肢（杖），患側下肢，患側上肢（杖），健側下肢の順に振り出す.
- ３点歩行（**図６**）：両上肢（杖）と患側下肢を同時に振り出して横に揃え，次に健側下肢がそれを越えるように振り出す.
- ２点歩行（**図７**）：患側下肢と健側上肢（杖）を同時に振り出し，次に健側下肢と患側上肢（杖）を同時に振り出す.

MEMO
歩行パターンは，対象者の状態に合わせて指導する. 例えば，３点歩行は荷重量の調整が行いやすく，荷重制限を有している対象者に適している. ４点歩行は支持基底面が広く，バランスが不良な対象者に適している.

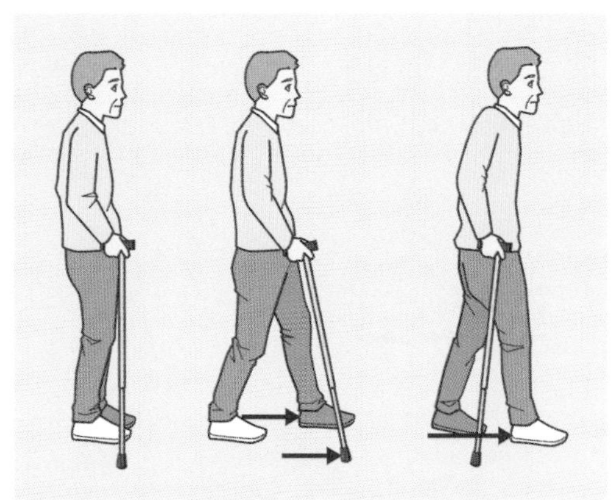

図８　２点１点交互支持歩行（二動作歩行）

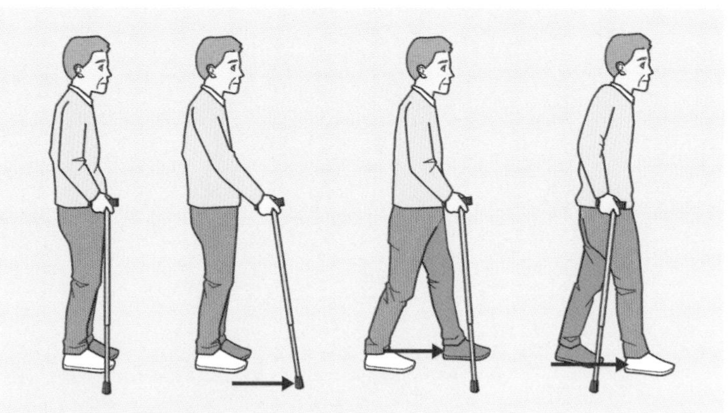

図９　常時２点支持歩行（三動作歩行）

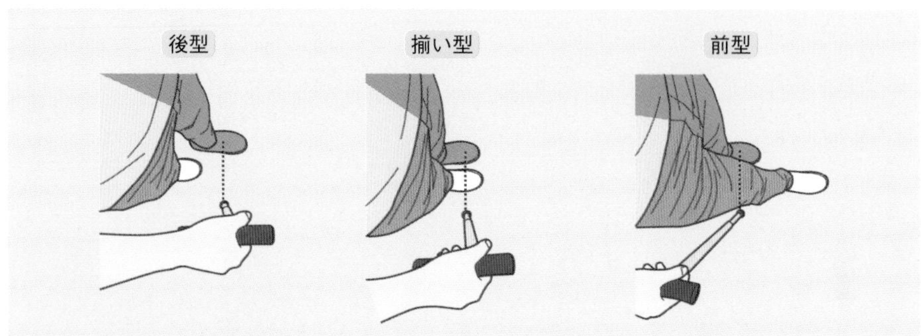

図 10　健側下肢の接地方法

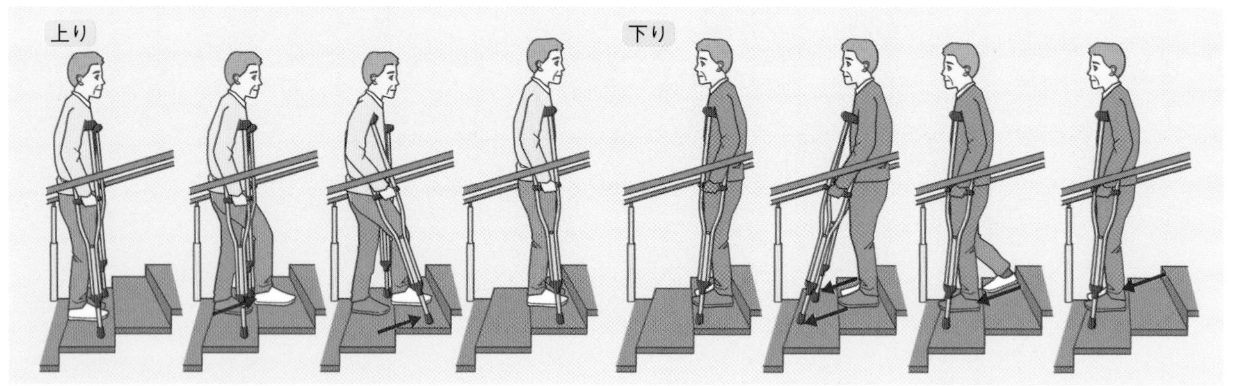

図 11　両杖による段差昇降（三動作歩行）

覚えよう！

杖歩行には二動作歩行と三動作歩行がある．

(2) 一本杖歩行

- 2点1点交互支持歩行（二動作歩行：図8）：健側上肢（杖）と患側下肢を同時に振り出し，次に健側下肢の順に振り出す．
- 常時2点支持歩行（三動作歩行：図9）：健側上肢（杖），患側下肢，健側下肢の順に振り出す．

　健側下肢の接地には，後型，揃い型，前型がある（図10）．

覚えよう！

上りは健側を初めに振り出し，健側を軸とする．下りは患側を初めに振り出し，健側を軸とする．

3) 段差昇降パターン

原則的に健側下肢を支持脚とするために，上りは健側下肢，下りは患側下肢から振り出す．

(1) 両杖による段差昇降

- 三動作歩行（図11）：上りは健側下肢から振り出し，健側上肢（杖），患側上肢（杖）と患側下肢の順に振り出す．下りは両上肢（杖）から振り出し，患側下肢，健側下肢の順に振り出す．

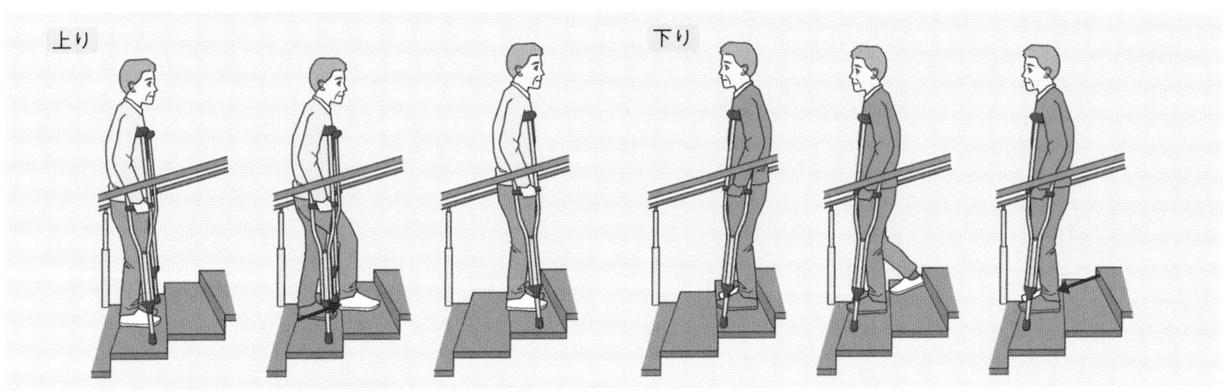

図 12　両杖による段差昇降（二動作歩行）

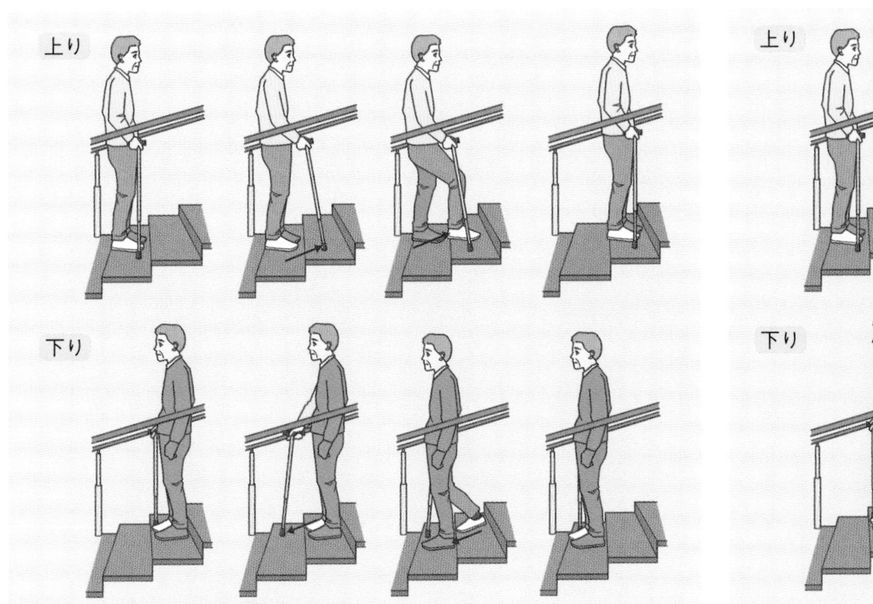

図 13　片杖による段差昇降（三動作歩行）

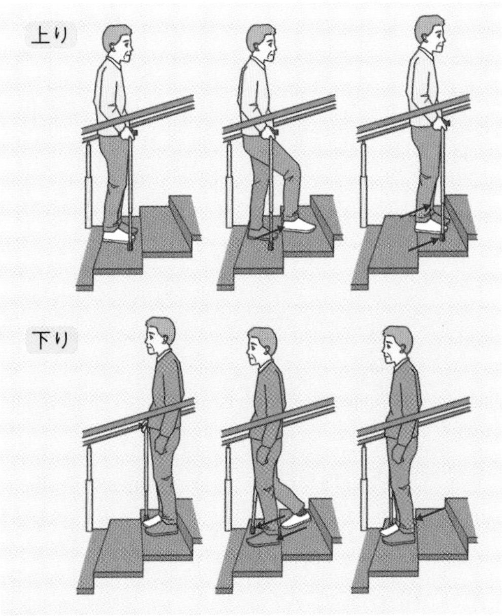

図 14　片杖による段差昇降（二動作歩行）

- **二動作歩行（図 12）**：上りは健側下肢から振り出し，両上肢（杖）と患側下肢を同時に同じ段差に振り出す．下りは両上肢（杖）と患側下肢を同時に振り出し，次に健側下肢を振り出す．

(2) 片杖による段差昇降

手すりがあれば，手すりの使用から開始すると安全に行える．

- **三動作歩行（図 13）**：上りは健側上肢（杖），健側下肢，患側下肢の順に振り出す．下りは健側上肢（杖），患側下肢，健側下肢の順に振り出す．
- **二動作歩行（図 14）**：上りは健側下肢を振り出し，次に健側上肢（杖）と患側下肢を同時に振り出す．下りは健側上肢（杖）と患側下肢を同時に振り出し，次に健側下肢を振り出す．

4) 坂道での歩行パターン

上りは健側下肢，健側上肢（杖），患側下肢，下りは患側下肢，健側上肢（杖），健側下肢の順に振り出す．

5) エスカレーターでの歩行パターン

エスカレーターはステップが動いているため，その動く速度に合わせることが必要となる．乗る際は健側下肢を初めに乗せる．降りる際も健側下肢から降りる．

気をつけよう！
下りの開始初期は，膝折れなどに注意が必要であり，揃い型で始める．

MEMO

両上肢で操作する車輪のない歩行補助具を「歩行器」とよび，フレームの下端に２個以上の車輪をもったものを「歩行車」とよぶ．なお，体重をかけるとロックする車輪は，車輪とみなさない．

気をつけよう！

自宅で使用する場合は，じゅうたんなどにより滑りやすくなることや，摩擦があり車輪が転がりにくくなることに注意する．

LECTURE 4

3. 歩行補助具の基本事項

1) 歩行器と歩行車

杖と比較して安定性が優れているため，バランス不良や協調性障害，下肢や体幹の筋力が低下した対象者において使用される．自宅でも使用可能だが，幅や奥行などのサイズ（大きさ）や重さにより，使用の可否が左右される．

(1) 歩行器

a. 固定型歩行器（図 15a）

平行棒のように安定して両上肢での荷重が可能である．立ち上がりを介助するものもある（**図 15a 下**）．歩行器を持ち上げて移動しなければならないため，上肢や体幹に一定の筋力が必要であり，持ち上げている最中は立位を保持しなければならない．

b. 交互型歩行器（図 15b）

固定型同様に，平行棒のように安定して両上肢での荷重が可能である．移動の際には**図 15b 下**のように左右交互に押し出しながら歩行器を動かすため，固定型と比べて歩行器を持ち上げる必要がない．一方，左右交互への押し出しや段差では持ち上げる必要がある．

(2) 二輪歩行車（図 15c）

前方脚に車輪，後方脚にストッパーが付いており，車輪を転がしながら移動できる．上肢での荷重によってストッパーが下がり（**図 15c 下**），歩行車が安定するため，

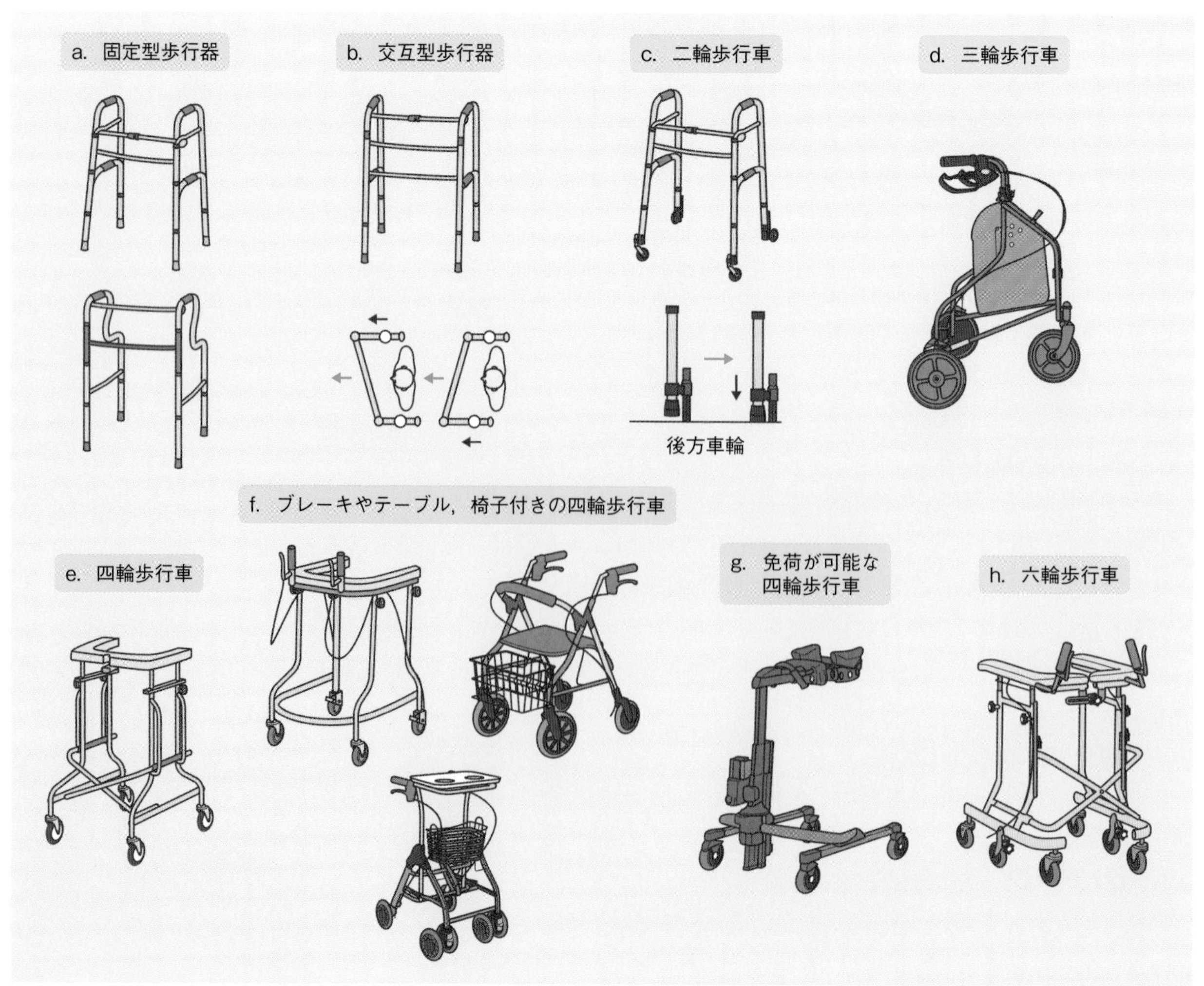

図 15　歩行器と歩行車の種類

両上肢での荷重が可能である．歩行速度の調整が容易で，上肢や体幹の筋力が弱くても使用できる．一方，段差などでひっかかりやすく，小回りがききにくいなどの欠点がある．

(3) 三輪歩行車（図 15d）

ブレーキなどが付いており，スピードが調整できる．椅子や物を入れるバッグが付いている歩行車もある．四輪よりは不安定であり，やや重量がある．

(4) 四輪歩行車

a．前腕支持（図 15e）

病院内で最も使用されている歩行車である．荷重を肘で支持して歩行が可能である．四輪のため安定性も高い．ブレーキがない点に，注意が必要である．

b．その他の四輪歩行車

ブレーキやテーブル，椅子が付いている四輪歩行車（**図 15f**）や，免荷が可能な四輪歩行車（**図 15g**）もある．

(5) 六輪歩行車（図 15h）

回転半径が小さいため，狭い場所でも小回りがきく．

2) 杖

免荷作用としての役割は軽度であるが，筋活動の軽減や安定性の増大，歩行効率の向上などの効果がある．調整式や折りたたみ式などがある．適応疾患は幅広く，対象者の特徴に合わせて選択する（**表 1**）．

(1) 単脚杖（図 18a）

T 字，C 字，L 字などがある．T 字杖が一般的で，示指と中指の間に支柱を挟んで握り手を握る．大きな免荷は期待できないが，バランス機能を補える．C 字杖は握りやすいが，荷重は杖がたわむため不向きである．L 字杖は，握り手を握ったとき支柱が邪魔にならず握りやすい．支柱がやや前方にあるため不安定であるが，それを補うためのオフセットが付いた杖もある．

(2) 多脚杖（図 18b）

多脚杖は，基本的に単脚杖に比べると荷重をかけても安定性が高く，疼痛や筋力低下，麻痺などで下肢への免荷を必要とする場合に適応となる．一方，平らな地面でなければ不安定となる点や重量があることが欠点である．

四点杖は，プッシュボタンで簡単に高さが調整でき，右用，左用への変更も可能である．安定性が高い杖としてサイドケインがあり，立ち上がり動作の補助具としても使用できるが，重量が重い．多脚杖にも多くの種類があり，椅子付きの杖もある．

3) クラッチ

杖は手掌のみで支えるのに対して，クラッチは手掌と肘，前腕，腋窩下で挟むなど複数部位で支えるため安定性がすぐれている．そのため，杖より免荷機能に優れてお

表 1　歩行補助具の種類と適応

歩行補助具の種類	適応と特徴（◎：強度　○：中等度　△：軽度）			介護保険の給付対象（貸与）
	荷重制限	バランス障害	上肢の筋力低下	
歩行器	◎	◎	◎	○
歩行車	△	◎	◎	○
単脚杖	△	△	△	×
多脚杖	△	△	○	○
松葉杖	◎	○	◎	○
ロフストランドクラッチ	○	○	○	○

MEMO

●シルバーカー（図 16）
歩行困難な人が使用する歩行補助具ではなく，歩行可能な人が運搬用に使用する補助車で，ショッピングバッグと休憩するための椅子が付属している．

●ロレーター（図 17）
荷物入れや背もたれ椅子などの機能を備えた四輪歩行車．折りたたみが可能なものもある（図 17b）．

LECTURE 4

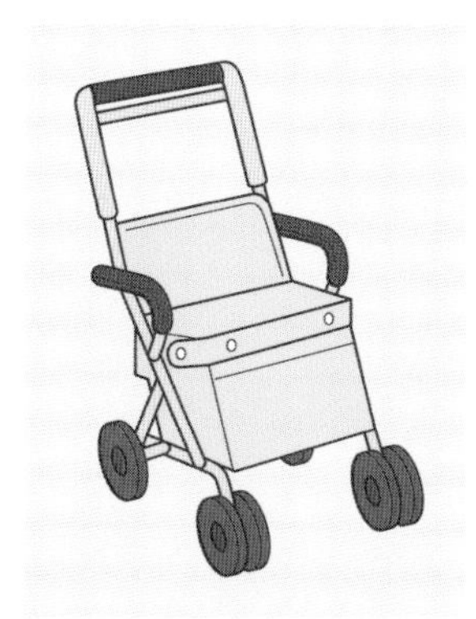

図 16　シルバーカー

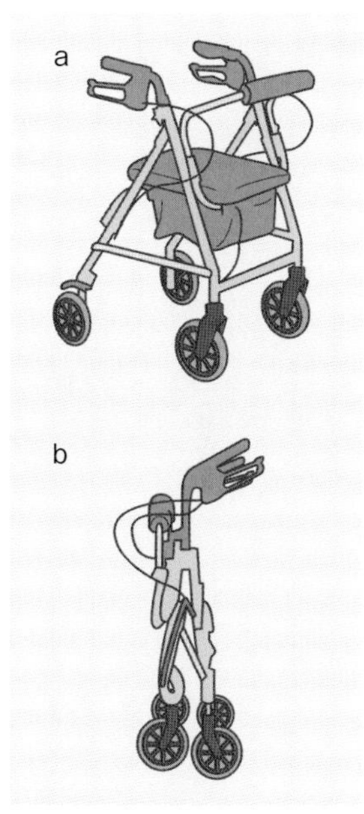

図 17　ロレーター

気をつけよう！
単脚杖は，介護保険の対象とならないため注意する．

MEMO

オフセットが付いた杖
オフセット（offset）は，埋め合わせ，補う，補正するなどを意味する．ここでは，握りや荷重が行いやすいように調整された杖のことをいう．

LECTURE 4

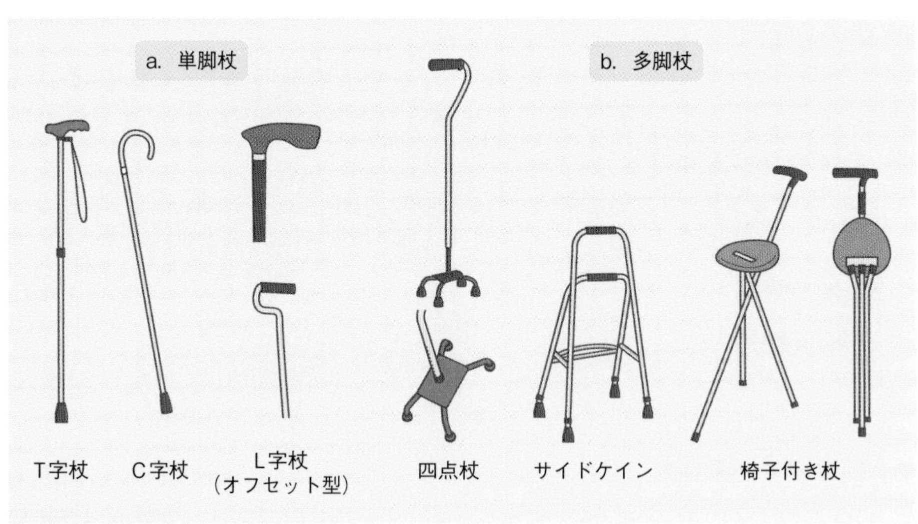

図 18　杖の種類

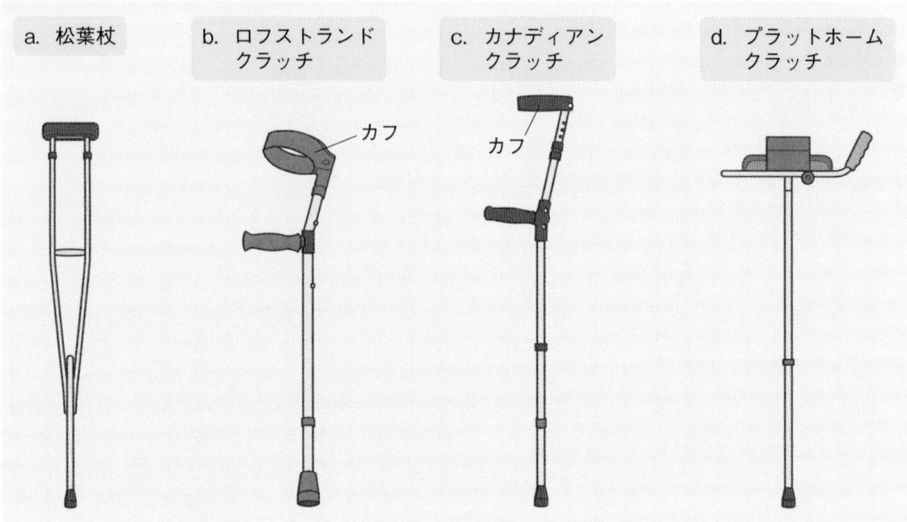

a. 松葉杖
b. ロフストランド クラッチ
c. カナディアン クラッチ
d. プラットホーム クラッチ
カフ
カフ

図 19　クラッチの種類

り，両松葉杖は完全免荷から部分荷重までコントロールできる．杖と同様に，筋活動の軽減や安定性の増大，歩行効率の向上などの効果がある．

(1) 松葉杖（図 19a）

松葉杖は体重支持の効果が大きく，骨折などで下肢の免荷期間を要する際によく用いられる．片脚切断などの場合は日常でも使用している．

(2) ロフストランドクラッチ（図 19b）

杖と比較して前腕部での荷重が可能なため，より安定性が高く，体重をのせやすい．手関節への負担を軽減できるため，上肢や握力が低下している場合に適応となる．

(3) カナディアンクラッチ（図 19c）

ロフストランドクラッチに類似しているが，カフの位置が上腕部にあるため，上腕三頭筋など上肢の筋力が低下している場合に適応となる．

(4) プラットホームクラッチ（図 19d）

肘関節を 90 度屈曲して前腕で体重をのせられるため，関節リウマチなどで手関節に負担がかけられない場合や手の変形が強かったり，握力が低下している場合に使用される．一方，体重を支える位置が他の杖より高くなり，杖の動きを肩で制御するため扱いが難しい．

ロフストランドクラッチ（Lofstrand crutch）

MEMO

杖先ゴム

吸着型，吸着可撓性（かとうせい）型，イボ型，輪状型などがある（図 20）[1]．滑り止めの杖先ゴムは，使用目的によって形状を使い分ける必要がある．安定性や安全性に直接影響するため，擦り減ったり，経年劣化（図 23 参照）で硬化していないか確認し，適宜交換する．

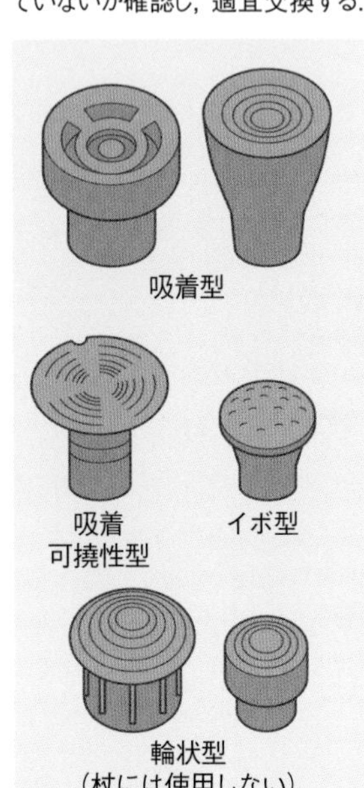

図 20　杖先ゴムの種類
（テクノエイド協会：先ゴム[1]をもとに作成）

4）杖の高さの調整と使用方法

杖の高さを調整するときは，杖先の位置を小趾の爪先より前 15 cm，外側 15 cm の位置に置き，大転子の高さ，もしくは肘関節を約 30 度屈曲した姿勢にする（**図 21a**）．一本杖の場合，基本的には健側で把持する．これは，患側へ荷重することを防ぎ，支持基底面を広げ（**図 22**），歩行中の患側下肢の振り出しと健側上肢の振り出しを一致させ，運動学的にも自然な歩行が可能になるためである．

松葉杖の高さの調整は，杖先の位置を小趾の爪先より前 15 cm，外側 15 cm の位置に置き，握り手が大転子の高さとなり，腋窩と松葉杖の間が 2～3 横指あくようにする（**図 21b**）．他に，身長から 41 cm 引いた長さや身長の 77％に設定する方法も一般的な調整方法である．

松葉杖は，腋窩で体重を支持すると圧迫性神経障害や血行障害を起こす可能性があるため，手掌で体重を支持するように指導する．手掌でグリップを押しながら肘関節を伸展させると，松葉杖が脇に挟まり安定する．脇での松葉杖の固定が緩いと，体重を支えた際に松葉杖が抜けてしまうので注意する．

覚えよう！
杖の高さの調整は，杖先の位置を小趾の爪先より前 15 cm，外側 15 cm の位置に置き，大転子の高さ，もしくは肘関節を約 30 度屈曲した姿勢とする．

覚えよう！
一本杖は健側で把持する．

覚えよう！
松葉杖の把持は，腋窩と松葉杖の間を 2～3 横指あける．

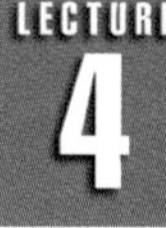

試してみよう
松葉杖を腋窩で支えて長時間歩行すると，疼痛を生じる．

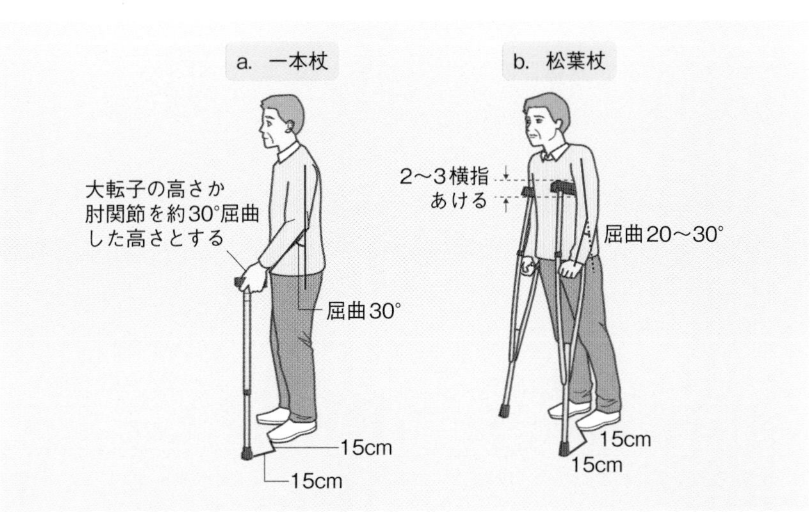

図 21　杖の調整方法

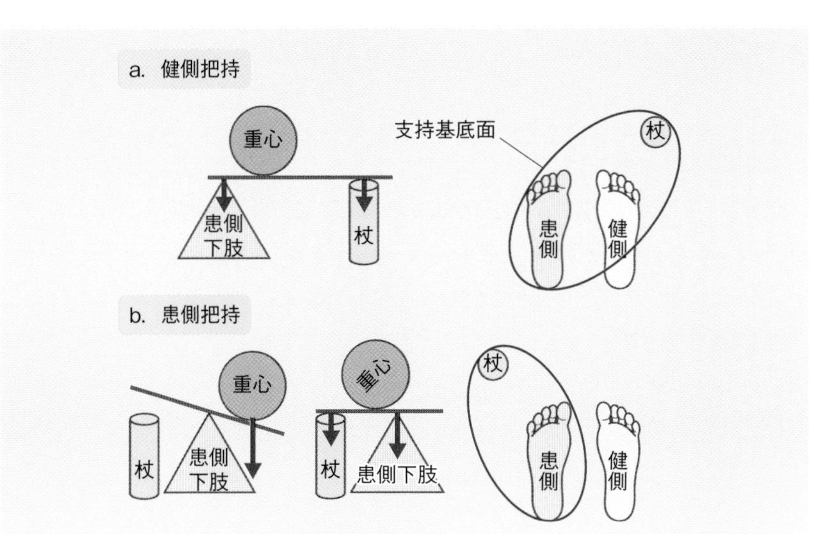

図 22　杖を健側で把持する理由（患側荷重）

a：健側で杖を把持すると，体重を杖と患側下肢で分散できることがわかる（左）．支持基底面も大きくなり安定性がよい（右）．

b：患側で杖を把持すると，重心を支持することができないため，患側へ傾き体重が患側下肢へ多く乗る（左）．支持基底面も小さくなり安定性が悪い（右）．

4. 評価における留意点

歩行評価は，大きく量的評価（定量評価）と質的評価（定性評価）に分類できる．量的評価には，10 m 歩行テストや Timed Up and Go test，6 分間歩行テストなどがあり，歩行全体の評価や歩行速度，ストライド，持久性などの評価が可能である．しかし，量的評価だけでは，なぜ歩容が悪いのか，速度が遅いのか，持久力がないのかなどの歩行障害の原因が明らかにならない．それ以外にも，関節可動域の制限や筋力の低下など，原因の考察が困難となる．そのため，質的評価も併せて実施する．質的評価には，歩行観察や動作解析などがあり，動作の一連の流れや順序を部位ごとに理解できるため，これらを総合的に評価する．

ADL の代表的な評価としては機能的自立度評価法（FIM）とバーセルインデックスがある．FIM の歩行評価は「移動」の項目に含まれ，移動可能な距離（15 m，50 m）で 1〜7 点に分けられ，その次に介助量により点数づけされる．バーセルインデックスは，15 点（自立），10 点（部分介助），5 点（車椅子使用），0 点（全介助）に分けられており，点数の判断が容易である．

機能的自立度評価法（functional independence measure：FIM）
▶ Lecture 2・図 4，表 2，3 参照．

バーセルインデックス（Barthel index：BI）
▶ Lecture 2・表 1 参照．

5. 障害・疾患における特徴

脳梗塞で右片麻痺により歩行が困難となった場合，通常は「心身機能・身体構造」として運動麻痺の治療を第一に考え，運動麻痺の改善がなされない限り，歩行能力の回復はできないと考える．しかし，運動麻痺に対する治療と並行して，歩行補助具の使用により実用的な歩行を可能にし，活動制限の解決を試みる．このような実践により，自宅復帰や復職が可能となることも多い．

人工膝関節全置換術では，手術の侵襲により大きく運動機能が低下する．この際に段階的に歩行器から杖などを使用することで，術後早期から ADL の向上が可能となる．入院生活を改善するだけでなく，歩行によって合併症（深部静脈血栓症や肺血栓塞栓症など）の予防になるため，非常に有意義なアプローチといえる．

MEMO
深部静脈血栓症（deep vein thrombosis：DVT）
下肢や骨盤などの深部の静脈内で血栓ができる病態のこと．

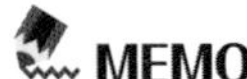
MEMO
肺血栓塞栓症（pulmonary thromboembolism：PTE）
血栓が肺動脈に流れ込んで閉塞する病態であり，肺動脈を閉塞するため，致死率が非常に高い．

6. 歩行動作への介入

1）バイタルサインの測定

歩行動作の指導が必要な対象者は，歩行動作が自立していない場合が多く，その対象者において歩行動作は，高い負荷であることが十分予想できる．そのため，リスク管理として，歩行指導の前後に必ず血圧と脈拍を測定する．

MEMO
バイタルサイン（vital sign；**生命徴候**）**の測定**
脈拍，呼吸，体温，血圧，意識レベルの測定を指す．

2）身体機能・能力の把握

特に歩行動作は，片脚支持の連続で構成されているため，両脚や片脚でのバランス能力を評価しておく必要がある．現状の身体機能や能力のみで歩行動作が困難と考えられる場合は，補助具の使用を考慮する．

3）補助具使用の可否

補助具を使用する場合は，手掌部の疼痛の有無や上肢の筋力，協調性を事前に評価しておき，補助具の使用が可能なのかを判断する（**表 2**）．

気をつけよう！
SpO_2（経皮的動脈血酸素飽和度）の測定方法
パルスオキシメータのプローブを指先や耳朶に当てることにより，侵襲なく簡易に測定できる．測定しているのは動脈血酸素飽和度と心拍数である．末梢で脈拍が測定できない場合や透過光が遮られている場合は，正確に測定できなくなるため，注意が必要である．

表 2　松葉杖歩行に必要な上肢の筋機能

補助具の使用場面	主な上肢の筋機能
体重支持	肩甲骨下制筋，肘関節伸筋，手関節背屈筋
松葉杖を脇で挟む	肩関節内転筋
松葉杖の操作	肩関節屈筋・伸筋，手指屈筋

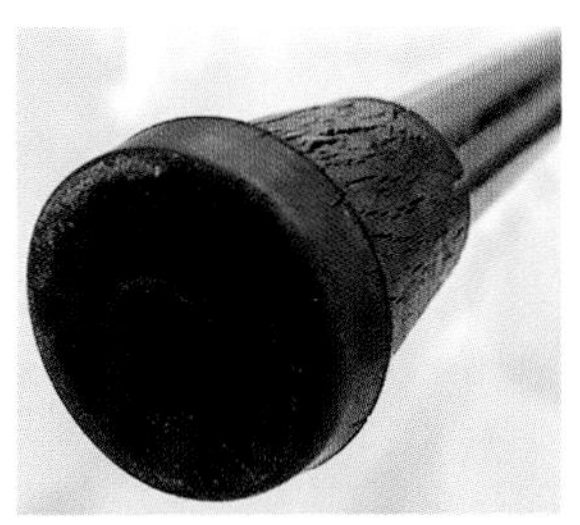

図 23　劣化したゴム
溝が少なくなっている杖先ゴムには注意が必要である．

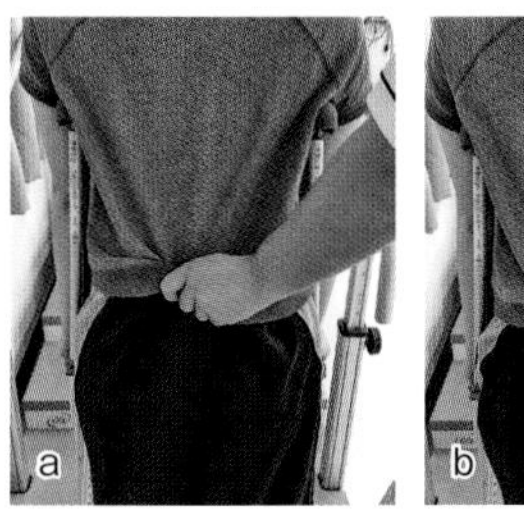

転倒に備えて，ズボンやベルトを把持しておく．

図 25　セラピストの把持の仕方
a：セラピストの力が入りにくく，転倒時に十分に支えきれない．
b：前腕回外位，手関節掌屈位にしておくことで転倒に対応しやすくなる．歩行動作の介助では，転倒が「起こるかもしれない」ではなく，「起こる」として対応する．

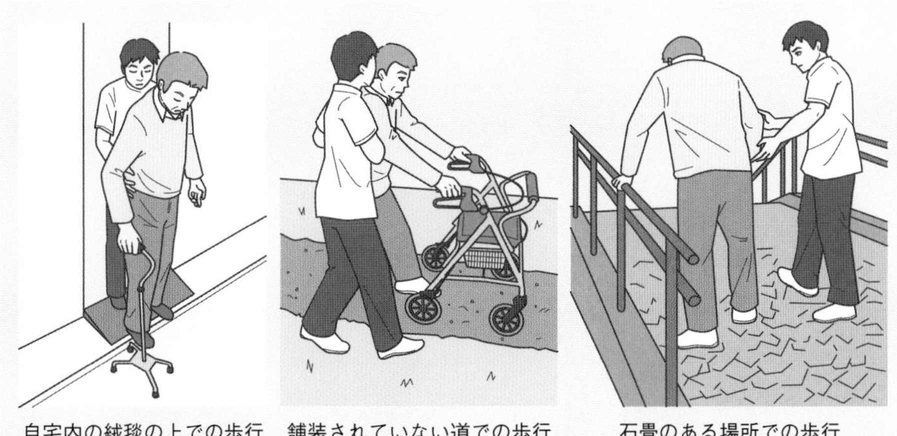

図 26　生活環境に合わせた歩行練習

4）補助具の点検

杖を使用している場合，杖や杖先のゴムが劣化したり擦り減ったりしていないか，日頃からチェックしておく（**図 23**）．

5）リスク管理

歩行指導には，転倒の可能性があるため，対象者はズボンを着用する．転倒の危険性が高い対象者には，歩行介助ベルト（**図 24**）などの使用も考慮する．セラピストは把持の方法にも注意する（**図 25**）．また，スリッパはできる限り避け，靴を履くように指導する．

6）環境整備

歩行動作を行う環境に危険がないか確認する．例えば，床面が濡れていないか，障害物を置いていないか，人通りが多くないかなどである．

7）日常生活のアセスメント

対象者の日常生活を考慮して，より安全かつ実用的な歩行動作練習を目指す．

■引用文献

1）テクノエイド協会：先ゴム．
http://www.techno-aids.or.jp/howto/120327.shtml

■参考文献

1）小嶋　功：車椅子と歩行補助具．石川　齊ほか編：図解理学療法技術ガイド．第 4 版．文光堂；2014．p.434-40.
2）坂口勇人：起居・移動動作③歩行動作．細田多穂監，河元岩男ほか編：シンプル理学療法学シリーズ 日常生活活動学テキスト．南江堂；2011．p.97-106.

MEMO
歩行介助ベルト
転倒が起きそうな場合でも，しっかり支えられるように作られている（図 24）．

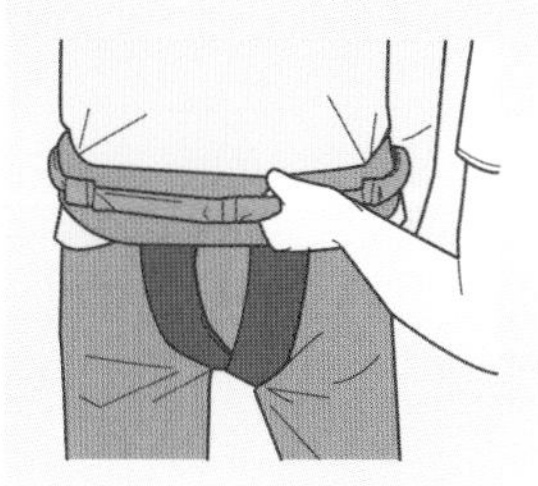

図 24　歩行介助ベルト

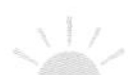

ここがポイント！
歩行のペースやリズムは対象者により異なるため，対象者に合わせて歩行練習を進めることが重要である．ペースやリズムが合わない場合は，転倒や疲労につながりやすい．

ここがポイント！
歩行練習を行う場合は，短い距離であっても中断してしまう場合を想定して，途中に椅子などを置いて休憩ができるように環境設定しておく．

MEMO
対象者の生活環境はさまざまであり，安定した歩行が獲得できれば対象者に合わせて実践的に進めていく（図 26）．

LECTURE 4

実習

1. 杖の性能の確認

実習目的

杖の特徴を確認する.

準備物品

水, 雑巾.

手順

①乾いた床で杖を直角や斜めについたときの滑りやすさを確認する（**図1a**）.

②床に水を少しまく.

③乾いた床と濡れている床での滑りやすさの違いを体験する（**図1b**）.

実習課題 1

- 乾いた床と濡れている床で杖が滑る角度を比較する.
- 杖先のゴムの特性を理解して, 杖歩行, 松葉杖歩行の指導方法を検討し, まとめる.

ここがポイント！
対象者の1日の生活を問診して, 危険な場面の有無を確認する.

ここがポイント！
杖先ゴムは床の状態に大きく依存することを体験する.

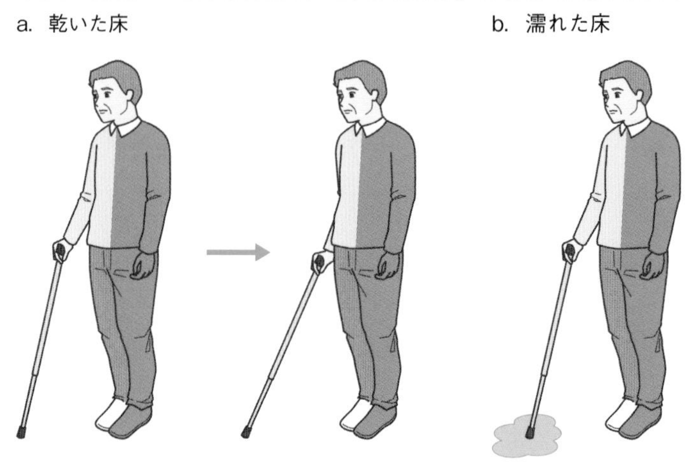

図1 乾いた床と濡れた床との比較
a：乾いた床では, 右図のように傾けると杖が滑ることがわかる.
b：濡れた床では, aのような杖の角度でも杖が滑ることを確認する.

2. 両松葉杖歩行の体験と介助方法

実習目的

両松葉杖歩行の手順を確認し, 臨床での指導方法やリスク管理について理解する.

準備物品

両松葉杖, 体重計2つ, 階段.

手順

1）完全免荷歩行

①2人1組（セラピスト役と対象者役）となり, 松葉杖の高さを調整する.

②完全免荷での平地歩行を行う.

③完全免荷での階段昇降を行う.

2）部分荷重歩行

①対象者役に1/3荷重を指導し, 平行棒内にて体重計で部分荷重を確認する.

②1/3荷重での平地歩行を行う.

③1/3荷重での階段昇降を行う.

気をつけよう！
階段昇降時に, 振り出す順を間違えると転倒の危険性が非常に高くなる. 例えば, 上りを両上肢（杖）から振り出すと後方へ転倒したり, 下りを下肢から振り出すと前方へ転倒したりするため, 注意する.

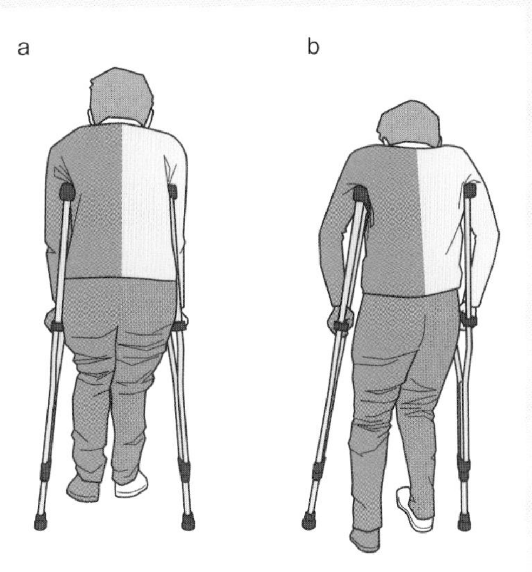

図２　松葉杖の固定
a：肘関節を伸展して松葉杖を脇でしっかり挟んでいるため，安定した荷重が可能である．
b：肘関節が屈曲して松葉杖を脇で挟んでいないため，荷重が不安定である．

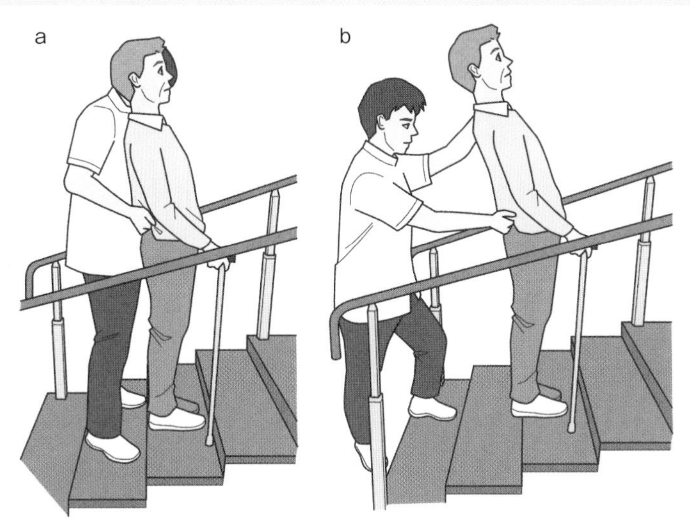

図３　階段昇降時の介助方法（上り）
a：セラピストが対象者に近づいていると転倒の際の介助が容易になる．
b：セラピストが対象者から離れていると介助は困難となる．

実習課題２

- 松葉杖を脇に挟む力が弱ければ，体重を支えている際に，松葉杖が不安定になることを体験する（**図２**）．
- 完全免荷での松葉杖歩行を体験し，臨床での応用（高齢者が可能かどうかなど）を検討し，まとめる．
- 歩行時や階段昇降時の際の介助方法を確認する
- 1/3 荷重の歩行を体験し，臨床での応用を検討し，まとめる．

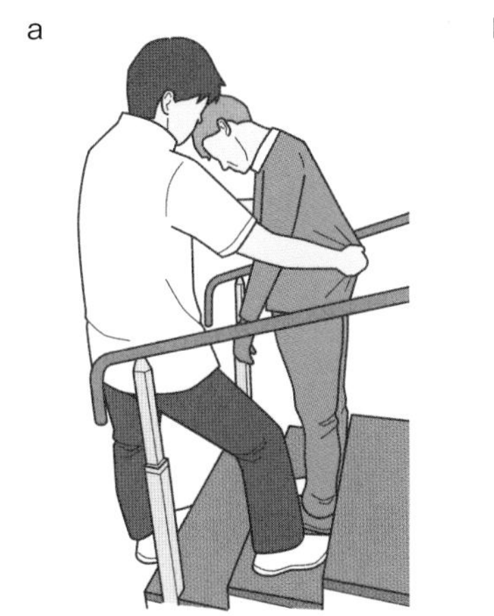

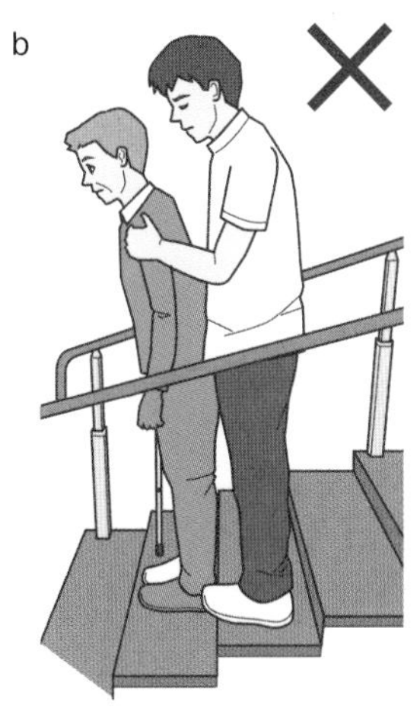

図４　階段昇降時の介助方法（下り）
a：セラピストは，対象者の患側に立ち，ズボンやベルトをしっかり把持し，対象者より下の段に足を下ろしておき，前方への転倒に備える．
b：セラピストが対象者の後方から介助していると，前方への転倒に対応できない．臨床では絶対にやってはならない．

3. T 字杖歩行の体験と介助方法

実習目的

T 字杖歩行の手順を確認し，臨床での指導方法やリスク管理について理解する．

準備物品

T 字杖，階段．

手順

①２人１組（セラピスト役と対象者役）となり，T 字杖の高さを調整する．
②平地歩行（常時２点支持歩行）を行う．
③平地歩行（２点１点交互支持歩行）を行う．
④階段昇降（三動作歩行）を行う．
⑤階段昇降（二動作歩行）を行う．

実習課題３

- 歩行や階段昇降時の有用な介助方法を確認する（**図３，４**）．
- T 字杖歩行を体験し，臨床での応用を検討し，まとめる．

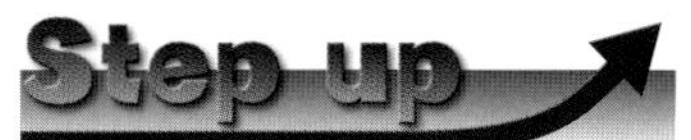

1．杖の調整と選択

基本的な杖の高さの調整方法は講義（**図 21 参照**）で説明したとおりであるが，臨床で実際に杖を処方する対象者は，さまざまな姿勢を呈している．杖の高さを大転子に合わせると，杖がつきにくくなる場合もある．そのため，一人ひとりに合わせて杖の高さを調整することが重要である．

同じ杖でもさまざまなオプションがある．多くの種類を知っていれば，さまざまな対象者に応用できるため，情報収集は重要である．

1）円背の場合

杖を大転子の高さに合わせて調整すると，肘関節の屈曲角度が大きくなる．この場合は杖の高さを低くして，対象者が杖をつきやすい高さに合わせる（図 1）．

2）杖のオプション

握力が弱い場合は，握り手の形になった杖なども販売されている．長時間の歩行で手掌に疼痛が生じる場合は，クッション性のある握り手を選択するとよい．通常の杖やクラッチでは不安定な場合は，杖先のゴムを変更することも一案となる（図 2）．

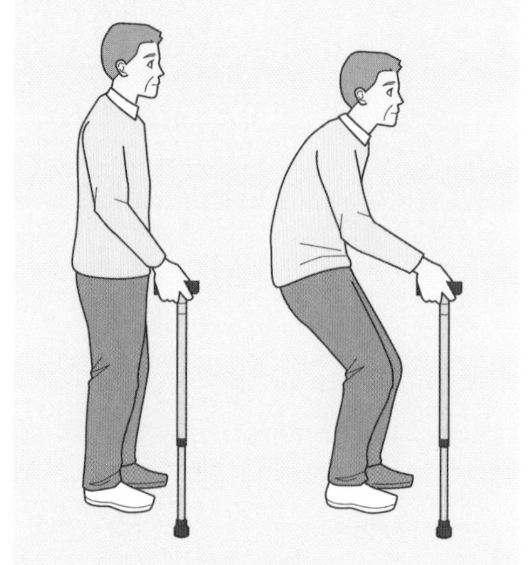

図 1　杖の調整（円背の場合）
杖が大転子の高さに合っていても，体幹が屈曲しているため，肘関節が大きく屈曲している．この姿勢では杖で十分に体重を支持できない（患側は赤色）．

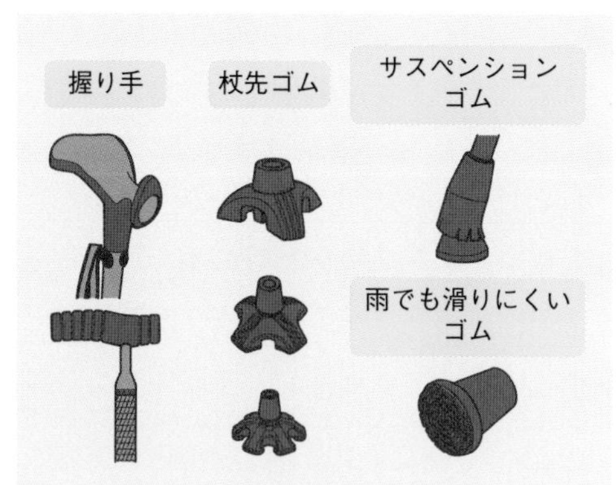

図 2　杖のグリップと杖先のゴム

2．ADL に応じた歩行動作

自宅内での歩行動作は，補助具を用いた歩行だけを考えればよいわけではない．部屋の広さや家具の配置により，伝い歩きのほうがより安定することもある．補助具の使用だけを考えるのではなく，さまざまな環境に合わせて調整することが重要である（図 3）．

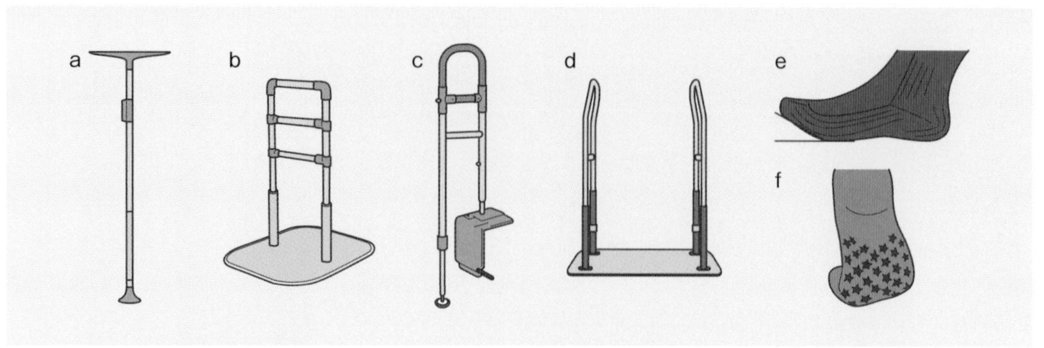

図 3　歩行動作を補助する道具
a：天井と床に突っ張り棒を立てることで，空間にも手すりが設置できる．
b〜d：室内環境に合わせて設置できる手すり．
e：爪先が床に引っかからないように，足趾の伸展を促す靴下．
f：靴下に自由に装着できる滑り止めゴム（液体ゴム）．

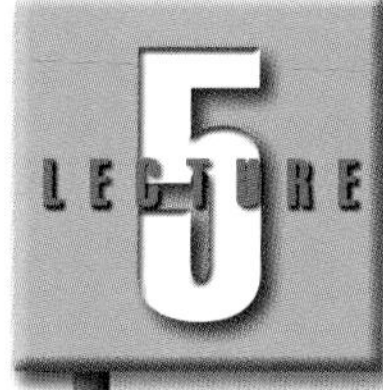

移動動作（車椅子移動）

到達目標

- 車椅子自走における屋内・屋外移動時の注意点を理解する.
- 車椅子利用者の公共交通機関の利用方法を指導することができる.
- 車椅子利用者の自動車の利用方法を指導することができる.
- 車椅子利用者の障害に配慮した適切な介助方法を理解する（実習）.
- 視覚障害者の移動時の介助方法と指導方法を理解する（実習）.

LECTURE 5

この講義を理解するために

この講義では，障害者の歩行能力の代償手段として最も利用される車椅子について，本人による操作と介助者による操作の基本を学びます．また，車椅子を用いて移動する空間や，移動する際に障壁となる坂道や段差などの特徴を理解し，車椅子を使って安全に移動するための操作方法を学習します．特に，利用者が安全に移動するための指導方法とともに介助者が安全に介助を行うための指導方法を身につけていきます．

障害者が地域生活において活動範囲を拡大するために重要となる公共交通機関の利用方法や，自動車運転に必要な知識も身につけます．視覚障害者の移動についても併せて学習します．

移動動作（車椅子移動）を学ぶにあたり，以下の項目をあらかじめ学習しておきましょう．

- □ 車椅子の各部の名称と機能を調べておく（Lecture 11 参照）.
- □ 脊髄損傷の損傷レベルと ADL のめやすを確認しておく.
- □ 身近な公共交通機関の障害者手帳で利用できる運賃割引制度について調べておく.
- □ 障害者や高齢者などへの配慮に関する案内用図記号（ピクトグラム；JIS Z8210）にはどのようなものがあるのかを確認しておく.

講義を終えて確認すること

- □ 障害特性に応じた適切な介助方法が理解できた.
- □ 車椅子自走における屋内・屋外移動時の注意点と指導方法が理解できた.
- □ 車椅子利用者の公共交通機関の利用方法における注意点を適切に指導することができた.
- □ 車椅子利用者の自動車の利用方法における指導の要点が理解できた.
- □ 視覚障害者の移動時の介助方法が理解できた.

1. 総論：移動動作（障害者の移動）

1) 移動動作をとりまく背景

歩行能力を補う補装具には，杖，下肢装具（義足含む），車椅子などがある．そのなかでも，車椅子は利用者の移動能力を大きく補う一方で，車輪を用いて座位姿勢のまま移動するなどの特性から，移動する場所の影響を大きく受ける．この講義では，自走用，介助用，さらには電動といったさまざまな車椅子を用いた移動について，適切な介助の方法と自らが操作する利用者への指導方法について学ぶ．

バリアフリー法に基づき公共施設や道路などの整備が進められているが，視覚障害者に重要な点字ブロックや歩道と車道の間に設けられた小さな段差は，車椅子利用者にとっては支障をきたす場合もある．このバリアフリー化の特徴を理解することで，障害者の安全な移動方法を学習することができる．本講義では，移動において重要な視覚的情報が制限される視覚障害者の移動についても併せて学ぶ．

2) 移動における幅員

補装具を用いて安全に移動を行うために，その幅員（ふくいん）は重要である．バリアフリー法で採用している主要寸法が，それぞれに定められている（**表 1**）[1,2]．車椅子の種類や性能，寸法を標準化したものに JIS 規格がある．その他，新しい移動手段として普及している三輪タイプや四輪タイプのハンドル形電動車椅子（シニアカーなど）も，バックミラーやライトが装備されていることから車両と認識されがちであるが，道路交通法では車椅子と同じ「歩行者」として扱われ，2018 年からは条件を満たしたハンドル形電動車椅子であれば鉄道の利用も可能となった．

MEMO
バリアフリー法
正式名称は「高齢者，障害者等の移動等の円滑化の促進に関する法律」．2006（平成 18）年施行．

MEMO
幅員
主に橋や道路の幅のことで，往来する場所や物の幅を表すことに用いられる．
▶巻末資料・図 3 参照．

JIS 規格（Japanese Industrial Standards；日本工業規格）
▶巻末資料・図 4 参照．

調べてみよう
鉄道利用可能なハンドル形電動車椅子
2018（平成 30）年から，電動車椅子の車両サイズの他，回転性能として，「幅 0.9 m の直角路を 5 回まで切り返して曲がれること」「幅 1.0 m の直角路を切り返しなしで曲がれること」「1.8 m 未満の幅で 180 度の回転ができること」，これらの条件を満たす場合は，星数表示シールの「回転性能」欄が星印 3 つ（JIS 認定取得のハンドル形電動車椅子），回転性能表示シールの「回転性能」欄の丸印 3 つ（JIS 認定未取得のハンドル形電動車椅子）となる．

表 1 バリアフリー法などによる補装具の基本的な寸法

意味	寸法
車椅子の寸法	
● 車椅子の幅	70 cm
● 車椅子の全長	120 cm
車椅子利用者の必要寸法	
● 通過に必要な最低幅	80 cm
● 余裕のある通過に必要な最低幅 ● 電動車椅子で重度障害者や操作ボックスを考慮した必要な最低幅 ● 車椅子の通行に必要な幅	90 cm
● 車椅子と人のすれ違いの最低幅	135 cm
● 車椅子が 180 度回転できる最低寸法 ●（市販車椅子が 180 度回転できる必要寸法として幅 140 cm，長さ 170 cm の空間が必要） ● 杖使用者が円滑に上下できる階段幅の寸法	140 cm
● 車椅子の回転に必要な広さ（360 度回転できる最低寸法） ● 人と車椅子利用者がすれ違える寸法	150 cm
● 車椅子と車椅子のすれ違いの最低幅 ● 電動車椅子の回転に必要な広さ（360 度回転できる最低寸法）	180 cm
杖使用者の必要寸法	
● 杖を片手で使用した際の歩行時の幅	70～90 cm
● 松葉杖使用者が円滑に通行できる幅	120 cm

（国土交通省：高齢者，障害者等の円滑な移動等に配慮した建築設計標準〈平成 28 年度改訂版〉．第 2 部第 4 章基本寸法等．2016[1]，国土交通省総合政策局安心生活政策課：公共交通機関の旅客施設に関する移動等円滑化整備ガイドライン〈バリアフリー整備ガイドライン 旅客施設編〉．2018[2] をもとに作成）

3) 国際生活機能分類（ICF）からとらえた移動動作

移動動作は，「心身機能・身体構造」に障害や制限が生じた際にも，「参加」を可能とするための「活動」の重要な要素となる．また，「活動」は，「環境因子」の一つであるさまざまなサービスや制度，政策とも深く関係している．安全で効率的な移動方法の獲得は，その人らしい生活という目的を果たすために欠かせないものである．単に安全に移動するという行為だけでなく，移動そのものが社会のなかで保障されていることが重要である．

国際生活機能分類（International Classification of Functioning, Disability and Health：ICF）

2. 移動動作（車椅子移動）の基本事項

1) 自走

自走式の車椅子駆動は，上肢でのハンドリム操作による駆動と，下肢による駆動に分けることができる．

(1) 両手による駆動

- ハンドリムの後方部分を両手で握り，前方に押し出す．このときに体幹を前方に傾け，ハンドリムに体重をかけることで駆動力が増す．
- 両手を再び後方部分へ戻し，ハンドリムを前方に押し出す動作の繰り返しで車椅子を駆動する．
- 方向を変えるには，曲がりたい方向と反対側のハンドリムを強く押す方法や，曲がりたい方向のハンドリムに手でブレーキをかける方法で行う．
- 坂を上るときは，できるだけ体幹を前方へ傾け，ハンドリムを最後まで押し込むようにして上る．坂を下るときは，ハンドリムを押さえながらゆっくりと後ろ向きで下ることを基本とする．ただし，座位バランス能力によっては，ハンドリムでブレーキをかけながら前向きで下りる場合もある（**図1**）．
- 段差昇降は，利用者が自ら前輪（キャスター）上げができない場合は，一人での段差昇降は行わないことを基本とする．前輪上げができる場合は，上る段差は前向きに，下る段差は後ろ向きで行う（Step up 参照）．
- 前輪上げは，ハンドリムを強く前方に押し出しながら，同時に重心を後方へ傾けることで前輪を持ち上げる．前輪が上がりすぎてそのまま後方に転倒しないようにハンドリムを後方に引き込むように制動をかけ，前輪が上がった状態でバランスをとり静止する．
- 不整地などで前輪がはまり込みそうな場合も，前輪上げの状態のまま前進する能力が必要となる．

(2) 両足による駆動

- 上肢に障害のある場合は，自走用車椅子で両脚を交互に振り出して駆動を行う場合もある．
- この場合，座位のまま一側の足部を前方に振り出し，接地した踵を地面に押し付け引き込むように力を入れ，足底から爪先へと順次接地させるよう地面を蹴って車椅子を推進させる．
- 推進力は両手による駆動よりも低く，上り坂（スロープ）では後進にて地面を前方へ蹴り出すようにして駆動する．

(3) 片手片足による駆動

- 脳血管疾患などによる片麻痺患者において，健側の上下肢による車椅子駆動を行う．
- 片方のハンドリムのみの駆動では患側へ曲がるので，健側の足で踵から接地して爪先で地面を蹴るように調整しながら駆動することで直進する．
- 両足による駆動と同様に，駆動力が低いために上り坂（スロープ）では，後進にて

MEMO

ハンドリム

自走用車椅子で駆動輪（後輪）の外側に付いているリング．手でこぐときに使用する．車椅子の構造はLecture 11・図10 参照．

ここがポイント！

車椅子操作に慣れていない場合は，手の部分が前後に移動する運動となるが，速い速度でこぐためには，押し出した両手が再びハンドリムの次のこぎ出し位置まで円運動になるように心がける．

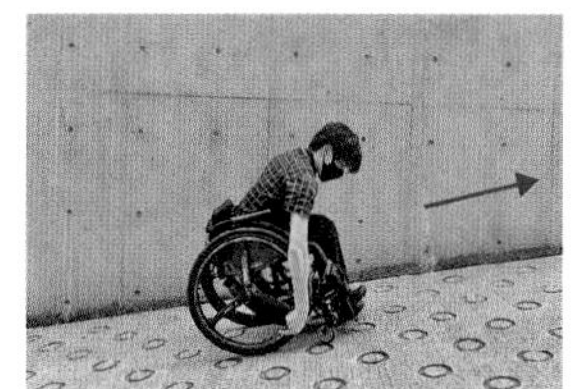

坂を上るとき

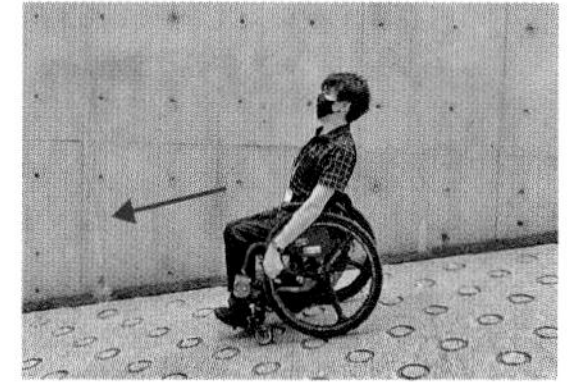

坂を下るとき（前向き）

図1　自走車椅子の操作方法

試してみよう

両足による駆動では，シート前座高（座面高）を低くすることで踵が着きやすくなり操作がしやすくなる．また，体を前傾させて操作する．背中がバックレストにもたれかかると，徐々に座面からずり落ちた姿勢になるので注意が必要である．

ここがポイント！

片手片足で360度回転する際に必要な幅は200 cmである．片麻痺患者で半側空間無視などの高次脳機能障害を有する場合，健側の片手片足での操作が難しい場合がある．

気をつけよう！

移乗の際の注意点

利用者が車椅子へ移乗する前に，介助者は車椅子が十分に広げられ，ブレーキがかかった状態でフットサポートが跳ね上げられているか確認する．また，車椅子から移乗する際に，ブレーキの確認とともにフットサポートが跳ね上げられており，利用者の足が地面に着いていることを確認してから移乗開始の声をかける．

気をつけよう！

車椅子利用者と介助者の視線の距離と高さの違い

車椅子利用者は，フットサポート上にある足部の先端が見えにくく車椅子前方に死角がある（図2）．また，介助者に比べて足部を含めると約1m前方に位置しているため，障害物や壁などが目の前や足先に迫るように感じたり，横断歩道の前で信号待ちをする際に自動車がすぐ近くを通るように感じる．視線の高さも1.1m程度と低いため，人混みの中では周囲の人の持つバッグが気になることや，周囲の人と視線が合わない高さにいることで，自分自身の位置を相手がどれだけ認識しているかについて不安を感じやすい．

MEMO

インチ（inch）

車輪や画面の大きさに用いられることが多いヤード-ポンド法における長さの単位で，1インチは2.54cm.

覚えよう！

勾配 1/5

高さ1をその高さの5倍の距離で解消する坂道（傾斜）を表す（図4）.

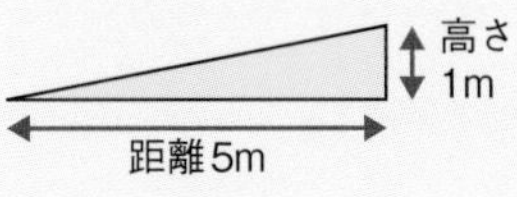

図4　勾配 1/5

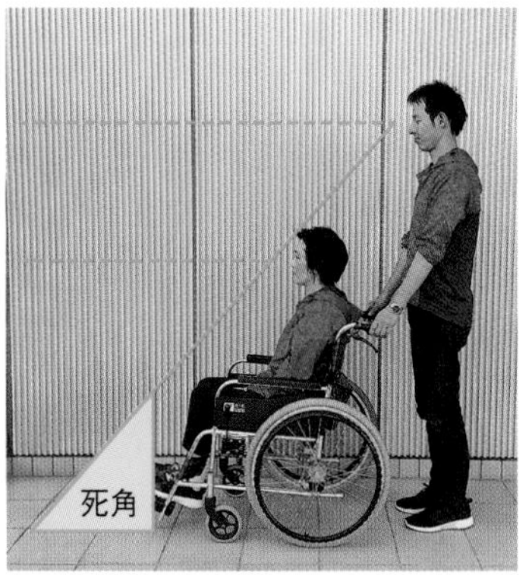

図2　車椅子利用者と介助者の視線の違いと死角

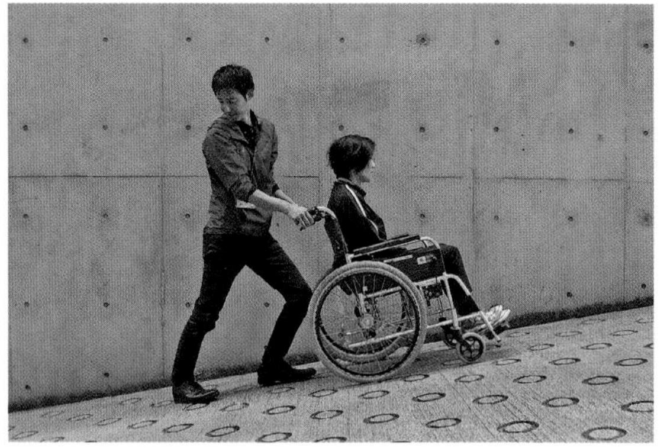

図3　勾配の強い下り坂の移動

地面を前方へ蹴り出すようにして駆動する場合がある．

2) 介助方法

車椅子の移動介助の際に，発進や停止，その他すべての操作を行う前に利用者に声をかけてから行う．利用者は急に車椅子が動くと不安を感じるので，介助者は一つ一つの動作を行う前に利用者に声をかけて次に起こる状況をあらかじめ伝える．また，停車中は必ずブレーキをかける．その他，段差や階段などで車椅子を持ち上げて運ぶ際には，事前に利用者に了解をとり，実施後には不安や体調変化を確認する．

車椅子は介助用（標準型）車椅子を使用する他，手押しハンドルの付いた自走用（標準型）車椅子を利用することも多い．介助方法に大きな差異はないが，後輪が自走用は20～24インチであるのに対して介助用は12～18インチと小さいため小回りが効き，ハンドリムがないため幅が狭く屋内での取り回しにすぐれ，軽量で持ち運ぶ際に便利である．一方，安定性がやや劣るため，移乗の際や不整地走行の際には注意を要する．介助用（標準型）車椅子には自転車のブレーキのような介助者用ブレーキが付いているが，自走用（標準型）車椅子にも介助者用ブレーキが付いているものもある．この介助者用ブレーキは，両方同時に握って操作する．

(1) 平地

平地では，介助者は左右の手押し用ハンドルをしっかりと握った状態で進行方向に押したり引いたりしながら動かす．

(2) 坂道，スロープ

坂道を上るときには前進で上り，下り坂は後ろ向きで下りることを基本とする．勾配の強い場所では，介助者は脇を閉めてハンドルをしっかりと握り，後ろ側になる脚に力が入りやすいよう歩幅を大きくとる（**図3**）.

スロープの勾配は，バリアフリー法によって定められている．十分に整備されたスロープにおいては，前向きで安全に下ることができる．ただし，屋内にある既存の段差解消にミニスロープが設置されるが，高さに応じて勾配可能限度が設定されている（**表2**）．12cmの段差のスロープは勾配1/5となり，12cmの高さを60cmの距離で解消する構造で，その斜面の角度は11.3度となり相当な急坂となる．このようなミニスロープは，わずかな距離でも後ろ向きで下りることが適当である．

表2　スロープの勾配可能限度

高低差	勾配の限度（角度）
75cm	1/10（5.7度）
50cm	1/9（6.3度）
35cm	1/8（7.1度）
25cm	1/7（8.1度）
20cm	1/6（9.5度）
12cm	1/5（11.3度）
8cm	1/4（14.0度）
6cm	1/3（18.4度）

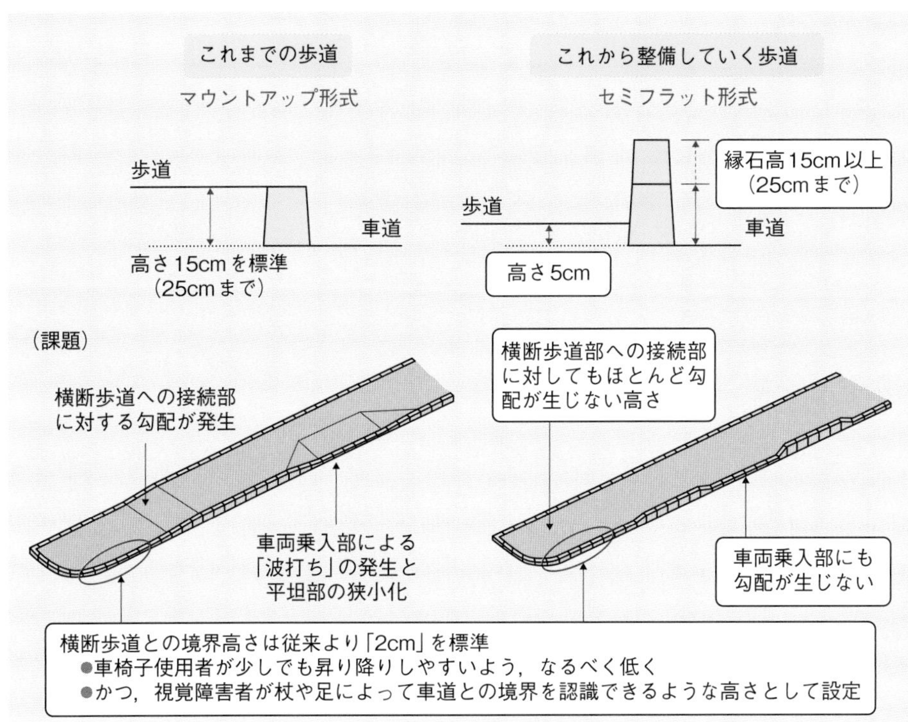

図5　従来の歩道の課題と新たに整備される歩道の構造
（国土交通省：歩道の一般的構造に関する基準等について．国都街第60号．2005[3]）

3) 屋外での移動

(1) 道路および歩道

車椅子を用いて屋外を移動する際には歩道を利用する．歩道には構造的特徴として，車道よりも高くしたマウントアップ形式とセミフラット形式がある（**図5**）[3]．

車道より高く設定されたマウントアップ形式の歩道には，車両の出入り口用のスロープ（歩道すりつけ部）がついているので，車椅子が傾斜の下のほうへ進んでしまう「片流れ」が起きやすいため，下側のハンドルをやや強く押すなどの工夫が必要となる．また，車道より歩道が高くなっているため，横断歩道や交差点に接する部分に下り勾配が設けられている点にも注意する．加えて，歩道には視覚障害者が歩道と車道とを区別できるように，横断歩道の接続部に高さ2cmの段差が設けられているが，この高さでも車椅子走行に大きな影響を与える．

(2) 段差昇降

ティッピングレバーを用いて前輪を持ち上げる操作で段差昇降を行うが，車椅子を介助して乗り越えることができる段差は20cmが限界とされる．介助者が高齢であれば負荷が大きく，一般的には15cmまでを目安とする．

(3) 溝越え

溝を越えるときは，溝の手前で車椅子の前輪を上げ，そのまま前進させて前輪を溝の向こう側へ下ろし，後輪をわずかに持ち上げるようにして前進し，後輪を溝の向こうへ下ろす．ただし，前輪部の位置を介助者が把握しにくいことから溝越えは難しい操作となる．一般的な外出用車椅子の前輪サイズ（7～8インチ）以上の溝は，介助者が一人の場合は実施しないほうがよい．

(4) 不整地

舗装された路面からそのまま不整地に進入すると前輪が引っかかり，利用者が前方へ投げ出される危険性がある．未舗装の道路や路面の凹凸に前輪が引っかかる危険性のある不整地などでは，いったん停止して前輪を持ち上げ，後輪だけが接地した状態

覚えよう！

坂道（スロープ）の勾配
バリアフリー法で定められた勾配は，屋内1/12以下，屋外1/15以下である．ただし，高さが16cm以下の場合は1/8以下でよい．
バリアフリー整備ガイドラインでは，屋外の傾斜路（スロープ）の勾配は1/20以下と定められている．
▶巻末資料・図5参照．

MEMO

バリアフリー整備ガイドライン
バリアフリー法に基づいて2006（平成18）年に施行された「移動等円滑化のために必要な旅客施設又は車両等の構造及び設備に関する基準を定める省令」を，2017（平成29）年度に改正したガイドライン．正式名称は「公共交通機関の旅客施設に関する移動等円滑化整備ガイドライン」．

調べてみよう

歩道の一般的構造に関する基準の見直し
2005（平成17）年から，従来のマウントアップ形式からセミフラット形式へと整備が進められている．マウントアップ形式では，高さ15cm標準（25cmまで）で横断歩道への接続部や車両乗入部を設けるために勾配や波打ちが生じるという課題がある．セミフラット形式では，高さ5cmとする代わりに車道と歩道を区分するための高さ15cm以上（25cmまで）の縁石が設けられている．

MEMO

国民生活センターの調査[4]において，高齢者では車椅子で2cm以上の段差を自力で乗り越えられないこと，また走行中に2cm程度の段差でも前輪が引っかかり利用者が前方に投げ出される危険性があることを指摘している．

MEMO

ティッピングレバー
段差などで介助者が前輪を上げるときに足をかけて踏み込むためのレバー．
▶ Lecture 11・図12参照．

LECTURE 5

のまま進む.

(5) 階段昇降

エレベーターや段差昇降機の設置されていない階段では，複数の人で車椅子を持ち上げて昇降する．利用者および介助者の安全対策として，4人1組で車椅子を持ち上げることを基本とする．利用者に恐怖感を与えないように，昇降ともに利用者が階段の上を向いた状態にする（**図6**）．介助者は，周囲へ応援を要請し，安全に階段を昇降するためのリーダー役を務める．

(6) 踏切

鉄道の踏切も，車椅子で屋外を移動する際に気をつけなければならない場所の一つである．踏切にはフランジウェイとよばれる溝があり，その溝に車椅子の車輪がはまり込む危険性がある．さらに，踏切が線路の曲線部に設置されている場合は，列車が安定して通過できるように外側の線路を高くしてあるため，溝と段差が複合した，特に注意を要する箇所といえる．

踏切を横断する際には，前輪がはまり込まないように線路に対して直角に進入することを基本とする．前輪がフランジウェイにはまり込むと，利用者が前に放り出される危険性があり，また自力での脱出は困難なため，きわめて危険な状態となる．介助にて横断する場合は，不整地走行と同様に前輪を上げた状態で通過する方法も有効である．

径の小さな前輪がフランジウェイにはまらないように，後ろ向きに走行して通過する方法もある．しかし，後ろ向きの走行は速度が遅く通過に時間がかかるため，警報機が鳴り出してからでは渡り切れない可能性があるので十分に注意する．

(7) エレベーター

エレベーターを利用する際は，先に乗っている人が圧迫感を感じないように後ろ向きで乗り込み前向きで下りることを基本にする．カゴとよばれる上昇・下降する箱の大きさによって，後ろ向きで入ると操作盤が操作しにくい場合がある．その場合は前向きで乗り込み後ろ向きで下りる．いずれの場合もカゴ内での方向転換は行わない．

(8) エスカレーター

車椅子でのエスカレーター利用は危険を伴うため，基本的には行わない．ただし，一部に三枚分の踏板が水平になったまま車椅子を安全に昇降させることができるバリアフリー対応型のエスカレーターがある（**図7**）[5]．この場合には，手動操作が必要となるので係員の指示に従って利用する．

やむを得ずエスカレーターを利用する際は，上り下りともに車椅子が上を向く方向で乗り込み，段差昇降の要領で前輪が上の段上にあり後輪を段差の角に押し当てた状態を維持し，乗降時には躊躇せず乗り下りする．この間ブレーキはかけてはいけない．建物の管理者に他の乗降者の制限などの応援を要請するほうがよい．

3. 公共交通機関の利用

1) 鉄道の利用

鉄道各社の駅は，バリアフリー整備ガイドラインに沿ってバリアフリー化が進められているが，車椅子利用の場合には駅係員に事前に申し出ることを案内している鉄道会社もある．利用の予定がわかれば，円滑な移動のために駅および鉄道会社に連絡する．

2) 駅構内を移動する際の注意点

- 駅構内における移動は，速度を抑え，歩行者との接触を避けるように気をつける．駅構内では急に立ち止まる歩行者も多く，死角となりやすいフットサポートが歩行者の下腿部に接触する事故の危険性もあるため，十分な距離を保つように心がける．電動車椅子の場合も低速（2 km/時以下）で走行する．

気をつけよう！

段差昇降時の注意点

段差や溝を車椅子で越えるときは，必ず段差や溝に対して車椅子が直角に向くようにアプローチする．車椅子の左右の車輪は，左右いずれかの高さが異なると車椅子のバランスが崩れるためである．

車椅子に後方への転倒防止バーが装備されている場合は，前輪を持ち上げる前に解除しておく．段差昇降を終えたら忘れずに転倒防止バーを元に戻す．

気をつけよう！

車椅子には収納性や乗降性を高めるために可動部や脱着できる箇所がある．車椅子を持ち上げる場合は，その部分がしっかりと止まっているか確認する．

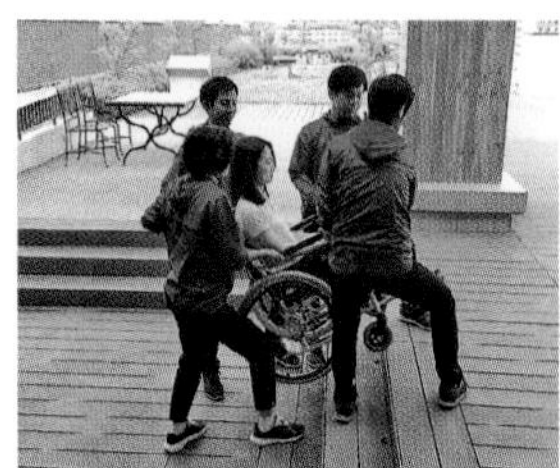

図6 介助による階段昇降

MEMO

フランジウェイ（flangeway）

鉄道車輪には脱線防止のためレールの内側に入り込むように車輪の外周にフランジという部分があり，踏切にはこれが通過するための7～8 cm の隙間が設けられている．

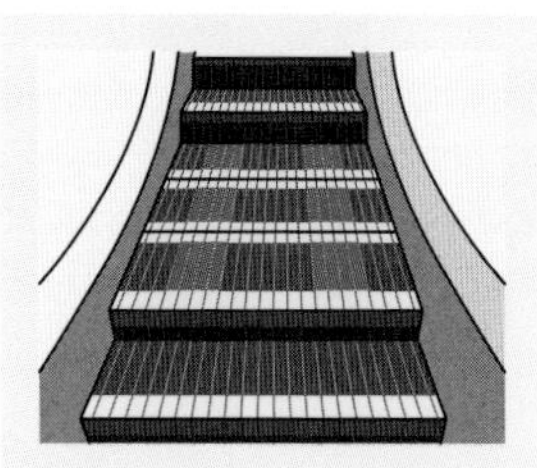

図7 システムステップ

システムステップ3組が連なり，車止めが出た状態を示す．2本のブルーの車線上内に車椅子が搭載される．

（小嶋和平ほか：日立評論 1993；75〈7〉：467-70[5] をもとに作成）

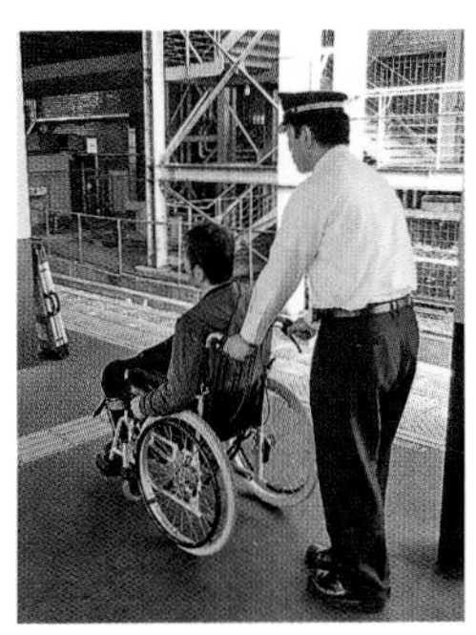
ホームでは線路と平行にして待機

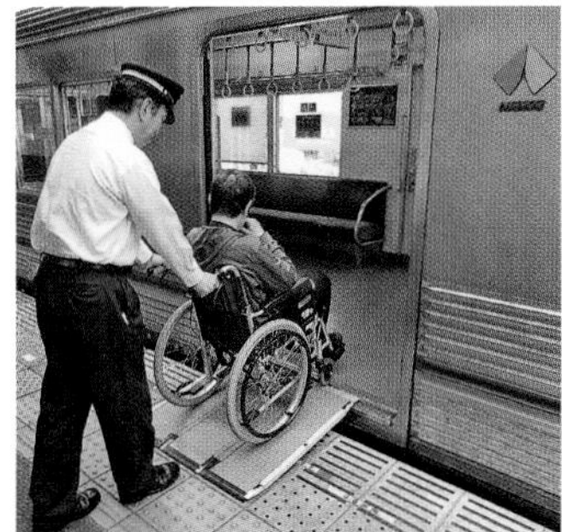
渡し板を利用しての乗降

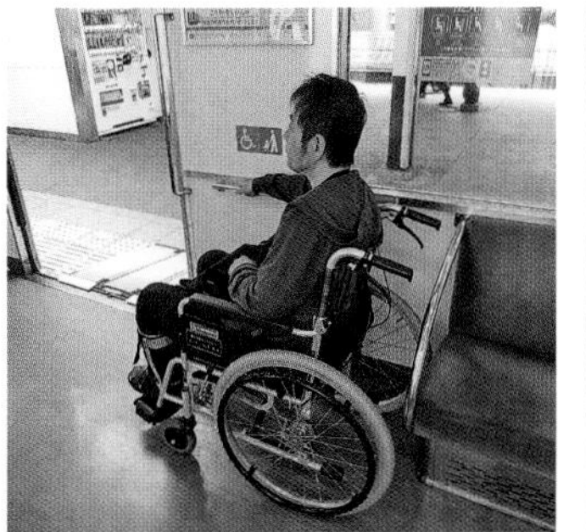
車両内での停車

図８ 車椅子での電車の利用

- ホーム上では，ホーム縁端部から離れ，停車する際は転落や流転のないよう車椅子を線路と平行にしてブレーキをかける．

3）車両乗降と車内での注意点（図 8）

- 車内への乗車は，駅係員による渡し板（スロープ）設置が可能であればこれを利用する．乗降に介助を必要とする場合は，積極的に駅係員へ介助を申し出る．駅係員または乗務員による渡し板設置がない場合は，段差昇降および溝越え操作の要領で乗降する．
- 車両内に車椅子用乗車スペースが確保されていれば，その位置で車椅子を停車し，必ずブレーキをかける．
- 利用者が保持することが可能な手すりがある場合は，手の届きやすい位置に車椅子をとめる．

4）バスの利用

路線バスに，車高調整機能などを装備した標準仕様ノンステップバス（スロープ付きバス）が導入され始め，車椅子利用者が路線バスを利用しやすくなってきている．ただし，バス停によってはスロープの角度が標準仕様よりも大きくなることがあり，利用の際には注意が必要である．通常は，バス乗降および車椅子固定器具の着脱など，研修を受けたバス乗務員が対応してくれる．

4．自動車の利用

自動車は，車椅子を利用する人にとって活動範囲を拡大するために最も利便性の高い移動手段となる．各自動車メーカーから福祉車両として販売され，シートへの乗り移りを補助するタイプや車椅子のまま乗り降りするタイプのものまで幅広い種類がある．

以下，頸髄損傷者が普通自動車を自ら運転する場合を中心に説明する．頸髄損傷などの重度身体障害者が自家用車を選ぶ場合，車椅子と自動車間の乗降性，ハンドル操作性，ブレーキ操作性が障害の状態に適合しているかが重要な要素となる．自家用車を選ぶポイントには以下のようなものがある．

1）乗降

- **運転座席の座面の高さ**：車椅子の座面と運転座席の座面の高さが違いすぎると乗車が困難となる．
- **運転席右端からロッカーパネル（サイドシル）までの距離**：最近は衝突安全性向上のためにこの部分が大きくなる傾向があり，距離が大きくなると乗車が不安定になり転落の危険がある．必要に応じてトランスファーボードの利用などを検討する（図 10a）．

MEMO
流転
ブレーキのかかっていない車両（車椅子）が坂を下ること．
ホームには，雨水などの排水のため 1％程度の水勾配が設けてあり，ホームが線路側に傾斜しているので注意する．

LECTURE 5

覚えよう！
片麻痺患者など杖歩行での車両の乗降
階段昇降と同じく，乗車時は健側下肢から乗り込み，降車時は患側下肢から下りる．その際，ドア横の手すりを持ちながら行う（図 9）．

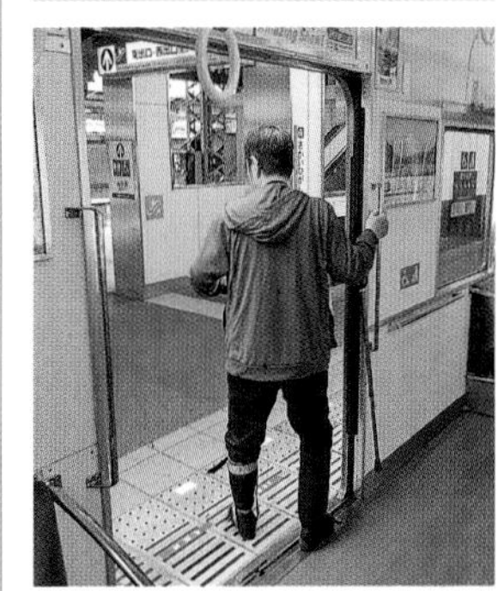
図９ 片麻痺患者の車両乗降（左片麻痺）
通常はホームよりも車両床のほうが高くなるので，階段昇降の要領で乗降する．

MEMO
標準仕様ノンステップバス
2004 年に認定制度が設けられ，2015 年にその内容が一部改訂された．標準仕様は，乗降口の間口幅 90 cm 以上，乗降時のステップの高さは 27 cm 以下，スロープ板の幅 80 cm 以上，スロープ角度 9 度（約 16％勾配）以下などとなっている．標準仕様のノンステップバスであっても，車椅子を固定できるのは 2 台までで，車椅子利用者が複数人で利用する際には注意が必要である．

MEMO
ロッカーパネル（サイドシル）
車のドアの真下にあるフレーム．

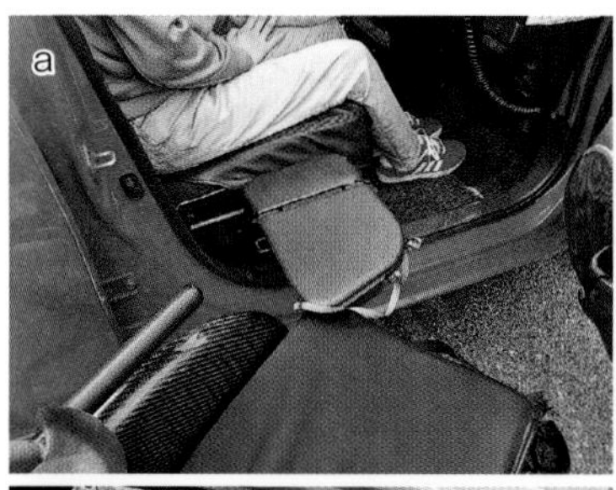

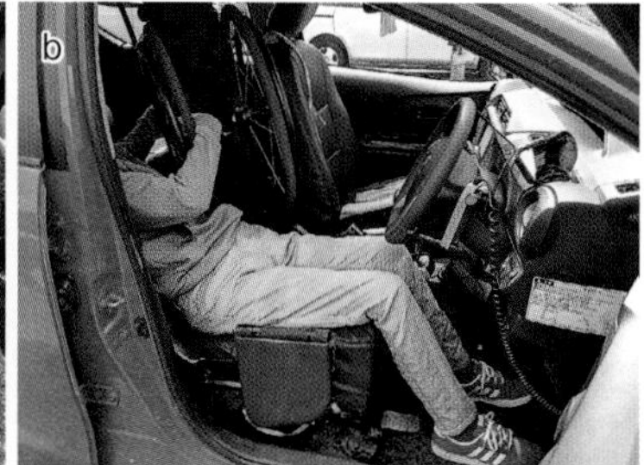

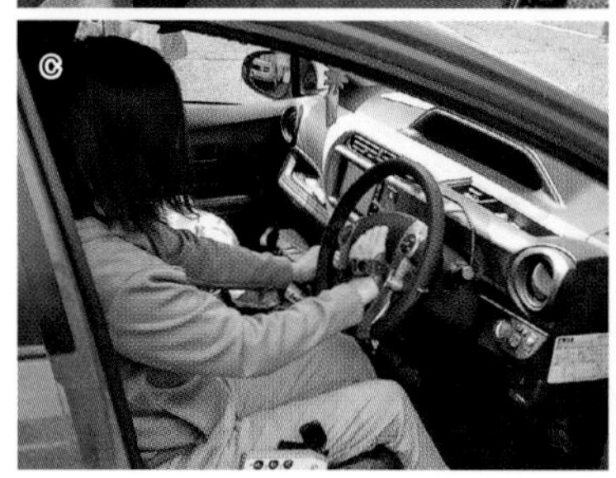

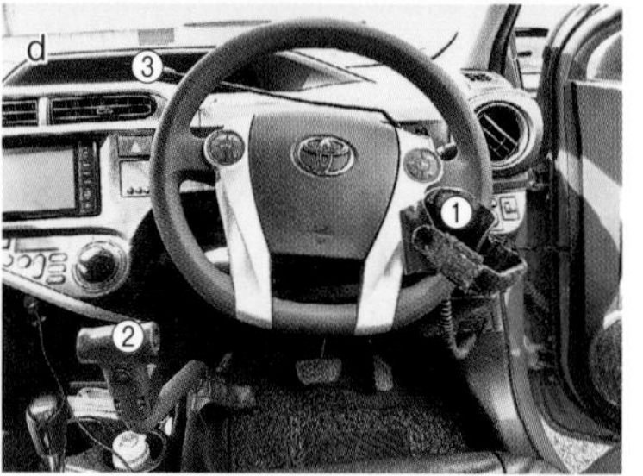

図 10　車椅子利用者の自動車運転（C7 完全損傷，女性）
a：トランスファーボードを利用してロッカーパネルの距離へ対応する．
b：車椅子は身体の上を通して助手席後方へ積み込む．
c：ハンドルと手動装置の保持姿勢をとる．
d：自動車の改造例．①旋回装置，②手動装置，③方向指示器の左手操作用延長バー．

2）車椅子の積み下ろし（図 10b）

- **センターコンソールボックスの高さ**：運転席と助手席の間にあるコンソールボックスの高さが高いと，その上を通過しての車椅子の積み下ろしが難しくなる．
- **車椅子を積む場所（後部座席の足元）の高さ**：助手席と後部座席の間に車椅子を収納する場合は，後部座席の足元が低いと車椅子を下ろすときに持ち上げることが困難になる．

3）運転時の姿勢（図 10c）

- 運転席に座った状態で前方視界が確保でき，ハンドル，ブレーキが操作できる位置に調整する．運転席の調整が難しい場合は，電動調整機能が付いた運転座席を選択する．座位保持機能に応じて，シートのサイドサポートの形状などを考慮する．

4）ハンドルおよび手動装置の操作性

- **ハンドル据え切り**：エンジンを始動し，手の機能に応じた旋回装置を用いて運転姿勢が崩れることなく左右への据え切り操作が行える必要がある．難しい場合は，通常のパワーステアリングと比較し 50％程度まで軽減化したパワーステアリングを装備した自動車などを検討する．
- **手動装置による十分なブレーキ操作**：手でアクセルとブレーキ操作を行う手動装置を用いるが，アクセルとブレーキ操作とともに身体を支える役割も大きい．特に運転姿勢を保ったまますばやく十分なブレーキをかけられることが必要である．操作部には，操作可能な方向指示器，ホーン，ライト，ハザードランプ，駐車ブレーキなどのスイッチを装備する．

その他にも，アクセル・ブレーキペダル誤操作防止装置（跳ね上げ式ペダルやプレート），エンジン始動・停止，チェンジレバー操作，ドアの開錠・開閉，ミラー調整・シートベルト着脱なども確認し，必要な改造を検討する．

5．評価における留意点

車椅子を用いた移動動作を評価する際には，バーセルインデックスの「車椅子～ベッドへの移乗」「歩行」「階段昇降」の項目，機能的自立度評価法（FIM）であれば「移乗」「移動」の各項目が評価指標となる．屋外移動となると各評価項目の動作の可否だけでなく，座位の耐久性やバランス能力の評価も重要となる．例えば，座位バランスが不良であると，小さな段差などで車椅子の前輪が引っかかれば，転落事故につながる危険性があるため，車椅子の骨盤ベルトや胸ベルトの装着などを検討する．

外出を伴う移動動作であれば，トイレ動作だけでなく排便・排尿コントロールなども重要な評価項目となる．その他にも，単独で屋外を移動する場合や特に公共交通機関を利用する場合は，コミュニケーションや社会的認知などの認知能力も重要な評価項目といえる．

MEMO
車椅子の積み下ろしは，労力を要する動作のため，難しい場合は，リモコン式の車椅子を自動車のルーフ上に格納するボックスやケーブルやレールを用いて車内へ格納する装置などを検討する．

MEMO
ハンドル据え切り
車を停止した状態でハンドルを回して前輪の向きを変える操作．

調べてみよう
自動車の改造（図 10d）
障害者が自動車を運転する場合，運転補助装置を取り付けるなどの自動車の改造が必要になる場合がある．運転補助装置にはどのようなものがあり，どのように操作するのかについて自動車メーカーや改造の専門業者から十分に情報収集する．また，改造に対して公的補助制度があるので，利用できる制度について情報を提供する．

MEMO
手動装置
レバー部分を手前に引くとアクセルペダルが踏み込まれ，押し込むとブレーキペダルが踏み込まれるように連結されている．また操作部にはホーンスイッチの他，さまざまなスイッチを組み込むことができる．

バーセルインデックス
（Barthel index：BI）
▶ Lecture 2・表 1 参照．

表 3　視覚障害者の移動介助の注意点

- 視覚障害者の半歩前を歩く
- 歩くときは 2 人分の幅を意識して誘導する
- 狭い場所を通るときは，持ってもらっている肘を背中側に回し「狭い場所を通ります」と声をかける
- 自然に歩く速さと歩幅でよい
- 段差があれば小さくても手前で速度を落として「段差があります」と声をかける
- 上り（下り）はじめに「一段上がります（または下がります）」とイメージしやすい言葉をかける
- 階段ではいったん立ち止まり「上り（下り）階段です」と声をかけてから上る（下る）
- 階段では，介助者は一段先を歩く
- 階段は一定のリズムで上り（下り），階段が終わりに近づいたら「もうすぐ終わりです」と声をかける
- 階段が終わったら介助者は一歩だけ進み，立ち止まって「終わりです」と声をかける
- 曲がり角では「右（左）に曲がります」，曲線を歩いているときには「右（左）に緩やかなカーブを歩いていきます」などと声をかける
- 坂道では「ここから少し上り（下り）道になります」など，移動している場所の特徴を伝える
- 注意が必要な場所では「沢山の人が行き交う場所に差しかかります」など周りの状況を伝える
- その他にも「右側に大きなビルが見えています」や「街路樹の花が咲いていてきれいです」などと普段何気なく見ている状況を話しながら歩く．単なる移動の介助だけでなく，視覚的情報を伝えることも大切である

機能的自立度評価法（functional independence measure：FIM）
▶ Lecture 2・図 4，表 2 参照．

LECTURE 5

6．障害・疾患における特徴

脊髄損傷者のうちザンコリー分類で C8 以下であれば，ADL がほぼ自立可能となる．C6BⅢ以下であれば，屋外での自走用車椅子移動の自立度は高い．しかし，胸髄損傷であっても第 7 胸髄損傷以上であれば，座位バランスが不良な場合もあり，車椅子の適合状態には注意を要する．褥瘡予防のための除圧動作の習慣化や適切なクッションの選定がなされていることも重要である．

脳卒中片麻痺患者では運動機能障害に加えて，半側空間無視や同名半盲などの空間認知や視野の障害の他，高次脳機能障害の一つである注意障害なども移動の際のリスク要因となる．その他にも，失語症の各症状は緊急時の対応に支障をきたすこともあり，移動を社会的活動ととらえた場合の大切な心身機能といえる．

視覚障害者の移動は，経験という記憶に頼ることが多く，周囲の状況を確実に伝えることの他，触ることのできるものについては，直接手で触れてもらう機会を設けることも大切である．

ザンコリー（Zancolli）分類

MEMO

● ロービジョン
WHO（世界保健機関）では，矯正視力が 0.05 以上，0.3 未満の状態をロービジョンと定義している．一般になんらかの原因による視覚の障害で「見えにくい」「まぶしい」「見える範囲が狭い」「物が二重に見える」「色がわかりにくい」など日常生活での不自由さをきたしている状態を指す．

● 白杖（はくじょう）（盲人安全つえ）
視覚障害者のための補装具である白い杖．握り手（グリップ），柄（シャフト），石突（チップ）の 3 つの部分から成る．本体部分の素材は軽量でさびないジュラルミンやグラスファイバーが多く，石突部分は路面に引っかかりにくい素材でできていて，その形状からペンシル型，マシュマロ型，ローラー型，パーム型などがある．また，継ぎ目のない一本の直杖式の他，シャフトの部分が折り畳めて携行性にすぐれた折り畳み式や収縮できるスライド式がある．

7．視覚障害者の移動介助

移動には，視覚的情報が最も重要であるため，視覚障害者にとって移動を介助する「手引き」は大切な支援となる．誘導するときは，軽く肘の上を持ってもらうか，誘導する人の背が低いときは，軽く肩を持ってもらう．

誘導する人は**表 3** に示した項目に注意する．

■引用文献

1）国土交通省：高齢者，障害者等の円滑な移動等に配慮した建築設計標準（平成 28 年度改訂版）．第 2 部第 4 章 基本寸法等．2016．http://www.mlit.go.jp/common/001179685.pdf
2）国土交通省総合政策局安心生活政策課：公共交通機関の旅客施設に関する移動等円滑化整備ガイドライン（バリアフリー整備ガイドライン 旅客施設編）．2018．http://www.mlit.go.jp/common/001248130.pdf
3）国土交通省：歩道の一般的構造に関する基準等について．国都街第 60 号．2005．https://www.mlit.go.jp/road/sign/kijyun/pdf/20050203hodou.pdf
4）国民生活センター：自走用手動車いすの安全性を考える．2002．http://www.kokusen.go.jp/pdf/n-20021007_1.pdf
5）小嶋和平，梶山俊貴ほか：大型車いす用ステップ付きエスカレーター．日立評論 1993；75（7）：467-70．

実習

MEMO

段差や溝は，複数台の歩行練習用斜面階段や体操用マットなどを用いて安全な段差と溝を設定する．段差の高さはマウントアップ形式の歩道を想定して15 cm程度とし，溝を設定する際の幅は，標準型車椅子の前輪に多い6インチに合わせて15 cm程度にする．

ここがポイント！

段差の角に対して後輪が離れないようにすることで，常に車椅子が段差に対して直角に向くようになり，左右の車輪が段差の異なる高さに接地するといったきわめて不安定な状況を避けることができる．

気をつけよう！

車椅子の前輪を上げる際に，ティッピングレバーを強く踏み込んで前輪を上げるのではなく，ティッピングレバーを足で止めるようにしてハンドルを押し下げる．これは，介助者が強く踏み込もうとして，支持する脚の荷重が減少することで不安定になることを防ぐためである．前輪を上げる際には，事前に利用者へ声をかけ，十分な高さまで前輪を持ち上げる．前輪を低く持ち上げた状態のまま走行するほうが，介助者が大きな力を要する．介助者がバランスを崩し前輪を落下させると，利用者が前へ放り出される危険がある．

LECTURE 5

1．車椅子の介助方法

実習目的

下肢機能や体幹機能の低下した車椅子利用者に対して，安全に配慮した介助方法を理解する．

準備物品

自走用（標準型）車椅子または介助用（標準型）車椅子．

手順

1）段差昇降（図1）

①段差の前で車椅子をいったん停止する．

②介助者は，ティッピングレバーを足で適度に踏み込み，ハンドグリップを後下方に引くようにして前輪を上げる．

③前輪を上げたまま前輪が段差を越えるように前進させ，後輪が段差の角に接したらその状態を保ったまま静かに前輪を下ろす．

④介助者は，片側の足を後方に引いて前輪を段差の角に押し当てながら後輪を段の上に押し上げるようにして段上に上げる．

段差を下りるときは，上がる手順と逆になる．

⑤後ろ向きに下りるように後進にて段差に接近し，介助者が段の下へ先に下りる．上がるときと同様，後輪を段差の角に少し押し当てながら下の段まで下ろす．

⑥ティッピングレバーを足で適度に踏み込み，ハンドグリップを後下方に引くように前輪を十分な高さまで持ち上げ，そのまま後退する．

⑦フットサポートと利用者の足部の先端が十分に段差から離れるまで後退したことを確認し，ティッピングレバーを足で固定しながら静かに前輪を下ろす．

2）溝越え（図2）

①段差を上るときと同様，ティッピングレバーを足で適度に踏み込み，ハンドグリップを後下方に引くようにして前輪を持ち上げる．

②そのまま車椅子を前進させ，前輪が溝を越えたことを確認してから前輪を静かに下ろす．

③介助者はハンドグリップをしっかりと握り，後輪をわずかに持ち上げて前進し，後

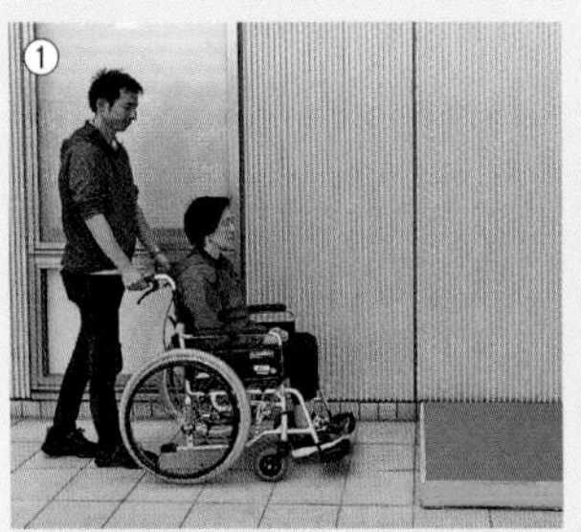

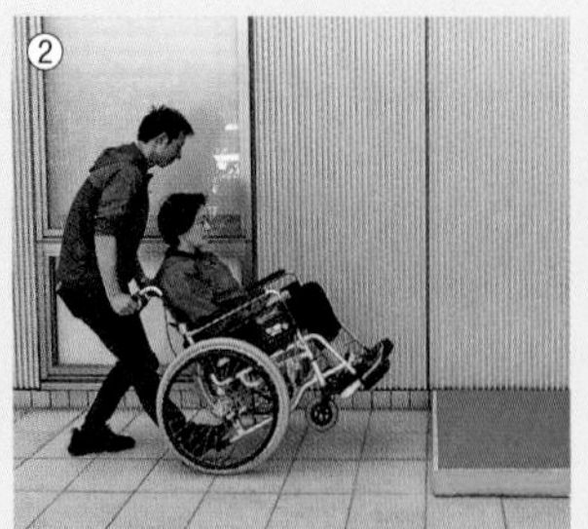

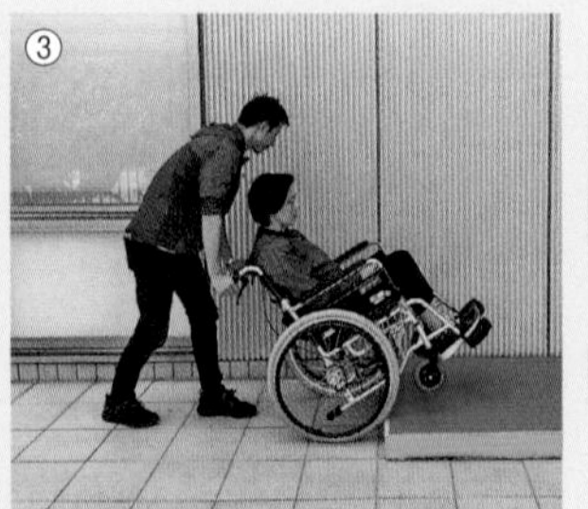

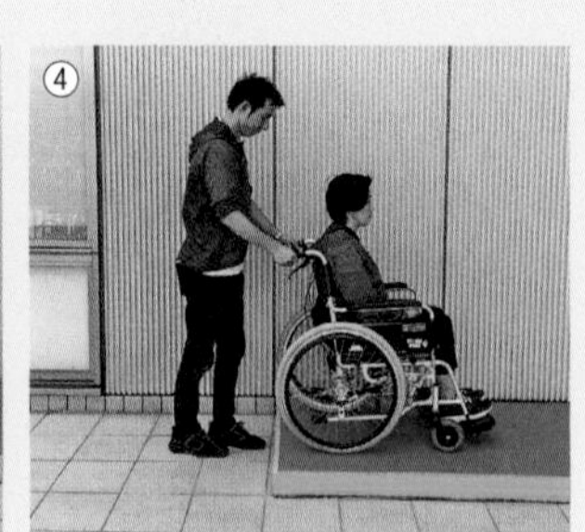

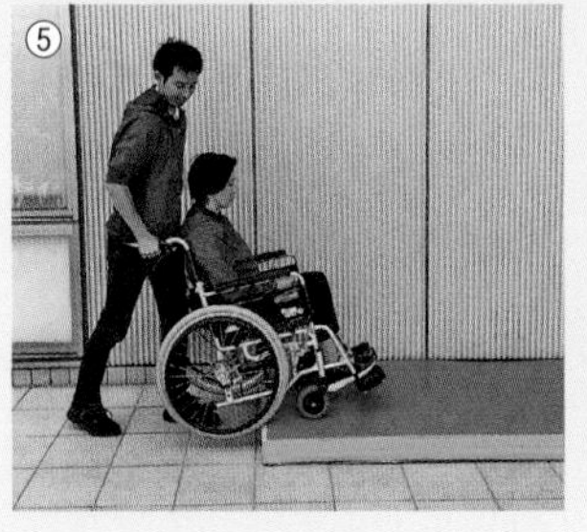

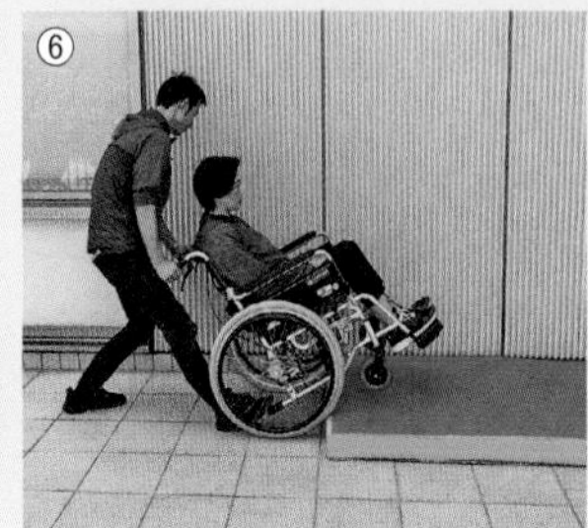

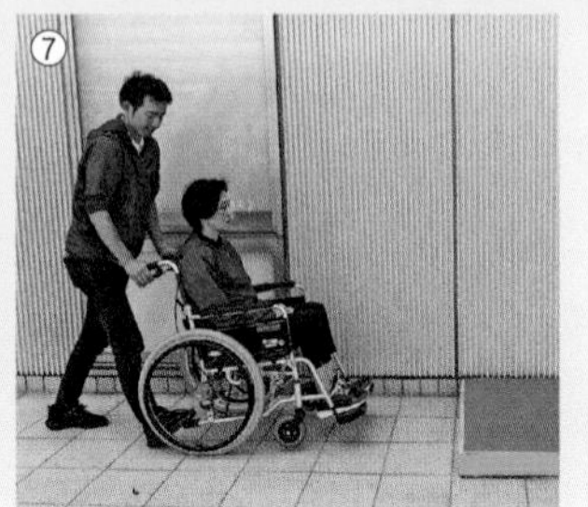

図1　車椅子介助による段差昇降

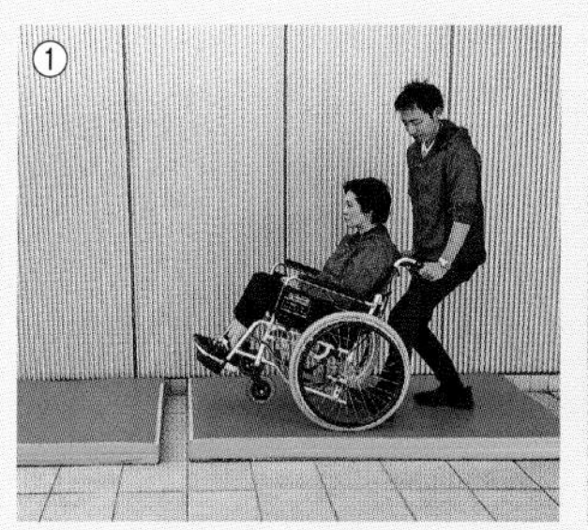

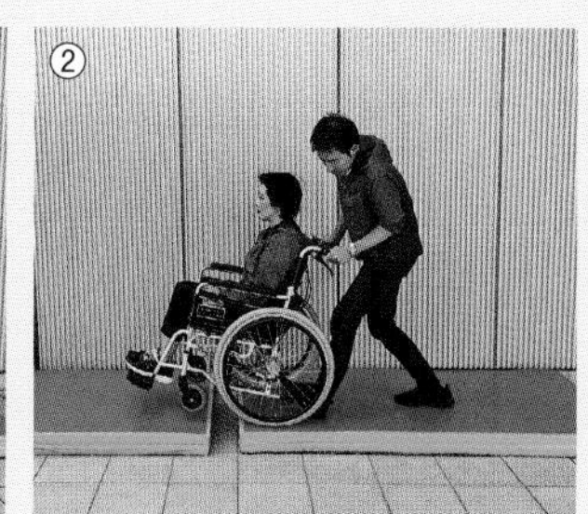

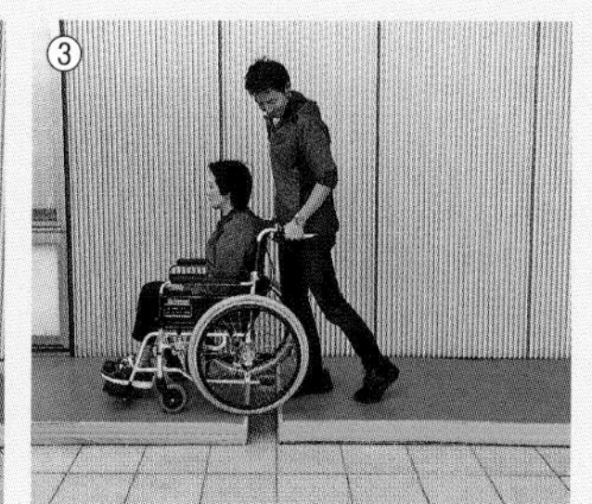

図2　車椅子介助による溝越え

輪が溝を越えたことを確認してからゆっくりと下ろす．

実習課題 1

- 車椅子の段差昇降において段差の角に後輪を強く押し付けるようにした場合とそうでない場合での操作に必要な力のかけ方の違いを確認する．
- 車椅子介助の際に，上げた前輪の高さとその状態を保持するために必要な力の変化を確認する．
- 介助者の声かけの内容とタイミングを検討し，まとめる．

2. 視覚障害者の介助方法

実習目的

視覚障害者の介助方法を理解する．

準備物品

アイマスク，白杖．

手順

1）歩行（図3）

①「手引きします」と声をかける．

②視覚障害者役の手の前に自分の肘を近づけて「肘を持ってください」と声をかけ，肘の上を持ってもらう．視覚障害者役が自分よりも背がかなり高い場合は，軽く手をとり「肩を持ってください」と声をかける．

③「では，歩きます」と声をかけ，歩き始める．歩く速さや歩幅は，自然に歩く速さ，歩幅でよい．

④介助者は，視覚障害者役の半歩前を歩く．歩くときは，2人分の幅を意識して誘導する．狭い場所を通るときは，持ってもらっている肘を背中側に回し「狭い場所を通ります」と声をかける．

⑤曲がり角では「右（左）に曲がります」と声をかける．

2）階段昇降（図4）

①階段ではいったん立ち止まり「上り（下り）階段です」と声をかける．

②「これから上り（下り）ます」と声をかけてから上り（下り）始める．介助者は一段先を歩く．

③階段では一定のリズムで上り（下り），階段が終わりに近づいたら「あと少しで終わりです」と声をかける．階段が終わったら介助者は一歩だけ進み，視覚障害者役が平坦な場所に到着したことを確認し，立ち止まって「終わりです」と声をかける．

実習課題 2

- 手引き歩行と階段昇降において，歩行中の介助者の声かけの有無による違いを確認し，適切な声かけの内容とタイミングを検討し，まとめる．

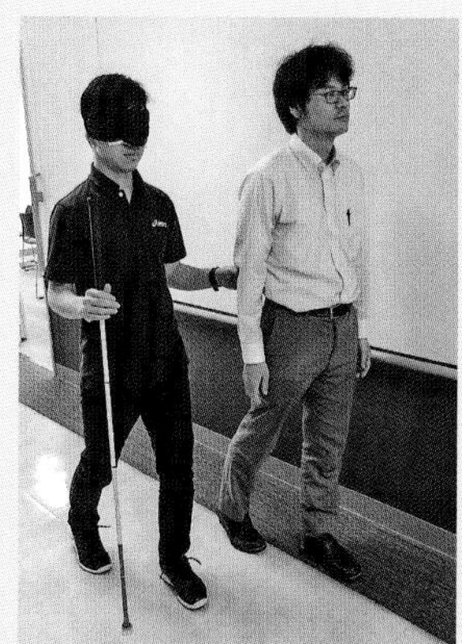

図3　手引き歩行

ここがポイント！

手引きを行うときは，視覚障害者の手の反対側の肘を持ってもらう．視覚障害者が右手で白杖を持っている場合は，左手で自分の肘を持ってもらう．

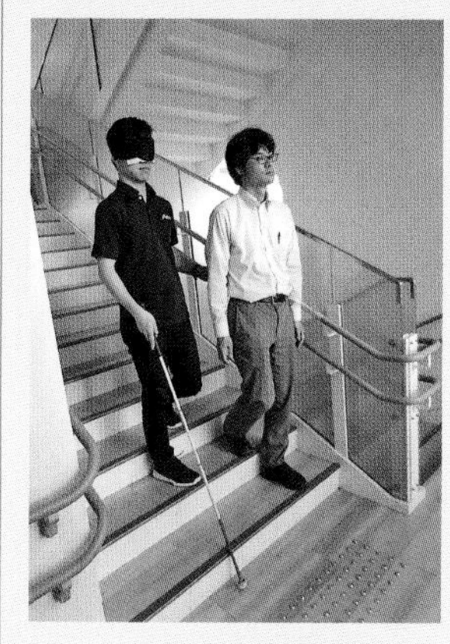

図4　手引き階段昇降

LECTURE 5

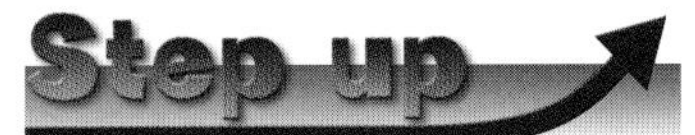

1. 車椅子利用者が一人で行う段差昇降

一人で通勤・通学する車椅子利用者は，数 cm の段差を乗り越える能力を身につけておく必要がある．その実施方法は，以下のとおりとなる（図 1）．

①段差を上るときは，段差の手前で前輪（キャスター）を上げ，そのまま車椅子を前進させる．
②前輪が段差を越えたら前輪を下ろす．
③段差に対して直角に前進し，後輪が同時に段差の角に当たるようにしながら，体幹をできるだけ前傾させてハンドリムに強い駆動力をかけながら段上に上がる．
④段差を下りるときは，段差の下に十分な広さがある場合は後進で後輪（駆動輪）だけをゆっくりと下に下ろし，そこから前輪を上げながら後退し，下の段に前輪を下ろす．
⑤数 cm 以内の段差であれば，前輪を上げたまま前進しながら後輪だけで段差を下りる．

LECTURE 5

前輪（キャスター）上げの練習

前輪上げを練習する際には，安全面を考慮して必ず介助者をつけて行う．

練習は，介助者による前輪上げを行い，その位置を保持する練習から始める．利用者がハンドリムを操作して前輪を上げたままの状態を保持できるようになり，さらに前進や後退，方向転換ができるまで練習する．前輪上げ動作は，利用者が一人で少し車椅子を後退させ，重心を後方へかけながらハンドリムを前方へ押し出して前輪を上げる．前輪が上がったら，ハンドリムを強く握ってその状態を保持する．

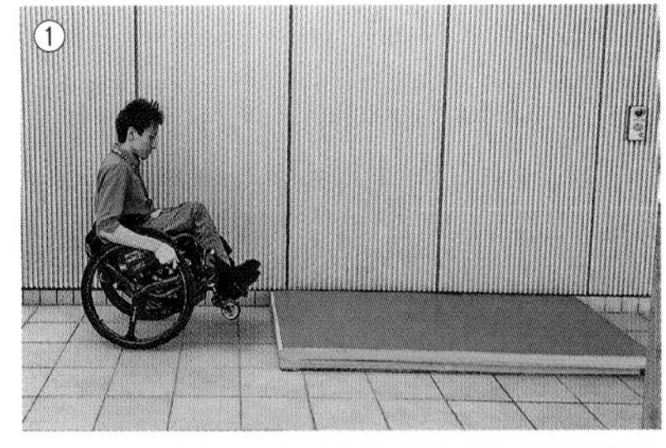

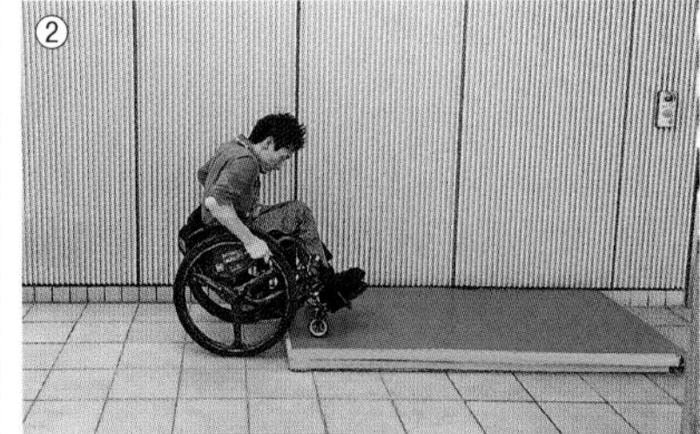

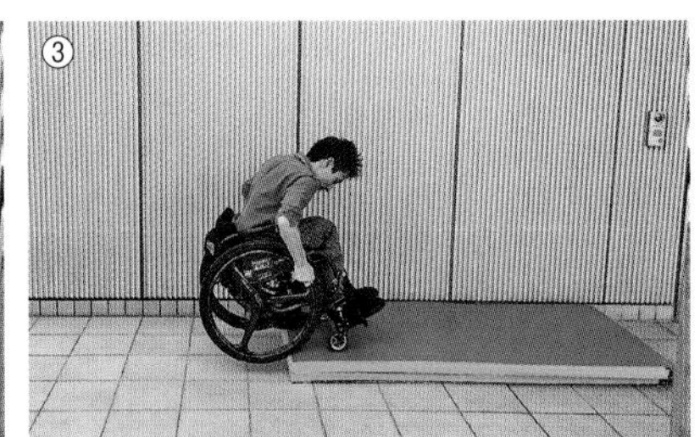

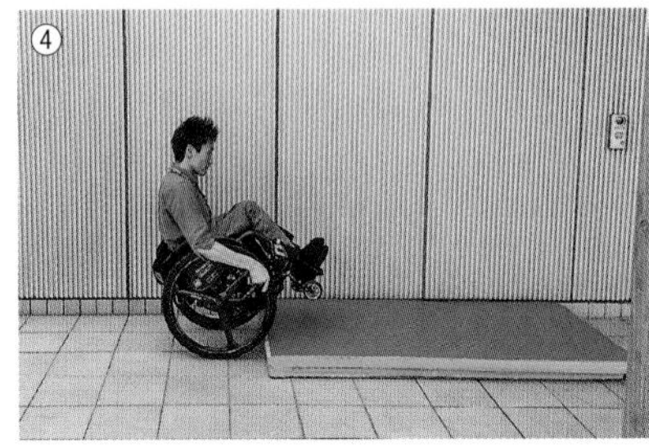

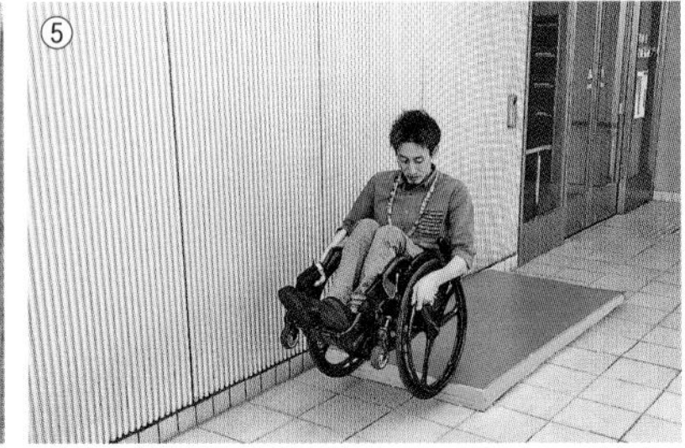

図 1　車椅子利用者が一人で行う段差昇降

2. 視覚障害者の介助方法

視覚障害者が椅子などに座るときには，背もたれがある場合は背もたれに触れてもらうように誘導し，背もたれがない場合は座面に触れてもらい，どちらが前になるかを教える．テーブルと椅子がある場合は，片手で椅子に，もう片方の手でテーブルに触れてもらう．立ち座りの際には介助しない．

椅子に座る際に，気づかいから椅子を引いてあげることもあるが，一度触れたものの位置は動かさないように注意する．

自分自身の正面が 12 時，手前が 6 時，右が 3 時，左が 9 時というように，クロックポジションで方向を伝えるのも有効である．食事のときにテーブル上にある皿やコップの位置を伝える方法に用いられる（図 2）．

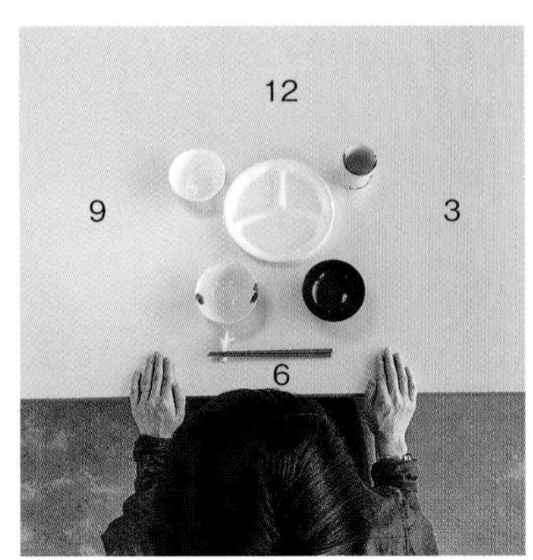

図 2　クロックポジション

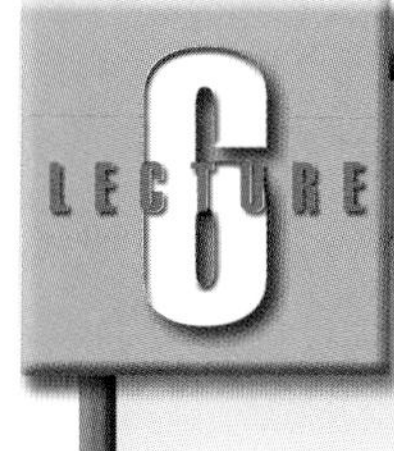

食事動作

到達目標

- 食事の重要性を理解する.
- 食事動作における知的活動および身体動作を理解する.
- 食事動作の指導の概要を理解する.
- 食事動作に影響を及ぼす要因を確認する（実習）.

この講義を理解するために

この講義では，食事の重要性を理解したうえで，食事の一連の流れや食事動作における知的活動および身体動作の診かたを学びます．食事の重要性を理解するには，個々の対象者らしさ，「ゆたかな生活，あじわい深い生活」の獲得といった価値観を重視する必要があります．

食事動作の指導のためには，食事動作の観察および分析が必須です．「目に見えない」知的活動，「目に見える」身体動作について，疾患や障害の特性をふまえながら，掘り下げ，検討することが必要になります．また，食事動作に影響を及ぼす要因についても理解しておくことが重要です．これらは，いずれもリハビリテーションの考え方が基本になります．

食事動作を学ぶにあたり，以下の項目をあらかじめ学習しておきましょう．

□ 個々の対象者らしさ，「ゆたかな生活，あじわい深い生活」の獲得とはどのようなことかを考えておく．

□ リハビリテーションにおける評価や治療，指導の考え方を学習しておく．

講義を終えて確認すること

□ 食事の重要性が理解できた．

□ 食事の一連の流れが理解できた．

□ 食事動作における知的活動が理解できた．

□ 食事動作における身体動作が理解できた．

□ 食事動作の指導の概要が理解できた．

□ 食事動作に影響を及ぼす要因が理解できた．

講義

1．総論：食事動作

1）食事の重要性

食事は，単に栄養素を摂取することではない．医学的にみれば，経管栄養などで栄養素を摂取することで生命を安全に維持できる．しかし，個々の対象者らしさ，「ゆたかな生活，あじわい深い生活」の獲得といった価値観のもとでは，「口から食べる」ということが大切である．いつ，誰と，何を，どこでだけでなく，どのような意味があって，どのような雰囲気で，どのような食器や食事具で食べるのかなども重要な要素である．

食事は，①空腹を感じ，食欲がわく，②食物を認識する，③食事具や食器を把持・操作する，④食事具や食器を用いて口に運ぶ，⑤食物を口に取り込む，⑥咀嚼し食塊を形成する，⑦嚥下（えんげ）するという一連の活動で成り立っている．これらの一連の活動を行うためには，姿勢の保持も必要となる．

なお，本講義では，調理や配膳などの食事前の準備，下膳や食器洗いなどの食事後の後片づけは取り上げていない．

調べてみよう
咀嚼・食塊形成・嚥下機能（Step up 参照）や摂食嚥下障害について調べてみよう．

2）国際生活機能分類（ICF）からとらえた食事動作

ICF において，食事は，個人の行為としてとらえれば「活動」であり，家族や仲間との会食のような「参加」の側面もある．その動作能力は「心身機能・身体構造」の状態によって決定される．また，価値観などの「個人因子」，食事の環境および使用する食事具や食器などの「環境因子」に多大な影響を受ける．

国際生活機能分類（International Classification of Functioning, Disability and Health：ICF）

2．食事動作の基本事項

食事動作は，食物を口の中に運ぶ動作であり，前述した一連の活動のうち，②食物を認識する，③食事具や食器を把持・操作する，④食事具や食器を用いて口に運ぶ，⑤食物を口に取り込むことをさすことが多い．これらは，知的活動と身体動作により成り立っている．

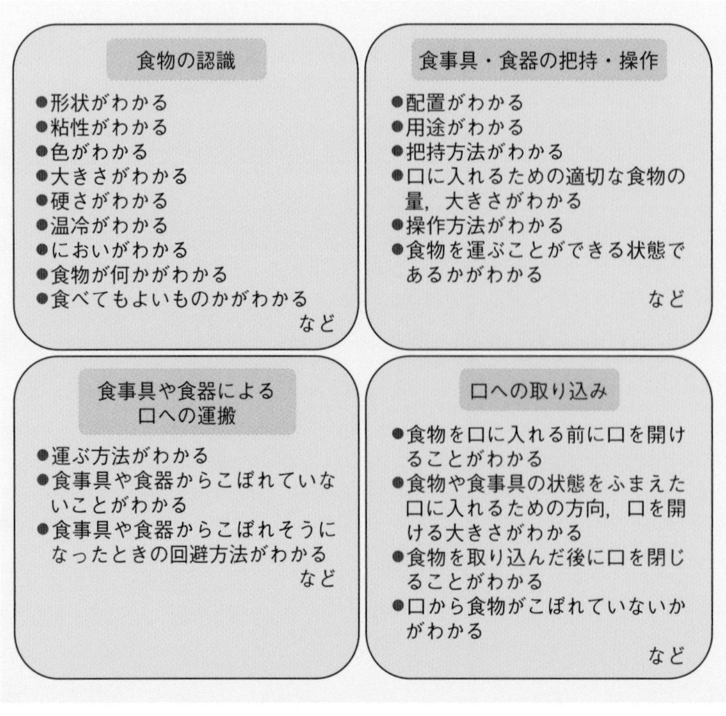

試してみよう
実際の食事中に「無意識で行っている」「目に見えない」知的活動について考えてみよう．

1）知的活動

食事動作のすべてにおいて，精神機能，高次脳機能による必要かつ多彩な知的活動が展開される（**図 1**）．

- **食物の認識**：形状がわかる，粘性がわかる，色がわかる，大きさがわかる，硬さがわかる，温冷がわかる，においがわかる，食物が何かがわかる，食べてもよいものかがわかることなどが必要である．
- **食事具の把持・操作**：配置（食事具がどこにあるか）がわかる，食事具の用途がわかる，食事具の把持方法がわかる，口に入れるための適切な食物の量や大きさがわかる，食物に合わせた食事具の操作方法がわかる，食事具により食物を運ぶことができる状態であるかがわかること

食物の認識
- 形状がわかる
- 粘性がわかる
- 色がわかる
- 大きさがわかる
- 硬さがわかる
- 温冷がわかる
- においがわかる
- 食物が何かがわかる
- 食べてもよいものかがわかる

など

食事具・食器の把持・操作
- 配置がわかる
- 用途がわかる
- 把持方法がわかる
- 口に入れるための適切な食物の量，大きさがわかる
- 操作方法がわかる
- 食物を運ぶことができる状態であるかがわかる

など

食事具や食器による口への運搬
- 運ぶ方法がわかる
- 食事具や食器からこぼれていないことがわかる
- 食事具や食器からこぼれそうになったときの回避方法がわかる

など

口への取り込み
- 食物を口に入れる前に口を開けることがわかる
- 食物や食事具の状態をふまえた口に入れるための方向，口を開ける大きさがわかる
- 食物を取り込んだ後に口を閉じることがわかる
- 口から食物がこぼれていないかがわかる

など

図 1　食事動作における知的活動

LECTURE 6

などが必要である.

- **食器の把持・操作**：配置（食器がどこにあるか）がわかる，食器の用途がわかる，食器の把持方法がわかる，食物に合わせた食器の操作方法がわかる，食器により食物を運ぶことができる状態であるかがわかることなどが必要である.
- **食事具や食器による口への運搬**：食事具や食器により食物を口まで運ぶ方法がわかる，食物を運ぶ際中に食事具や食器からこぼれていないことがわかる，食物を運ぶ際中に食事具や食器からこぼれそうになったときの回避方法がわかることなどが必要である.
- **口への取り込み**：食物を口に入れる前に口を開けることがわかる，食物や食事具の状態をふまえた口に入れるための方向や口を開ける大きさがわかる，食物を取り込んだ後に口を閉じることがわかる，食物を口に入れる際や入れた後に，口から食物がこぼれていないかがわかることなどが必要である.

気をつけよう！
「食物の認識」に先行して，空腹を感じ，食事に対する意欲や喜びがあることが重要であるため，食事動作に介入する際にはこれらの評価も必要である.

2）身体動作

食物を認識するには，それに必要な知的活動が展開されるのはもちろんのこと，それ以前に，食物が見えることや見やすいことが必要である．これには，眼球運動を含め，頸部の関節が適切な位置にあり，必要な運動を行うことが求められる.

食事具や食器を把持・操作する，食事具や食器を用いて口に運ぶ，食物を口に取り込むためには，上肢や体幹の各関節が動作の目的に合った適切な位置にあり，必要な運動を行うことが求められる.

頭部と上肢は体幹に連なっているため，いずれの運動も，体幹にそれを成り立たせるだけの安定性が確保されている必要がある．また，体幹では，頭部や上肢の運動を補完するような運動も行われる．これらは安定した姿勢であることが条件となるため，下肢の各関節においても，適切な位置にあり，必要な運動を行うことが求められる（**図2**）.

（1）食事具の把持・操作

一般的に利用される食事具には，箸，スプーン，フォーク，ナイフなどがある．これらを，食物の形態（形状，粘性，大きさなど）によって選択する.

a．食事具の用途

- **箸**：つまむ，切る，開く，刺す，寄せる，すくう，のせる，かき混ぜる.

調べてみよう
- 普段使っている食事具について，種類，形態（形状，大きさなど）を調べてみよう.
- 普段食べている食物について，形態（形状，粘性，大きさなど）を調べてみよう.

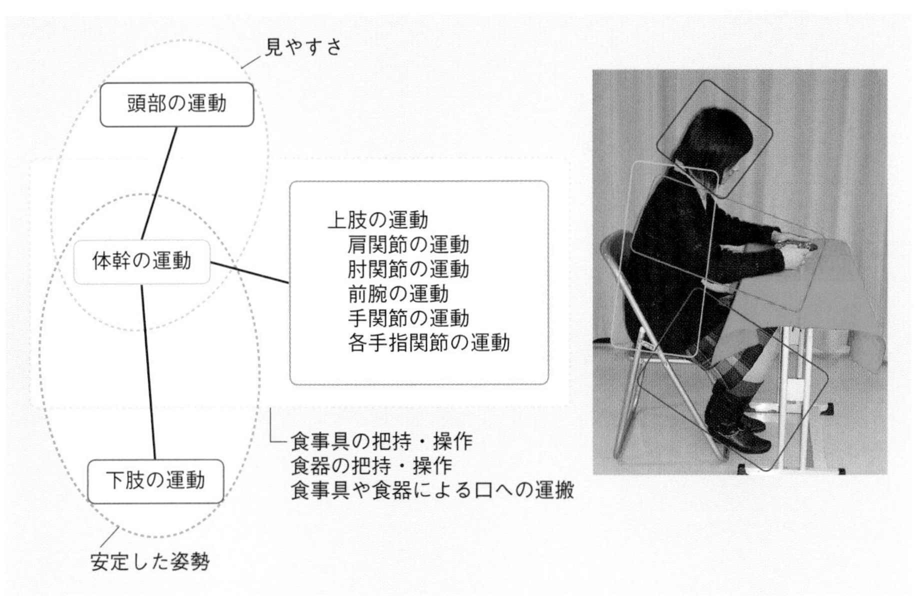

図2 食事動作における身体各部の運動とその目的

LECTURE 6

●スプーン：切る，開く，寄せる，すくう，かき混ぜる．

●フォーク：切る，開く，刺す，寄せる，すくう，かき混ぜる．

●ナイフ：切る，開く，寄せる，かき混ぜる．

スプーン，フォーク，ナイフは，片手で把持して使用する他，食物の操作の精度を高めるために，スプーンとフォーク，フォークとナイフなど，それぞれを片手で把持し組み合わせて使用することが多い．箸は，その操作に巧緻性の高い手指運動が求められるが，片手で利用できるうえに，多用途であるという利点がある．

試してみよう
普段使っている食事具について，実際の食事中に，その用途や把持・操作方法を確認してみよう．

b．食事具の把持・操作方法

a) スプーン，フォーク，ナイフの把持・操作方法

スプーン，フォーク，ナイフは，食物の操作が行いやすい把持方法で操作する．そのために，操作中にいくつかの把持方法（全指で握る，ペンと同様の持ち方など）を用いる．

b) 箸の持ち方・動かし方

箸は，「正しい持ち方」が推奨されている．これは，歴史的に受け継がれてきた伝統的な把持方法であり，その理由として，前述の多くの用途を達成できるためと考えられる．箸は片手での一定の把持方法でありながらも，繊細な操作方法を獲得すれば，片手だけで使用できる非常に機能的な食事具である．

LECTURE 6

箸の持ち方（**図 3**）は，2 本の箸のうちの手前側の箸（近位箸）を，手掌の母指側側面と環指末節部の中指側側面，母指基節部をその間に置いて固定し，他方の箸（遠位箸）を，示指基節部の母指側側面と中指末節部の示指側側面，母指指腹をその中央あたりに置いて固定する．

箸の動かし方（**図 3**）は，近位箸はほぼ動かさず，遠位箸を開閉する．遠位箸は，固定しながら，母指の指腹を中心とした回転運動によって開閉させる．遠位箸の箸先を閉じるときには，示指の指腹を遠位箸に当て，その近位指節間関節（PIP 関節）と遠位指節間関節（DIP 関節）の屈曲運動によって行う．また，固定に用いている中指の PIP 関節と DIP 関節の屈曲運動もこれを担う．示指と中指のこれらの運動時には，わずかな環指方向への運動も起こる．これにより，遠位箸の箸先が近位箸の箸先に合いやすくなる．遠位箸の箸先を開くときには，中指の PIP 関節と DIP 関節の伸展運動によって行う．これは，中指の末節部が遠位箸と近位箸との間に位置していることによって成り立っている．母指は，他指とは異なり，2 本の箸にまたがって，箸の固

近位指節間関節（proximal interphalangeal joint：PIP 関節）
遠位指節間関節（distal interphalangeal joint：DIP 関節）

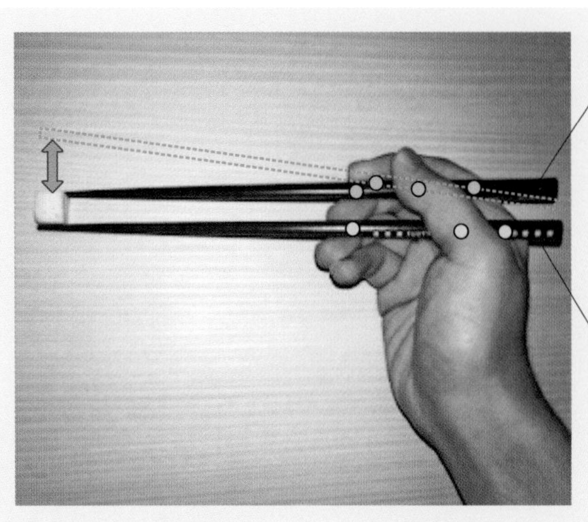

遠位箸
固定：示指基節部の側面
中指末節部の側面
母指指腹（上の 2 か所の中央あたり）
閉じる運動：母指の指腹を中心とした回転運動
示指の PIP 関節と DIP 関節の屈曲運動
中指の PIP 関節と DIP 関節の屈曲運動
示指と中指のわずかな環指方向への運動
開く運動：母指の指腹を中心とした回転運動
中指の PIP 関節と DIP 関節の伸展運動
近位箸
固定：手掌の側面
環指末節部の側面
母指基節部（上の 2 か所の間）

図 3　箸の持ち方・動かし方
PIP 関節：近位指節間関節，DIP 関節：遠位指節間関節．

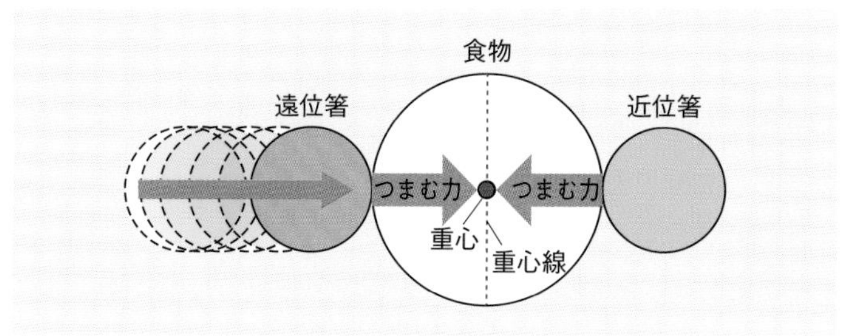

図 4　食物をつまみ上げる際の箸先に求められる条件

定や動きを担っている．そのため，箸の操作中は，母指中手指節関節（MP 関節），母指指節間関節（IP 関節），母指の回転のそれぞれの角度変化が小さいほうがよい．

中手指節関節
(metacarpophalangeal joint：MP 関節)

指節間関節
(interphalangeal joint：IP 関節)

c）箸でのつまみ方

箸で食物をつまみ上げるためには，遠位箸と近位箸の箸先が食物に接した後で，それぞれの箸先が，食物の重心または重心線をおおよそとらえられる位置にあることが必要で，これによって相対する方向で力を発揮する（**図 4**）．加えて，食物の重さに耐えうるような力を発揮するための手指動作が必要となる．つまみ損ねる場合は，これらのいずれか，もしくは全部が成立していない．箸先が食物に接した後で発揮すべき力の条件を満たすためには，遠位箸の箸先を，食物に接する前から，接した後に必要な力の位置や方向と一致するように動かすとよい．

食物をつまみ上げる際に箸先に求められる条件に影響を及ぼすものとして，箸先の形状や素材，食物の形状，粘性，それらが接することによる面の大きさ，角度，摩擦などがあげられる．

LECTURE 6

箸先やスプーンのすくう部分などの食事具の作用部の位置を食器内で変化させることは，主に，手指，手関節，前腕の繊細かつ協調的な運動により行っている．

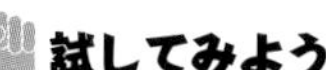
試してみよう
食事具の作用部の位置を食器内で小さく変化させることを，主に，手指，手関節，前腕の繊細かつ協調的な運動により行っていることを確認してみよう．

(2) 食器の把持・操作

食物は，袋菓子などを除き，多くの場合，食器に盛りつけられて提供される．食器は，形状，粘性，大きさといった食物の形態に適した大きさ，深さ，形状などで選択する．

食器の把持・操作では，押さえる，傾ける，持ち上げるなどが行われるが，これは，もう一方の手に持っている食事具を操作しやすくするためである．

食器の位置をテーブル上で小さく変化させることは，主に，手指，手関節，前腕の繊細かつ協調的な運動により行っている．

試してみよう
食器の位置をテーブル上で小さく変化させることを，主に，手指，手関節，前腕の繊細かつ協調的な運動により行っていることを確認してみよう．

(3) 食事具や食器による口への運搬

食事具を操作して食物を口に入れるための適切な量および大きさにし，食物を運ぶことができる状態にする．あるいは，食器を操作して食物を運ぶことができる状態にする．その後，こぼさないように，食事具あるいは食器を用いて口元に運ぶ．

口元に運ぶための食事具や食器を把持する手部の位置を変化させることは，主に，肘関節と肩関節の協調的な運動により行っており，補完的に頭部や体幹の運動も起こる．

試してみよう
食事具や食器を把持する手部の位置を変化させることを，主に，肘関節と肩関節の協調的な運動と補完的な頭部や体幹の運動により行っていることを確認してみよう．

(4) 口への取り込み

食事具によって運ばれた食物を口へ取り込むためには，食事具の作用部が口に入るように食事具を操作する．また，食器によって運ばれた食物を，食器から口に入るように食器を操作する．その後は口を閉じる．

食事具の作用部や食器の位置を口元で小さく変化させることは，主に，手指，手関節，前腕の繊細かつ協調的な運動により行っており，補完的に頭部や体幹の運動も起こる．

試してみよう
食事具の作用部や食器の位置を口元で小さく変化させることを，主に，手指，手関節，前腕の繊細かつ協調的な運動と補完的な頭部や体幹の運動により行っていることを確認してみよう．

3）食事動作に影響を及ぼす要因

身体動作における各関節の位置と運動は，テーブルの高さ，椅子の座面の高さや軟らかさなどの食事の環境，食器の大きさ・深さ・形状，箸，スプーン，フォーク，ナイフなどの食事具の種類やその持ち方，姿勢などの条件の違いによって変化する．各関節の位置と運動，条件とは密接な関係があり，このことは，各関節の位置および運動に制限がある人は，条件を変えることで食事動作獲得の可能性があることを示唆している．

部屋の明るさなどは，知的活動に影響を及ぼす「見やすさ」に関連する．

3．評価における留意点

機能的自立度評価法
（functional independence measure：FIM）
▶ Lecture 2・図 4，5，表 2 参照．

基本的 ADL の標準化された評価方法である機能的自立度評価法（FIM）において，食事は，運動項目領域の「セルフケア」に含まれ，食事が適切に用意された状態で，適切な食器を使って食物を口に運ぶ動作から，咀嚼し，嚥下するまでが含まれる．採点は，完全な自立（箸が使えなくてもよい）が 7 点であり，補助具を使用すること，普通以上の時間がかかること，安全性を考慮することの 1 つ以上が必要となる状態が 6 点である．監視や助言を必要とするか，準備（パンにバターを塗ってもらう，しょうゆをかけてもらう，配膳後に刻んでもらうなど）が必要となる状態が 5 点である．4 点以下が介助を必要とする状態であり，その介助量により 4〜1 点で採点する．

バーセルインデックス
（Barthel index：BI）
▶ Lecture 2・表 1 参照．

バーセルインデックスにおいては，食事は，自立（皿やテーブルから自力で食物を取って，食べることができる．自助具を用いてもよい．食事を妥当な時間に終える）が 10 点，部分介助（食物を切り刻むなど，なんらかの介助や監視が必要である）が 5 点，全介助の場合は 0 点である．

FIM やバーセルインデックスの結果は食事における自立度を表すが，食事動作を指導する際には，適切な観察に基づいた分析が前提となる．食事動作が完了しない場合，その環境下での一連の食事動作のうち，達成できていない動作の目的を環境とともに明らかにし，それが知的活動の低下によるものか，身体動作の低下によるものか，あるいはその両方なのかを検討する．そして，身体動作の低下を引き起こしている原因について，疾患の症状に合わせて，動作レベル，運動レベル，「心身機能・身体構造」レベルと掘り下げながら，分析する．知的活動の低下についても同様に，精神機能の低下や高次脳機能障害を絞り込む．

4．障害・疾患における特徴

食事動作の指導が必要になることが多い疾患・障害として，脳血管障害や関節リウマチ，脊髄損傷があげられる．

脳血管障害
（cerebrovascular accident：CVA）

調べてみよう
脳血管障害の運動麻痺や感覚障害，精神機能の低下，高次脳機能障害について調べてみよう．

脳血管障害は，半身の運動麻痺や感覚障害により，上肢や体幹，頸部，下肢の運動が低下するため，食事具や食器の把持・操作，口への運搬，安定した姿勢，見やすさが低下する．加えて，精神機能の低下や高次脳機能障害により，食事に必要な知的活動が低下する．嚥下障害を認めることも多い．脳血管障害は，「心身機能・身体構造」の改善を見込むことができるものの，改善が途上の時期や十分なレベルにまで改善しない場合において，食事動作に介助を要することが多い．そのため，食事動作をいち早く自立させる目的で，健側上肢の運動を中心とした食事動作の練習，自助具の使用，環境整備が推奨される．

関節リウマチ
（rheumatoid arthritis：RA）

調べてみよう
関節リウマチの運動障害について調べてみよう．

関節リウマチは，主に関節の炎症，疼痛，変形，骨の破壊などが進行性に認められ，関節可動域の制限，関節の変形，筋力低下などの「心身機能・身体構造」の低下が急速あるいは断続的に起こる．そのため，上肢の運動の低下により，食事具や食器の把持・操作，口への運搬が困難となる．関節リウマチは，進行性の疾患であるため，関節保護を原則として，残存機能や残存能力を十分に活かした動作の方法，自助具の使用，環境整備によって食事を継続することになる．将来的に状態が悪化することをふまえた中・長期的な視点で動作の方法を決定する．

脊髄損傷は，脊髄の実質が破壊され，その部分の機能が失われるとともに，損傷髄節より下位と上位中枢との間の情報伝達が遮断され，運動麻痺や感覚障害が出現する．これらは損傷の高位と程度によって異なり，胸髄以下の損傷であれば，体幹，下肢の運動が低下し，頸髄損傷であれば，それらに上肢，頸部の運動の低下が加わる．そのため，食事具や食器の把持・操作，口への運搬，安定した姿勢，見やすさが低下する．脊髄損傷は，損傷部位の改善が難しいため，残存機能や残存能力を十分に活かした動作方法の練習，自助具の使用，環境整備が行われる．

5．食事動作への介入

1）治療・指導方針の検討

食事動作を獲得するには，できていない動作の目的をいかに達成するか，治療と指導の方針を検討する．そのためには，適切な観察に基づいた分析が行われていることが前提である．

いち早く動作の目的を達成するためには，最初に，残存機能，残存能力により動作方法を変更することで，できていない動作の目的を達成することをめざす．あわせて代償手段を活用することも視野に入れる．「心身機能・身体構造」の改善（いわゆる回復）を見込むことができる疾患，症状，時期においては，原因である「心身機能・身体構造」を改善することで，できていない動作の目的を達成することをめざす．これらの方針を組み合わせることにより，効率の良い治療や指導となる．

2）練習方法の検討

食事動作では，身体動作だけでなく，多彩な知的活動が展開されることを念頭におく必要がある．

（1）食事具の把持・操作

巧みな手指動作が求められるため，それを獲得するための練習方法も十分に検討する必要がある．なかでも，箸は，片手で使用できる非常に機能的な食事具であるが，繊細な操作を行う巧みな手指動作を獲得する必要がある．箸の操作練習の段階づけを**表1**[1]に示す．

練習の初期においては，箸先とつまみ上げる物との関係性の難易度が低い課題によって，主に手指動作に関する練習を行い，ある程度獲得したら，実際の食事に導入する．その後，難易度が高い課題によって，より巧みな手指動作の獲得とそれに必要な知的活動の獲得をめざす．

箸の把持・操作練習は，箸先とつまみ上げる物との関係性の難易度に着目しやすいが，手指動作の学習が中心となる．練習の初期における箸の把持・操作の際には，「持ち方を一定にしたうえで動かす」ことが重要である．箸を把持するたびに毎回同じ持ち方で手指動作を反復することが効率の良い学習につながる．また，遠位箸を動かすための示指および中指の屈伸運動に伴って，環指の屈伸運動が出現し，環指上で近位箸がずれやすくなる．そのため，環指上で近位箸がずれないように，環指を動かさないようにする練習や，ずれを抑制するための滑り止めを付けるなどの配慮が必要である．箸の把持・操作練習の継続によって筋活動が小さくなるとの報告[4]があり，このことは上達を示唆している．

調べてみよう
関節リウマチの関節保護の原理・原則，方法について調べてみよう．

脊髄損傷（spinal cord injury）

調べてみよう
脊髄損傷の損傷高位と運動麻痺，感覚障害の関係について調べてみよう．

LECTURE 6

MEMO
- 「残存機能，残存能力により動作方法を変更する」の例：利き手の手指の運動麻痺によって箸操作が困難になった場合，非利き手での箸操作を練習するなど．
- 「代償手段を活用する」の例：上肢近位部の筋力低下によって食物を口に運べなくなった場合，ポータブルスプリングバランサー（PSB；後述）を利用することで，弱い筋力でも口まで運べるようになるなど．
- 「心身機能・身体構造を改善する」の例：上肢や手指の運動麻痺によって箸操作や口までの移動が困難になった場合，運動麻痺を改善する練習を行うなど．

MEMO
非利き手での箸の操作中に，環指上で近位箸がずれることに関する報告
- 非利き手で箸を操作した際の近位箸のずれが大きいほど，操作時間が延長する[2]．
- 非利き手で箸を操作した際の近位箸のずれが大きいほど使い心地が低下し，日常生活で使おうと思いにくい[2]．
- 近位箸と環指とのずれが大きい人のずれを抑制することは，操作時間の短縮，操作の印象の向上に寄与する[3]．

表 1　箸の操作練習の段階づけ

持ち方の練習①
*1. 箸の持ち方の練習：セラピストが対象者の身体機能と習得能力から持ち方を決定して指導する
*2. 箸の基本操作の練習：箸先だけを合わせる練習（箸先がだいたい合えばよい）
動かし方の練習①（丸木箸を使用）
3. つまみの練習：2〜3 cm 四方の発泡スチロールで練習（摩擦：大） 箸先を移動させ物体に位置と向きを合わせる練習
4. 箸先を合わせる練習：2 cm 未満の発泡スチロールで練習（合わせ幅：小）
5. 箸先を開く練習：3 cm 以上の発泡スチロールで練習（つまみ幅：大）
持ち方の練習②
**6. 箸の平行調整の練習 1：ゴムひもを 2 本以上同時につまむ練習
**7. 箸の平行調整の練習 2：太糸（1〜5 mm）を 2 本以上同時につまむ練習
実際場面による箸の使用練習
***8. 食事時に箸を使用するように指導
認知の練習①（丸木箸を使用）
9. 重心位置の発見の練習 1：丸木（1 cm 径，3 cm 以上の長さ）のつまみ練習（重心点）
10. 重心位置の発見の練習 2：小豆，ビー玉，金時豆でのつまみ練習（重心点）
動かし方の練習②（四角木箸を使用）
11. 箸の回旋調整の練習：小豆，ビー玉，金時豆でのつまみ練習（重心点）
認知の練習②（塗箸を使用）
12. 重心位置の発見の練習 3：丸木（1 cm 径，3 cm 以上の長さ）のつまみ練習（重心点）
13. 重心位置の発見の練習 4：小豆，ビー玉，金時豆でのつまみ練習（重心点）

*物体をつまむ練習前の基本：身体機能から持ち方を決定し，その方法を指導する．
**箸の持ち方の練習の応用：物体のつまみ幅になるように 2 本の箸を平行にする．
***箸操作の基本が行えるようになったら，実際に活用する．食事は実践練習が大切．
（清宮良昭：高齢者・障害者の生活を分析．作業療法 1999；18〈6〉：453-61[1] をもとに作成）

(2) 食器の把持・操作

押さえる，傾ける，持ち上げることなどが行われる．これは，食事具の把持・操作や食物の口への取り込みの際の食事具の作用部の位置を変化させる動きと同様に，主に，手指，手関節，前腕の繊細かつ協調的な運動により行っている．そのため，手指，手関節，前腕において関節可動域，筋力，随意運動機能などが低下している場合は，動作に合わせて，それらを必要かつ十分に改善させる練習を行う．運動および動作が困難な場合には，動作の目的を明確にしたうえで反復練習を実施する．

(3) 食事具や食器による口への運搬

食物を口元に運ぶための食事具や食器を把持する手部の位置を変化させることは，主に，肘関節と肩関節の協調的な運動により行っている．肘関節と肩関節において関節可動域，筋力，随意運動機能などが低下している場合は，動作に合わせて，それらを必要かつ十分に改善させる練習を行う．食事中は上肢を持ち上げた状態を保持することが必要なため，それに耐えうる肩甲帯の筋持久力の向上も重要である．運動および動作が困難な場合は，動作の目的を明確にしたうえで反復練習を実施する．

食事具や食器による口への移動や食物の口への取り込みに際しては，上肢の運動や動作を補完するように頸部や体幹の運動も起こる．頭部や体幹は見やすさにもかかわるため，これらの部位の機能の維持・向上も重要である．

頭部，上肢，体幹，下肢は連なっているため，食事動作の練習においては，相互に協調した動きができるようにすることで，安定した食事動作が獲得される．

3）自助具の使用

(1) 自助具箸の使用

箸の把持・操作が上達しない場合には，自助具箸を使用する（**図 5**）．これらの自

LECTURE 6

MEMO
箸の把持・操作練習の継続に関する報告[4]
箸の操作は練習により筋活動量が減少する作業であり，3 日目から必要最低限の力での操作が可能になる．母指球筋群の筋活動量が小さくなると，球体移動時間（直径 30 mm の球体を箸でつまみながら 30 cm の高さの台に移動させた後，それを離すことを繰り返す時間）が短縮し，使い心地や日常で使おうという意欲が強くなる．手指屈筋群の筋活動量が小さくなると，球体移動時間が短縮する．

MEMO
市販の自助具箸には，楽々箸，箸ぞうくんなどがある（図 5）．

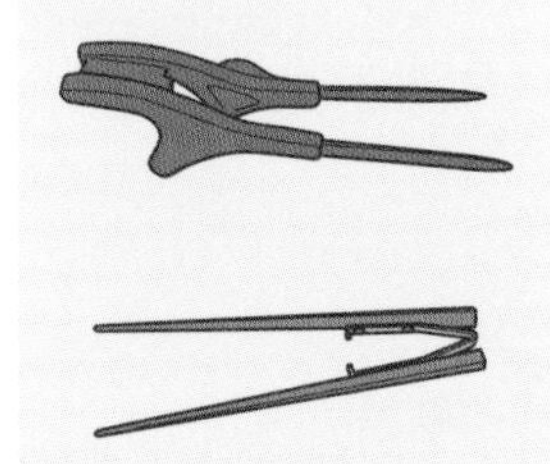

図 5　自助具箸

MEMO
構造が異なる 3 種類の箸（普通の箸，楽々箸，箸ぞうくん）を使用する際の手指動作に関する報告[5]
- 普通の箸と楽々箸，箸ぞうくんとでは，運動範囲が異なる手指関節が数多く認められる．
- 普通の箸と楽々箸とでは，遠位箸と母指との接触点の移動距離と IP 関節の屈曲運動範囲が異なる．

助具箸の多くは，2本の箸の一部が連結されているため，箸先を合わせる，つまり，つまむことが非常に容易になる．箸が開く方向にばねの力がはたらくようになっているものもあり，それによって，手指の屈曲方向の力を緩めることで箸が容易に開く．そのため，食事動作をより早期に獲得するためには有効な手段である．一方，これらは2本に分かれた普通の箸とは構造が異なるため，操作方法とその手指動作が異なる．普通の箸を把持・操作することを獲得する箸の操作練習の前段階として使用することは手指動作の学習上，効率がよくない．

(2) 食事具の工夫

スプーンやフォーク，ナイフなどの食事具を把持する際には，手指関節を十分に屈曲させることが必要であるが，困難な場合には，食事具の柄を太くするためのスポンジ製のグリップを装着することで把持が容易になる．握力の低下や手指関節の屈曲が困難な場合には，スプーンやフォークなどの食事具を取り付けた万能カフ（**図6**）を手掌部に装着することで手部と食事具を一体化させられる．

スプーンやフォークを口元に運ぶ際には，肘関節を十分に屈曲させることが必要であるが，困難な場合には，食事具の柄を長くすることで，作用部の口元への到達が容易になる．

スプーンやフォークを使って食物を口元まで運んだ後には，口に取り込むためにそれらの作用部を口に向けることが必要である．しかし，手指関節や手関節の動きに制限がある場合には，作用部が口側に向くように曲げられた首曲がりスプーンや首曲がりフォークを使用することで口への取り込みが容易になる．

(3) 食器などの工夫

スプーンで食物をすくう際に食器を傾けることもあるが，運動麻痺などにより皿を傾けることが困難になった場合には，縁が高く，内側に巻き込まれたようになっている食器（**図7**）やフードガード（皿の縁に取りつける壁のような自助具）を使用するとよい．スプーンを縁に当てるように動かすことで，食器を置いたままですくうことができる．この際，食器がずれないように，底にシリコンゴムの滑り止めがついている食器や，テーブル上に敷く滑り止めマットなどを使用するとよい．

4) 装具の使用

脳血管障害や脊髄損傷により，肘関節や肩関節，肩甲帯の運動麻痺が出現し，食物を口元に運ぶための食事具を把持する手部の位置を変化させることが困難な場合は，バランス式前腕補助具（**図8**）やポータブルスプリングバランサーを使用する．バランス式前腕補助具は，ボールベアリングを利用することにより，わずかな随意運動機能や筋力でも，肘関節，肩関節，肩甲帯の動きを代償する装具である．ポータブルスプリングバランサーは，スプリングの張力で上肢の重さを軽減し，三次元アームのはたらきで上肢の動きをスムーズに誘導することにより，わずかな随意運動機能や筋力でも，肘関節，肩関節，肩甲帯の動きを代償する装具である．

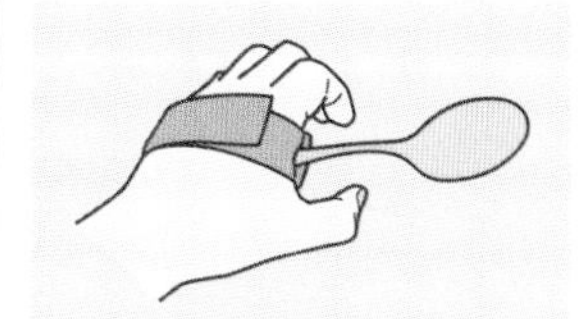

図6　万能カフ

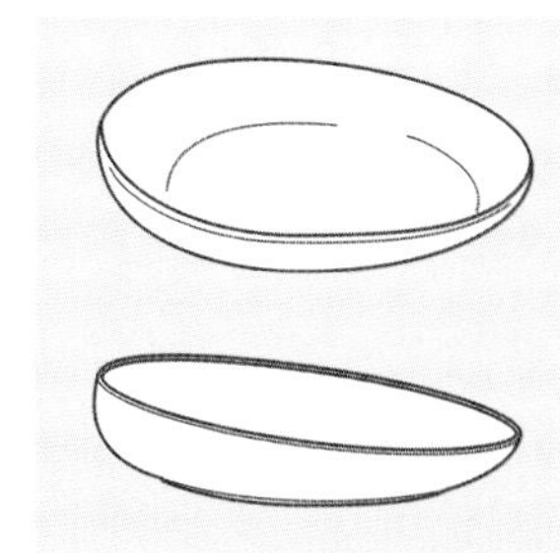

図7　すくいやすい変形皿

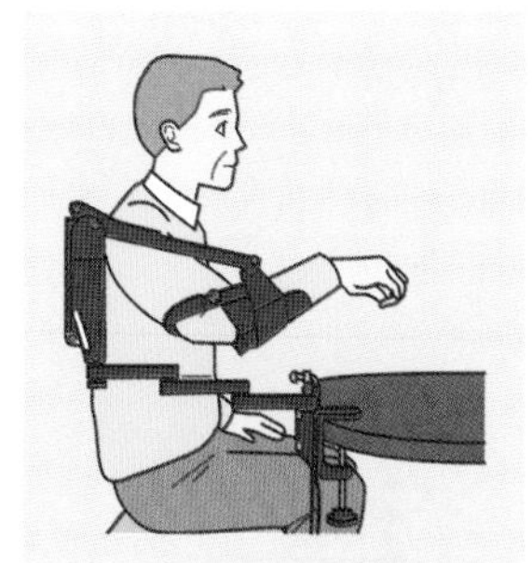

図8　バランス式前腕補助具

バランス式前腕補助具
(balanced forearm orthosis：BFO，ball-bearing feeder orthosis：BFO，mobile arm support：MAS)
ポータブルスプリングバランサー
(portable spring balancer：PSB)

LECTURE 6

■引用文献

1) 清宮良昭：高齢者・障害者の生活を分析．作業療法 1999；18（6）：453-61.
2) 平川裕一，上谷英史ほか：非利き手での箸操作中における近位箸のずれの大きさと操作時間，操作印象との関係．日本作業療法研究学会雑誌 2011；14（1）：1-6.
3) 平川裕一，上谷英史ほか：非利き手での箸操作中における近位箸のずれを抑制することが操作時間，操作印象に及ぼす影響．日本作業療法研究学会雑誌 2014；17（2）：23-8.
4) 上谷英史，平川裕一ほか：非利き手での箸操作練習を継続した際の筋活動と操作時間，操作印象との関係．総合リハビリテーション 2012；40（12）：1533-9.
5) 平川裕一，上谷英史ほか：普通箸および自助具箸使用中における手指動作の分析．日本作業療法研究学会雑誌 2015；18（1）：43-9.

実習

1．食事動作に影響を及ぼす要因の検討

実習目的

食事は，テーブルの高さや食器の大きさ・深さ・形状，食事具，食事具の持ち方，姿勢などの違いによって，上肢の各関節の位置や運動範囲，食物の見やすさが異なることを理解する．

準備物品

背もたれ付きの椅子，昇降式テーブル，食器（浅い皿，どんぶり，マグカップなど），食事具（スプーン，首曲がりスプーン，箸など），食品（粘性がなく，スプーンですくうことができ，箸でつまむことができるもの〈麦チョコ，柿の種など〉），ビデオカメラ２台．

手順

対象者役は，食事動作に影響を及ぼすような身体運動の制限がない健常者１人．

1）環境設定（図 1）

①対象者役は椅座位で，テーブルの高さは普段の食事時の高さに設定する．

②食品を入れた浅い皿を，スプーンですくったり，箸でつまんだりしやすいテーブル上の位置に置く．

③座面より上方を撮影できるように，ビデオカメラを正面と側方に設置する．

2）課題動作

①２台のビデオカメラ撮影下で，上記の設定において，浅い皿に入れた食品を，普段の姿勢で，普段の持ち方で持ったスプーンですくって口に入れる（**表 1a**）．

②これを数回繰り返す．

③同様に，**表 1b～k** の条件で動作を行う．このとき，食器の位置は変えない．

実習課題 1

- 各条件について，以下の組み合わせで行い，ビデオ撮影像から頭部と上肢の各関節の位置と運動範囲を比較し，その理由を考察する．
- 対象者役から食物の見やすさ，見にくさを聴取して比較し，その理由を考察する．
  - ①**表 1a**，b，c の比較：テーブルの高さの違い
  - ②**表 1a**，d，e の比較：食器の大きさ，深さ，形状の違い
  - ③**表 1a**，f，g の比較：食事具の違い
  - ④**表 1a**，h，i の比較：食事具の持ち方の違い
  - ⑤**表 1a**，j，k の比較：姿勢の違い
- 身体運動に障害がある人への応用を検討し，まとめる．

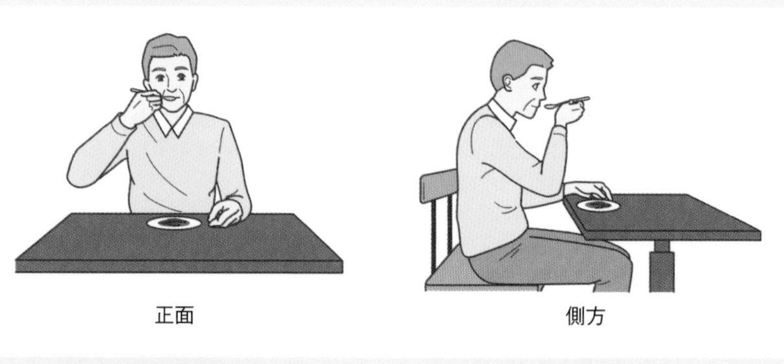

図 1　環境設定と課題動作

ここがポイント！
条件の違いによって，上肢の各関節の位置や運動範囲，食物の見やすさは異なる．すなわち，上肢の各関節の位置や運動範囲，食物の見やすさが変化した人（身体運動に障害がある人）は，条件を変えることで食事動作獲得の可能性があることを理解する．

表 1 食事に影響を及ぼす要因の検討

	姿勢	テーブルの高さ	食器	食事具・持ち方
a	普段と同様（軽度前傾位）	普段と同様	浅い皿	スプーン・普段の持ち方
b	普段と同様（軽度前傾位）	普段より 10 cm 高い	浅い皿	スプーン・普段の持ち方
c	普段と同様（軽度前傾位）	普段より 10 cm 低い	浅い皿	スプーン・普段の持ち方
d	普段と同様（軽度前傾位）	普段と同様	どんぶり	スプーン・普段の持ち方
e	普段と同様（軽度前傾位）	普段と同様	マグカップ	スプーン・普段の持ち方
f	普段と同様（軽度前傾位）	普段と同様	浅い皿	首曲がりスプーン・普段の持ち方
g	普段と同様（軽度前傾位）	普段と同様	浅い皿	箸・普段の持ち方
h	普段と同様（軽度前傾位）	普段と同様	浅い皿	スプーン・前腕回内位で全指握り
i	普段と同様（軽度前傾位）	普段と同様	浅い皿	スプーン・前腕回外位で全指握り
j	普段より浅く座り，背もたれに寄りかかる（後傾位）	普段と同様	浅い皿	スプーン・普段の持ち方
k	普段より深く座り，背もたれに背をつける（前・後傾中間位）	普段と同様	浅い皿	スプーン・普段の持ち方

2. 非利き手での箸の操作の体験

実習目的

伝統的な箸の持ち方・動かし方を理解し，その指導方法を検討する．

準備物品

箸（丸木箸，四角木箸，塗箸），講義・**表 1** 内の物品（2〜3 cm 四方の発泡スチロール，2 cm 未満の発泡スチロール，3 cm 以上の発泡スチロール，ゴムひも，1〜5 mm の太糸，1 cm 径で 3 cm 以上の長さの丸木，小豆，ビー玉，金時豆）．

手順

①講義・**図 3** を参考にし，利き手での普段の箸の持ち方・動かし方との共通点および相違点を観察する．

②利き手での普段の箸の持ち方・動かし方から，手指の位置や運動を変えることで箸の操作が困難になることを体験する（**図 2**）．

③非利き手において，伝統的な箸の持ち方・動かし方を体験する．

④非利き手において，伝統的な箸の持ち方・動かし方ができるようになってきたら，講義・**図 4** の条件および講義・**表 1** の箸の操作練習の段階づけを体験する．

実習課題 2

- 伝統的な箸の持ち方・動かし方が理にかなった操作方法である理由を分析する．
- 伝統的な箸の持ち方・動かし方の指導方法を検討し，まとめる．

ここがポイント！

箸の把持・操作練習においては，箸先と物体の関係性の難易度に着目しやすいが，手指動作の学習が中心となるため，一定の持ち方による動かし方を練習することが重要である．指導に際しては，それらのポイントを明確にする必要があることを理解する．

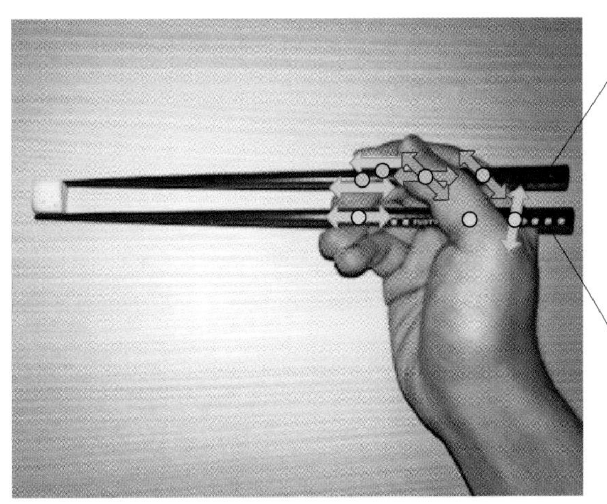

遠位箸
固定：示指基節部の側面
中指末節部の側面
母指指腹（上の 2 か所の中央あたり）
⇨いずれも接触面の位置を変える
閉じる運動：母指の指腹を中心とした回転運動
示指の PIP 関節と DIP 関節の屈曲運動
中指の PIP 関節と DIP 関節の屈曲運動
示指と中指のわずかな環指方向への運動
⇨母指の指腹下で動かす
示指と中指の環指方向への運動をしない
開く運動：母指の指腹を中心とした回転運動
中指の PIP 関節と DIP 関節の伸展運動

近位箸
固定：手掌の側面
環指末節部の側面
母指基節部（上の 2 か所の間）
⇨いずれも接触面の位置を変える
母指の IP 関節を屈曲位にする

図 2 手指の位置や運動の変更

PIP 関節：近位指節間関節，DIP 関節：遠位指節間関節，IP 関節：指節間関節．

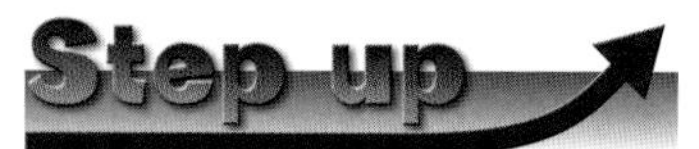

1．咀嚼，食塊形成，嚥下

食事の一連の動作のうち，食物を口に取り込んだ後に行う「咀嚼をし，食塊を形成する」「嚥下する」ことの概要を解説する．咀嚼，食塊形成，嚥下（図 1）は，構造，機能ともに非常に複雑であるため，詳細は成書による学習が必要である．

1）咀嚼

食物を口に取り込んだ後，それを飲み込みやすい状態にするために行われる．最初に，舌や頬の運動により，食物が歯の上に乗り続けるようにしながら，下顎の上下，前後，左右の運動により，食物をすりつぶす．大きな食物の場合は，この前段階として，前歯で噛み切る．また，半固形（ゼリーなど）やペースト状（ヨーグルトなど）の食物は，舌で硬口蓋に押し付け，押しつぶす．咀嚼中は，食物と唾液とを混合することにより，粘性を加えている．この間に口唇の閉鎖が不十分であると，食物をこぼしたり，唾液が流出したりすることがある．咀嚼が不十分な場合は「丸飲み」となる．

2）食塊形成

咀嚼によって細かくなった食物を飲み込みやすいように舌の上でまとめることである．このとき，舌はスプーンのすくう部分のような形状になる．

3）嚥下

食塊を舌で咽頭方向へ移動することから始まる．この間，軟口蓋は挙上して咽頭後壁と接することで，鼻咽腔を閉鎖して口腔内を陰圧にするとともに，鼻腔への食物の逆流を防いでいる．その後，嚥下反射が出現する．この間も，軟口蓋は挙上して咽頭後壁と接している，また，喉頭蓋により喉頭口を閉鎖することと，声門を閉鎖することで誤嚥を防いでいる．

咽頭部の通過時間は 1 秒程度である．食道上部にある上食道括約筋が弛緩することで食物が食道に流入し，蠕動運動にて胃に到達する．

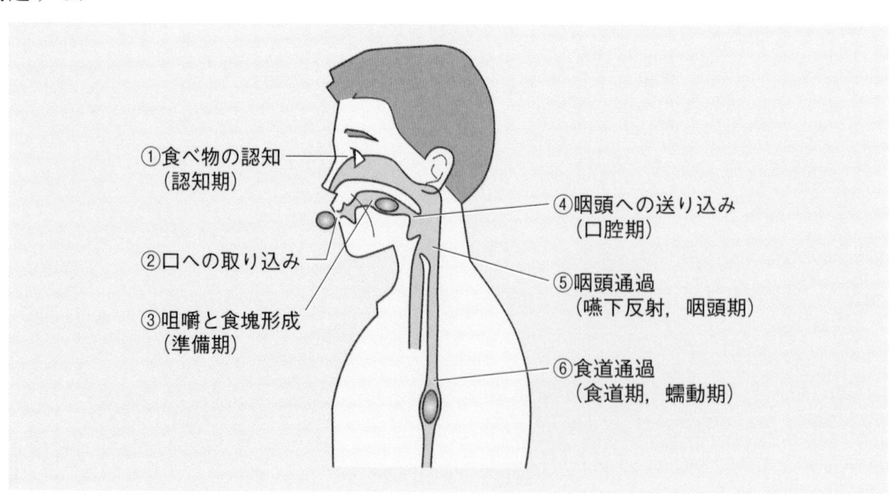

図 1　摂食・嚥下の流れ

2．喀痰吸引

喀痰吸引は，意識障害や呼吸筋力の低下，咳嗽反射の障害，多量で高粘稠な痰などにより，痰の喀出が困難な人に対して，カテーテルを用いて陰圧で吸引して取り除く技術である．食事訓練などを安全かつ適切に実施するために必要となる．セラピストが食事訓練をする際に必要となる吸引は，食物残渣や喀痰の吸引であるため，口腔内および鼻腔内の吸引が主となる．

実施にあたっては，養成機関や医療機関などにおいて必要な教育・研修を受けること，医師の指示のもと，多職種との適切な連携を図ることなどが求められている．そのため，吸引の目的，対象者の「心身機能・身体構造」，使用器具，適切な手技，急変時の対応など，十分な知識と技術を身につけなければならない．

更衣・整容動作

到達目標

- 更衣・整容動作は，その目的や対象者の背景によって，目標とする動作が異なることを理解する．
- 更衣・整容動作における問題を国際生活機能分類（ICF）の視点から理解する．
- 更衣・整容動作の手順の変更や自助具の適応などの練習プログラムが立案できる．
- 片麻痺の更衣動作における注意事項を理解する（実習）．

この講義を理解するために

更衣動作の練習は，臥位，端座位，立位など，対象者が更衣しやすい姿勢を考慮して実施します．しかし，疾患や何を行う際の更衣動作なのかにより，姿勢が限定されることがあります．排泄に関連する更衣であれば，下衣の上げ下げを狭いトイレ内で自立して行えることが求められます．入浴に関連する更衣であれば，衣服のすべてを脱衣所という限られた環境下で自立して行えることが求められます．

整容動作の練習では，年齢や性別，社会的役割などにより，目標とする動作が異なることに注意が必要です．

対象者の背景は，自立を考えるうえで重要な因子です．在宅療養者は時間的な制約が少ない状況にありますが，学生や社会人など多忙な人もいます．対象者により，動作が自立していると判断する因子が異なり，目標は変化します．

更衣・整容動作を学ぶにあたり，以下の項目をあらかじめ学習しておきましょう．

□ 対象者の生活場面，役割などの背景に注意することを理解しておく．
□ 骨折，変形性関節症，脳血管疾患，脊髄損傷，関節リウマチ，廃用症候群の対象者の身体機能の特徴について学習しておく．
□ 一般的に着用される衣服の種類を確認しておく．
□ 一般的に整容動作に用いられる道具を確認しておく．
□ 更衣・整容動作に用いられる自助具について調べておく．

講義を終えて確認すること

□ 更衣・整容動作の目的と目標が理解できた．
□ 更衣・整容動作を阻害する原因が理解できた．
□ 更衣・整容動作が行えない場合の対処法が理解できた．
□ 更衣・整容動作の練習プログラムが理解できた．
□ 片麻痺の更衣動作における注意事項が理解できた．

講義

1. 総論：更衣・整容動作

1) 更衣・整容動作とは

ADLは，文化や年齢，性別などの影響により，用いる道具や対象，手順などが大きく異なっている．更衣は，排泄や体温調節，外傷から皮膚を保護すること，身体の清潔を保つなどの機能的な側面と，入浴後や起床時の着替え，外出時の着替え，仕事における制服の着用など，TPOに応じた社会的な側面がある．急性期病院に入院して間もない対象者の場合，機能的な側面が大きい状態にあり，特に排泄に伴う更衣は，早期に自立が期待される動作である．また，自宅退院や復職などの回復期では，機能的な側面だけでなく，社会的な側面にも配慮が必要になる．介入する時期や年齢，社会的背景などによって，対象者が更衣動作を行う目的を考え，対象者と目標を共有する．

MEMO
TPO
time（時間），place（場所），occasion（場合，機会）の頭文字をとった和製英語．時間と場所，場合や機会に合わせて服装を選ぶなど常識的な対応をすること．

一方，整容動作は，洗顔や手洗い，整髪，爪切り，歯磨きなど衛生的な側面と，化粧やひげの手入れなど，その人らしさを表す社会的な側面があり，片手が使用できれば可能となる歯磨きや整髪，洗顔などの動作と，基本的に両手が必要となる手洗い，洗顔，爪切りなどの動作，鏡を見ることが必要となる化粧やひげ剃りなどの動作に分けられる．離床できない急性期の場合，手洗いや洗顔などは濡れタオルで拭くといった動作の簡略化が行われる．離床が開始され，移動能力が向上すれば，洗面所での練習が可能となる．病状が安定し精神的なゆとりが出てくる時期には，化粧やひげの手入れまで意識が向けられる．そのため，自宅退院や復職などをめざす回復期では，社会性を取り戻すために，化粧やひげの手入れなどの身だしなみまでの配慮が必要となる．

ここがポイント！
急性期や回復期，維持期などの介入時期によって目標となる動作が異なることを理解する．

ここがポイント！
更衣は，排泄や入浴などの動作に関連していることを理解し，また，更衣や整容は，その人らしさを示す動作であることを認識して介入する．

LECTURE 7

2) 国際生活機能分類（ICF）からとらえた更衣・整容動作

更衣や整容動作に関連する「心身機能・身体構造」としては，手順を理解する認知機能，安全性や正確性，動作の達成度をとらえる注意機能，関節の可動性や筋力・筋持久力，協調性や巧緻性などの機能がある．ICFで対象者を評価するためにはこれらの機能評価が必要であり，機能面に問題がある場合，回復の予測が重要となる．

国際生活機能分類
(International Classification of Functioning, Disability and Health：ICF)

「活動」は，一般的に機能的自立度評価法（FIM）を用いて評価する．更衣動作は，上衣（腰から上）・下衣（腰から下）に大別される．上衣は，ブラジャーなどの下着やシャツ，ガウンなどの衣服だけでなく，義手やコルセットなどの装具も含まれる．下衣は，パンツなどの下着，ズボンやスカート，靴下，ストッキング，靴の他に義足やシューホーンブレースなどの装具も含まれる．FIMでは衣服を収納場所から取り出すことも準備の能力として評価に含まれる．整容動作は，口腔ケア，整髪，手洗い，洗顔，ひげ剃りや化粧を評価する．口腔ケアは，歯磨きや入れ歯の手入れを評価し，整髪は櫛やブラシで髪をとくことなどを評価する．

「参加」は，対象者の家庭内や社会的な役割を評価する．文化的，政治的，宗教的など広い範囲の視点からとらえ，対象者に確認する．対象者の役割により，更衣や整容動作の目標が大きく変化することに注意する．ほとんど家庭内で生活する高齢者の場合，寝間着に近い衣服の更衣動作の自立が目標となるが，学生や社会人の場合，短時間で体操服や制服などに着替えられる動作の自立が目標となる．一方，整容動作の自立度は，接客業や美容関連の職種などで高い能力が求められる．

機能的自立度評価法
(functional independence measure：FIM)
▶ Lecture 2：図4，表2参照．

健常者では更衣・整容動作の目的を特に意識することはないが，対象者には一つ一つの動作の目的を明確にし，達成度の違いを認識しなければ目標の共有につながらないことを理解しておく．

2. 更衣・整容動作の基本事項

1）更衣動作の手順

一側下肢の骨折や人工股関節，人工膝関節などの手術後の場合は，患側下肢からズボンの裾を通して，その後健側下肢のズボンの裾を通す方法により，スムーズに着衣が可能である（**図3**）．脱衣時は，健側下肢からズボンを脱ぎ，最後に患側下肢のズボンを脱ぐ．一側上肢の骨折，鎖骨骨折などの場合も同様に，着衣時は患側から，脱

覚えよう！

衣服の名称
記録したり，指導時の声かけを統一するために，衣服の名称を正しく理解しておく必要がある．ズボンの名称を図1に，前開きシャツの名称を図2に示す．

股上
ウエスト回り
股下
裾
裾口

図1　ズボンの名称

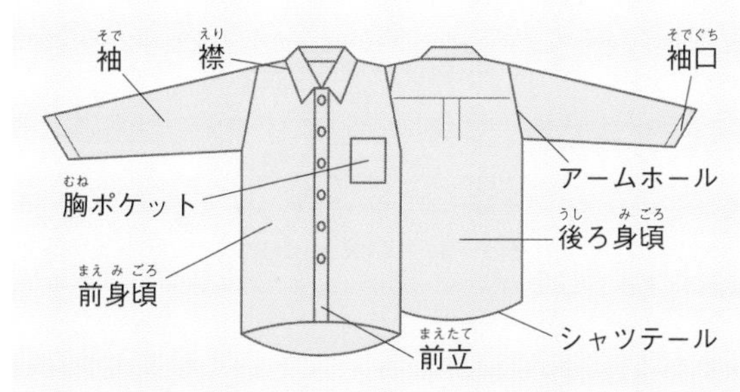

図2　前開きシャツの名称

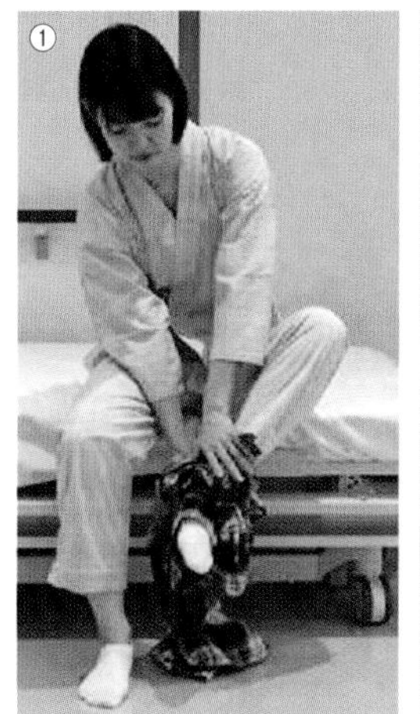
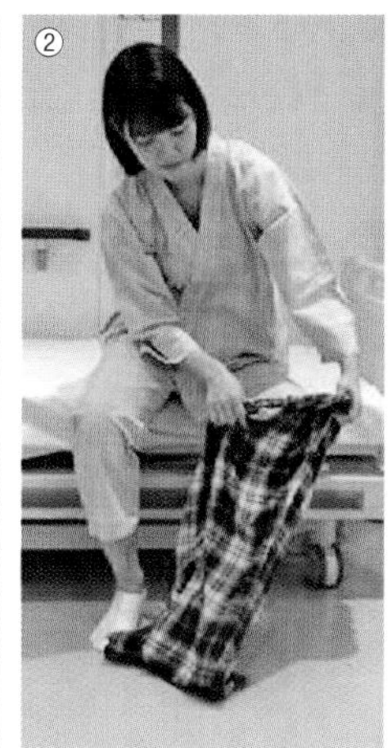
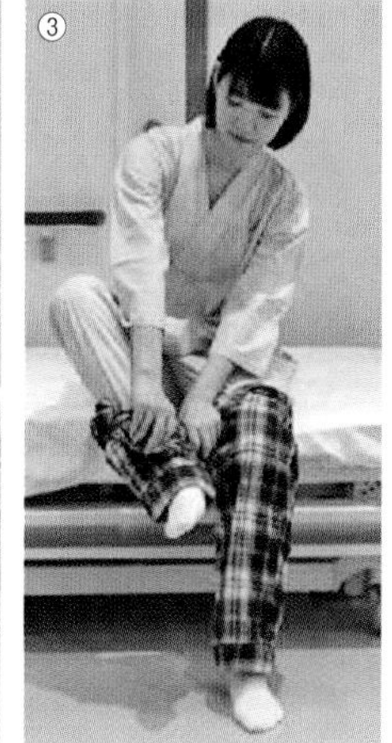
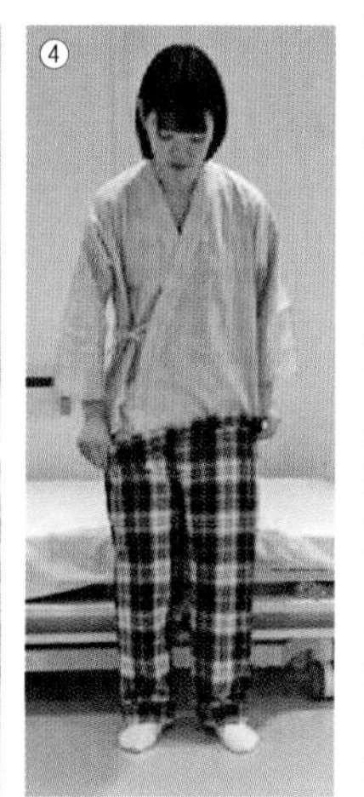

図3　左大腿骨頸部骨折におけるズボンの着用手順
①左手で左下肢（患側）を支え，右手でズボンのウエスト回りを持ち，左裾に左下肢を入れる．
②両手でズボンのウエスト回りを持ち，ズボンを引き上げる．
③両手でズボンのウエスト回りを持ち，右下肢を右裾に入れる．
④起立してズボンを引き上げる．

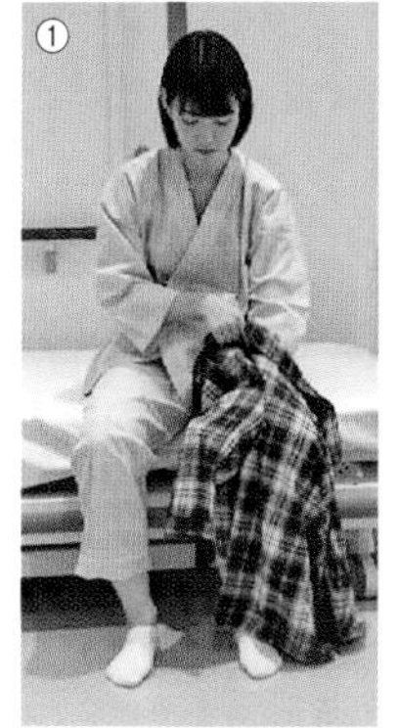
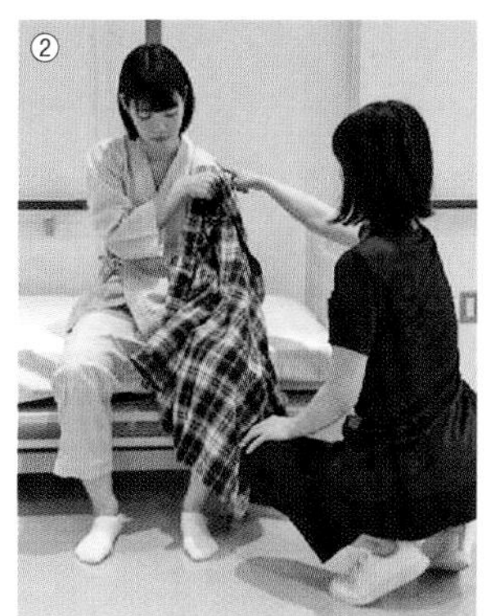
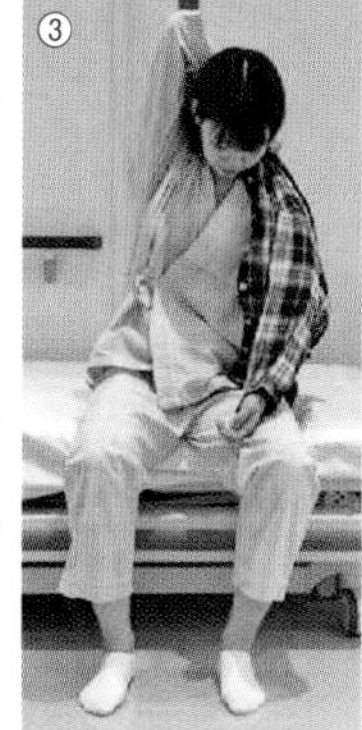
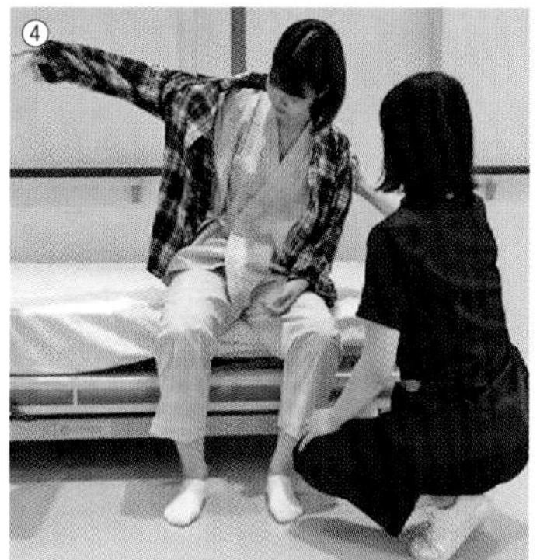
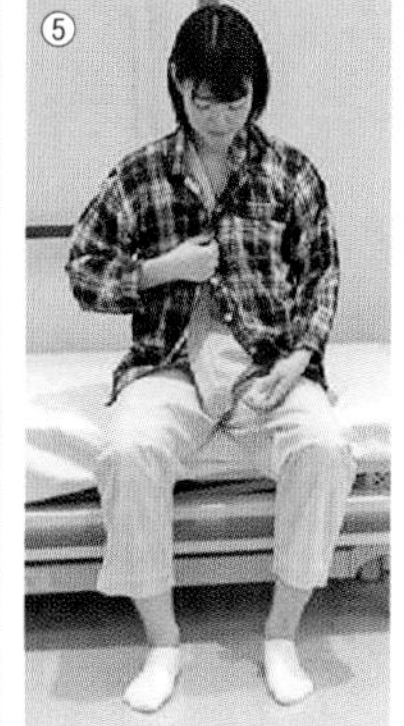

図4　左片麻痺における上衣（前開きシャツ）の着用手順
①右手（健側）で左袖のアームホールを持ち，左袖を左手（患側）に通す．
②右手で襟を持ち，肩までしっかり引き上げる．
③右手で襟を持ち，服を背中に回す．
④右手を右袖に通す．
⑤左右のボタンの高さを確認し，右手でボタンを留める．

衣時は健側から更衣を実施する．脳卒中片麻痺で麻痺が重度な場合も，着衣は患側から，脱衣は健側からの順序で更衣を実施する（**図 4**）が，衣服の種類によってさらに細かな手順の変更が必要となる．

気をつけよう！
更衣動作をFIMで評価する場合，「しているADL」を評価するため，実際に対象者が着用する衣服を準備しておくとよい．

「できるADL」と「しているADL」
▶ Lecture 1 参照.

2）衣服の種類と工夫

衣服の種類には，かぶりシャツ，前開きシャツ，パンツやブラジャーなどの下着，ズボンやスカート，靴下やストッキングなどがある．帽子や手袋，ネクタイ，靴，必要な対象者には装具も含まれる．素材による吸水性や伸縮性，摩擦や厚みの違い，動きやすさや扱いやすさの違いなどの知識が必要である．さらにデザインの違いやサイズの違いによって，着やすさや着心地も異なる．通常は，伸縮性が適度にあり，ゆったりしたデザインの衣服から開始する．

高次脳機能障害では，衣服に目印をつけることや袖の長さに変化をつけること（タンクトップ→半袖シャツ→長袖シャツ）で更衣動作の段階づけを行う．脊髄損傷では，障害レベルに応じて衣服にループを付け，引き上げや引き下ろしをスムーズにする（**図 5**）．

自助具
▶ Lecture12 参照.

3）更衣動作の自助具

更衣動作で一般的な自助具は，リーチャー，ソックスエイド，ボタンエイドがある（**図 6**）．リーチャーやソックスエイドは，手足が衣服に届かない部分を補うものであり，主に関節可動域の制限が問題となる場合に用いられる．ボタンエイドは，ボタンの留め外しに必要な巧緻性を補うものであり，関節リウマチで多く用いられる．

4）整容動作の手順

洗顔や手洗いなどの動作は，動作の手順を変更することが困難である．脳卒中片麻痺の場合，片手での動作遂行を余儀なくされることが多い．歯磨きでは電動歯ブラシの使用を，ひげ剃りではT字型カミソリから電動ひげ剃りの使用を検討するなど，手順の変更ではなく，道具の変更により動作の自立度を向上させることが多い．一方，化粧の場合は，利き手が使用できない場合，非利き手による化粧道具の使用が必要となり，利き手を交換する動作学習を促す．

5）整容動作の自助具

整容動作で一般的な自助具は，長柄ブラシ，台付き爪切りである（**図 7**）．長柄ブラシは，手が頭髪に届かない部分を補うものであり，主に関節可動域の制限が問題となる場合に用いる．台付き爪切りは，両手動作が困難な場合に用いるものであり，主に脳卒中片麻痺にて健側の上肢の爪を切るために使用する．

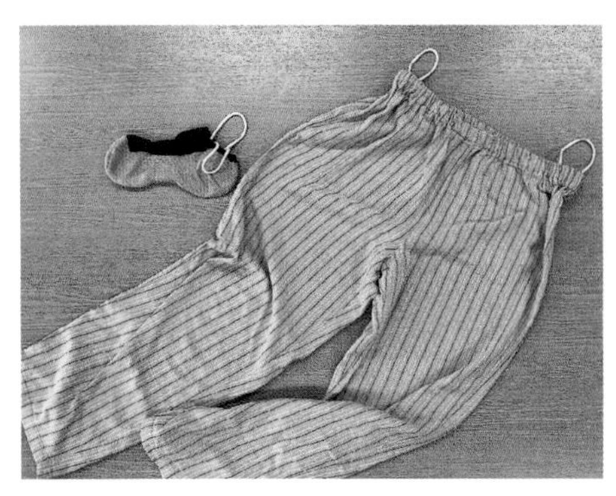

図 5　ループ付きズボンと靴下

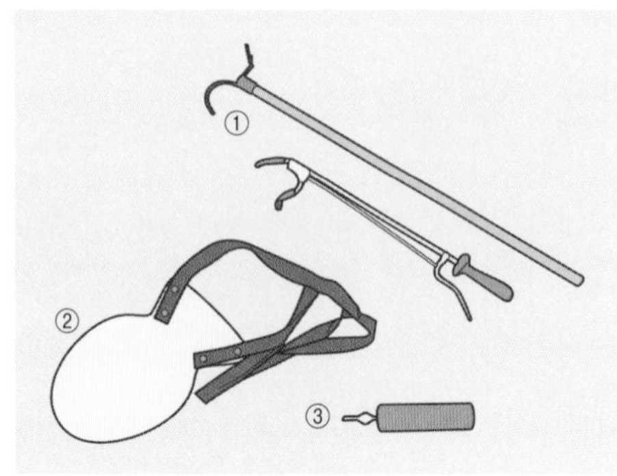

図 6　更衣動作の自助具
①リーチャー，②ソックスエイド，③ボタンエイド．

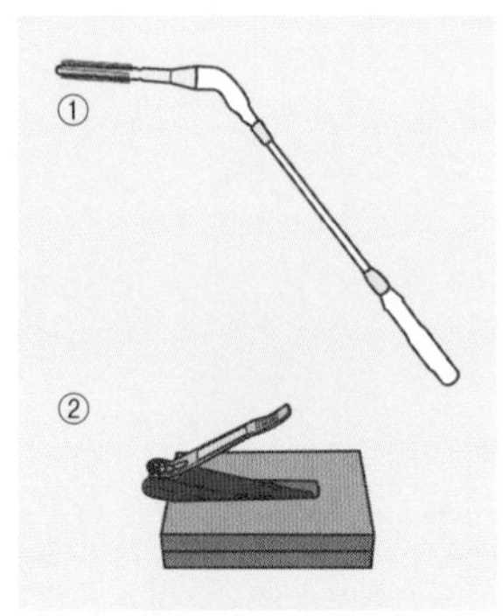

図 7　整容動作の自助具
①長柄ブラシ，②台付き爪切り．

3. 評価における留意点

1) 対象者の背景

対象者の年齢，性別，社会的な役割，生活場面などの背景は，動作の目標を設定するうえで重要な評価項目である．また，受傷前の状態がすでに介助の状態であった対象者と ADL が自立していた対象者ではめざす目標は異なる．

2) 関節可動域

動作を阻害する原因として，関節可動域の制限がある．骨折や変形性関節症の場合，治療上の固定により関節可動域の制限が認められる．脳卒中片麻痺の場合は，発症後の管理不足により二次的な拘縮をきたしている場合がある．特に，脳卒中片麻痺の手指の伸展制限は，爪切りを行う際に問題となり，指が開かない場合は皮膚の衛生面が問題になる．脊髄損傷では，受傷後の管理不足がなければ関節可動域の制限は問題にあがらないが，関節リウマチでは，関節破壊によって多関節に可動域の制限が認められる．廃用症候群では，入院前に ADL がある程度自立していれば，介入時に関節可動域の制限が問題になることは少ない．

3) 筋力，筋持久力

脳卒中片麻痺では，筋力の量的な問題と質的な問題の 2 つの側面を考慮するが，骨・関節疾患では，基本的に筋力の量的な問題を検討する．

量的な問題では，抗重力位での運動レベル（徒手筋力テスト〈MMT〉3）では不十分であり，軽度の抵抗に打ち勝つことのできる運動レベル（MMT 4）が必要である．特に，更衣や整容に用いる器具を操作する手指の筋力は MMT 4 以上が必要になる．

質的な問題では，患側の上下肢が動作に参加するために，共同運動に支配されている状態から分離した動きができるようになる必要がある．しかし，患側の上下肢が動作に参加しない場合，高次脳機能と健側に問題がなければ，手順の変更により動作は可能となる．

更衣動作で問題となる筋持久力は，姿勢保持に関する持久力である．更衣動作では，座位が可能になれば上衣の練習を開始し，起立が可能になれば下衣の練習を開始する．しかし，座位や立位などの姿勢を保持する筋持久力が乏しい場合，動作の自立は阻害される．一方，脊髄損傷では，上衣，下衣ともにベッドをティルトアップさせて長座位で行う場合が多く，長座位を保つための上肢の筋持久力が重要となる．

整容動作では，手洗いや洗顔を洗面所で行う際の立位保持に関する筋持久力が問題となる．また，足指の爪切りやマニキュアを塗るなどの足尖へのリーチ動作時に姿勢保持能力を問題とすることもある．

4) 巧緻性

巧緻性は，衣服の操作やボタンの留め外し，ひも結びやファスナーの上げ下げなど，更衣動作において必要な機能である．整容動作では，爪切りや化粧などの動作で比較的高い巧緻性が必要である．手指に骨折がない限り，骨折や変形性関節症で巧緻性が大きく低下することはない．脳卒中片麻痺では，手指の麻痺が重度になれば両手動作が大きく阻害される．脊髄損傷では，胸髄損傷以下では問題にならないが，頸髄損傷では，多くの場面で自助具が必要となる．関節リウマチでは，手指の変形が強ければ巧緻性は大きく低下し，自助具が必要となる．

5) 高次脳機能障害

脳卒中片麻痺では，高次脳機能障害が動作を阻害する大きな問題となる場合がある．更衣・整容動作に影響を与える高次脳機能障害は，注意障害や構成失行，半側空間無視，観念失行，観念運動失行などである．損傷半球によって障害が異なるので，

関節可動域
(range of motion : ROM)

調べてみよう

ADL を遂行するために必要な各関節の ROM の目安を理解しておくと問題となる ROM がとらえやすい．

ここがポイント！

筋力の量的な問題と質的な問題

脳血管疾患における運動麻痺は，筋力の量的な問題と，共同運動パターンによる影響や分離運動の未熟さによる動作の拙劣さなどの質的な問題を考慮する必要がある．一方，骨・関節疾患の場合は，筋力の量的な問題のみを考慮すればよい．

徒手筋力テスト
(manual muscle testing : MMT)

ここがポイント！

巧緻性の低下が動作を阻害している場合，巧緻性の練習よりも道具の変更や自助具の使用を早急に検討するほうが対象者にとって有益であることが多い．

MEMO

- **注意障害**
  集中すること，持続すること，分散させること，切り替えることの 4 つの障害に分類される．
- **構成失行**
  視力や視野に問題がないのに，物の形や空間における位置関係が把握できない．
- **半側空間無視**
  視力や視野に問題がないのに，損傷された大脳半球病巣と反対側の刺激を認識できない．
- **観念失行**
  物の名前や用途を説明することはできるのに，実際に順序立てて一連の動作ができない．
- **観念運動失行**
  自発的な行動は可能であるのに，口頭指示や模倣による動作ができない．

損傷部位を確認し動作を観察する．

6）その他

廃用症候群や認知症を伴う対象者では，意欲の低下や動作の理解力の低下，更衣・整容動作そのものの必要性が認識できないなどの問題が認められる．

4．障害・疾患における特徴

1）骨・関節疾患

疼痛が強いほど動作の自立度が低く，介助量が大きくなる．また，治療に伴う固定期間が長いほど関節可動域の制限が問題になりやすく，動作の達成までに時間を要する．脊髄損傷では，損傷レベルで動作の自立度が大別されるため，残存機能の評価が重要となる．関節リウマチでは，関節の損傷程度が関節可動域の制限に直結し，多くの対象者で筋力低下が認められるため，衣服や自助具，整容に用いる道具の軽量化を検討する．

2）脳血管疾患

麻痺の程度にかかわらず，高次脳機能障害を認める場合に動作の自立度が低くなりやすい．更衣・整容動作の練習では，繰り返しによる動作学習を促すことが中心になるため，動作学習に影響を及ぼす高次脳機能障害の評価は重要である．

3）廃用症候群

筋力，筋持久力の低下が特徴的である．一般的に低栄養状態にあることが多く，フレイルやサルコペニアといった問題から，筋力，筋持久力の低下をきたしていることが多い．リハビリテーションだけでなく，栄養状態を適切に管理することによって動作能力の向上が期待できる．

MEMO

● フレイル（frailty）
日本老年医学会が 2014 年に提唱した概念で，「虚弱」を意味する．

● サルコペニア（sarcopenia）
加齢や疾患により，筋肉量が減少すること．

5．更衣動作への介入

1）衣服の準備

練習する衣服が対象者の目的に合致しているか確認する．急性期の対象者が更衣動作の自立のために用いる衣服は，病院指定のものが多い．一方，回復期にある対象者が退院前に練習する衣服は，本人が実際に外出する際の衣服でなければならない．生活範囲を想定した場合，外出時に重ね着することも考慮し，下着やシャツ，ジャケットを重ねて着る練習もできるように準備する．

脊髄損傷では，実際に着用する衣服にループを付けておくことや，伸縮性に富んだ素材の衣服を準備することも必要である．高次脳機能障害では，衣服の柄が認識を阻害することや，袖や前身頃，後ろ身頃の色が位置関係の把握を助けることもある．対象者の目的や状態により，更衣動作の練習に用いる衣服を考慮する．

2）更衣動作の学習効果を高める練習

対象者が実施可能な動作手順を指導する場合は，手順の学習を促すため，手順を明確にして，繰り返し練習させる．練習する場面や姿勢，衣服が毎回違うと学習が妨げられるため，衣服の種類と場面設定，姿勢，手順をしっかりと定義し，説明する．

ここがポイント！
更衣動作を学習する練習では，練習する場面や姿勢，衣服を一定にする．

骨折や変形性関節症は，1～2 回の練習で動作を習得できるが，脳卒中片麻痺では，患側の上下肢を含めたボディイメージの再構築や学習能力の低下，高次脳機能障害などにより数回～数十回の練習が必要になることもある．脊髄損傷では，練習できる姿勢が限定されること，損傷レベルによって残存機能が大きく異なることにより，多くの練習が必要になる．

3）自助具の使用練習（図 8）

ソックスエイドの使用
▶ Lecture 12・Step up 参照．

リーチャーやソックスエイドなど関節可動域の制限を補う自助具の使用練習は 1～

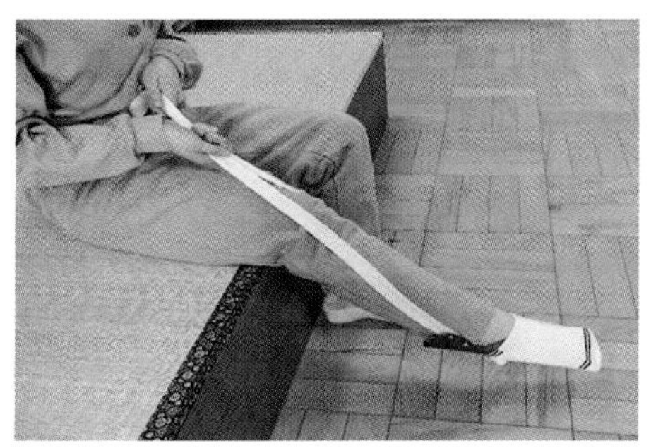

図８ ソックスエイドの使用練習

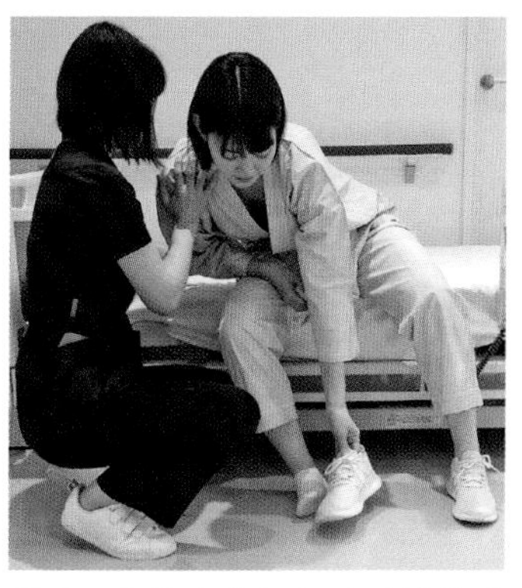

図９ 右片麻痺における靴着脱時の危険な場面

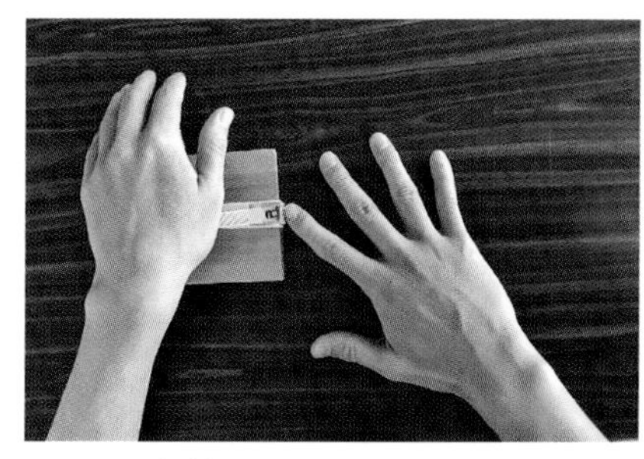

図10 台付き爪切りの練習（左片麻痺）
①右手（健側）で爪切りの押し手を反転させる．
②爪切りの刃の部分に，右手指の爪を当てる．
③左手（患側）の手掌を使い，爪切りの押し手を押さえ，爪を切る．

2回で十分であるが，ボタンエイドなど巧緻性を補う自助具は，対象者により複数回の練習が必要になる．しかし，多くの練習が必要な自助具は，本来，自助具としては望ましくない．自助具は，対象者が使って便利だと認識できるものでなければならない．

4）転倒に対する注意

脳卒中片麻痺の座位における更衣動作では，靴下や靴の着脱時にバランスを崩して転倒する危険性がある（**図9**）．上体を大きく前傾する姿勢では，前方に転倒することを予測して，セラピストは対象者の前面に位置し，転倒を未然に防ぐ．また，下衣の上げ下ろしの練習時に認められる膝折れやバランスを崩すことによる転倒なども，セラピストは事前の予測に基づいてリスク管理をする．

5）病棟における更衣動作

更衣動作の練習で，「している ADL」レベルまで習熟度を高めるためには，対象者の動作レベルを判定し，介助が必要であれば，どの部分を介助すべきかを明確にして，関係部署に連絡する．

大腿骨頸部骨折において，「術後，下衣の上げ下ろしが見守りレベルで可能」となっていれば，病棟看護師に見守りを依頼したうえで過介助にならないように申し送りをする．病棟看護師へは，手すりが前方にあり片手支持ができる状態であれば下衣の上げ下ろしが可能であることや，手すりの支持なしでも下衣の上げ下ろしが可能であることなど，対象者の状態を具体的に伝達し，動作を提案していく．

6．整容動作への介入

1）使用する道具の準備

整容動作の練習で使用する道具は，衛生面から対象者個人の道具とし，破損しないように注意深く管理する．電動歯ブラシや電動ひげ剃りなどを新たに購入する場合は，対象者の残存機能に応じた器具の選択を助言できるよう準備しておく．

2）創傷への配慮

使用する道具によっては，切り傷や刺し傷など創傷のおそれがあるため，対象者の能力に応じてリスク管理をする．整容動作を練習している最中は目を離さず，動作が完了するまで手が届く範囲で待機する．

3）自助具の使用練習

整容動作で用いられる自助具は特殊な形態をしているため，複数回の練習が必要である．台付き爪切りは，深爪の危険性などがあり，爪が伸びないと実際に動作練習ができないため，自立に時間を要することが多い（**図10**）．

気をつけよう！
バランスを崩して転倒する対象者の勢いは想像以上である．対象者をしっかりと受け止められるように，セラピストは常に準備しておく．

ここがポイント！
リスク管理は，対象者だけでなく，セラピストの力量もリスクの一つとして予測する．自分より体格の大きい対象者と練習するときには，安全面により注意が必要である．

実習

1．脳卒中左片麻痺の上衣の更衣動作の体験

MEMO
整容動作は使用物品の変更や自助具の適応により可能となる場合が多いため，実習では脳卒中片麻痺の更衣動作の練習を取り上げる．

実習目的

実際の上衣の更衣動作の練習を模擬的に体験することで，セラピスト役は動作分析の目を養い，対象者役はセラピストの声かけや声かけのタイミングが動作に与える影響と，衣服の種類による着やすさ，着にくさを体験する．

準備物品

ベッド，前開きの半袖シャツと長袖シャツ．

手順

脳卒中左片麻痺で麻痺は重度とする．高次脳機能障害は認めず，コミュニケーションは可能で，端座位の保持が可能であることとする．

①セラピスト役は，対象者役に今から前開きの長袖シャツの更衣練習を行うことを伝える．

②セラピスト役は，対象者役の前で対象者が鏡に映っていると仮定した形で上衣着用の手順をデモンストレーションする（**図1**）．

③セラピスト役は，対象者役に前開きの長袖シャツを渡し，手順を指導しながら着衣を促す．

④対象者役は，セラピスト役の誘導で左袖を左上肢（患側）に通し（**図2**），右手（健側）で肩まで衣服を引き上げてから背中に手を回し，右上肢を右袖に通す．

⑤セラピスト役は，対象者役に左右のボタンの高さを確認させてから，右手でボタンを留めるように指示する．

⑥着衣が終了した時点で，セラピスト役は対象者役に脱衣を指示する．

⑦セラピスト役は，対象者役がボタンをすべて外した後，右側（健側）の肩部分から腕を抜いていくように指示する．

⑧セラピスト役は，対象者役が右上肢を右袖から完全に抜いた時点で左袖を外すように指示する．

⑨前開きの長袖シャツの更衣が終了した時点で，次に前開きの半袖シャツの更衣を同様に実施する．

⑩2つの動作が終了した時点で，セラピスト役と対象者役が交代し①～⑨を行う．

実習課題 1

- 袖の長さによる動作の違いについて，それぞれの役を体験し，感想をまとめる．
- クラス全体でまとめたことを話し合う．

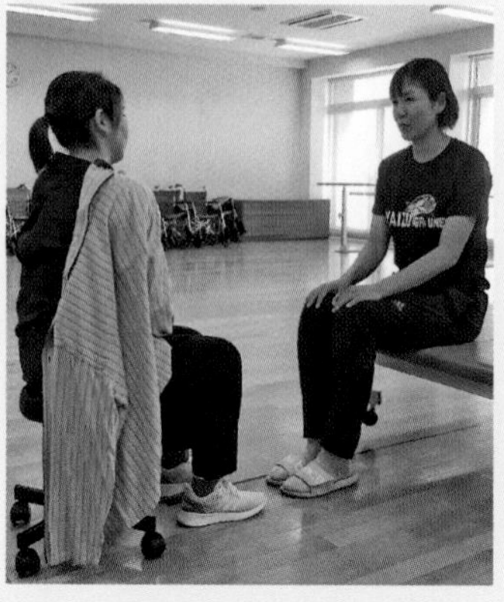

図1　セラピスト役のデモンストレーション

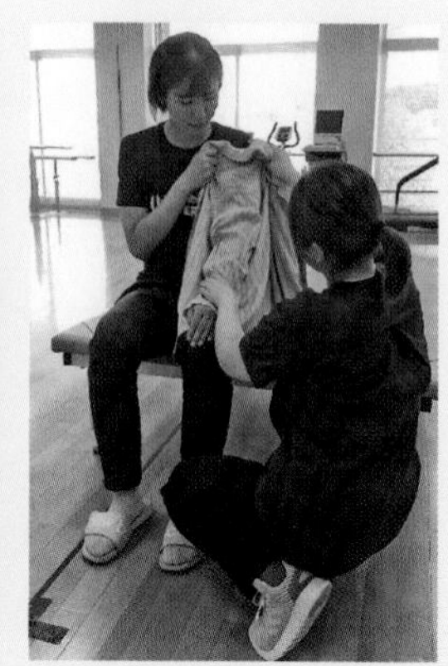

図2　セラピスト役の誘導で袖を通す

LECTURE 7

2. 脳卒中左片麻痺の下衣の更衣動作の体験

実習目的

実際の下衣の更衣動作の練習を模擬的に体験することで，セラピスト役は動作分析の目を養い，対象者役はセラピストの声かけや声かけのタイミングが動作に与える影響と，座位の不安定さによる着やすさ，着にくさを体験する．

準備物品

プラットフォーム，ウエスト部分がゴムの長ズボン．

手順

脳卒中左片麻痺で麻痺は重度とする．高次脳機能障害は認めず，コミュニケーションは可能で，端座位の保持が不安定とする．

①セラピスト役は，対象者役の左側（患側）の足底を十分に接地させてから，手順を指導する．この際，左側の足底を十分に接地するだけで座位姿勢が安定することを対象者役に体験してもらう．

②セラピスト役は，対象者役に今からウエスト部分がゴムの長ズボンの更衣練習を行うことを伝える．

③セラピスト役は，対象者役の前で対象者が鏡に映っていると仮定した形で下衣着用の手順をデモンストレーションする（**図4**）．

④対象者役は，セラピスト役の誘導で左下肢（患側）を右側の大腿部にのせ，足を組ませる．この際，セラピスト役は左前方に転倒しないように注意する．

⑤対象者役は，右手（健側）でズボンを持ち，ウエスト回りから左下肢（患側）の裾部分までズボンを通す（**図5**）．

⑥左下肢にズボンが通れば，組んでいた足を下ろすように対象者役に指示する．

⑦セラピスト役は対象者役に，右下肢（健側）をズボンに入れるように指示し，その後ズボンを大腿部まで引き上げさせる．

⑧セラピスト役は対象者役の起立を介助し（**図6**），対象者役は右下肢へ荷重した状態でズボンを腰まで引き上げる．

⑨セラピスト役は，ズボンを腰まで引き上げたことを確認してから介助しながらゆっくりと端座位へ戻す．

⑩長ズボンの着用が練習できれば，セラピスト役と対象者役が交代し①～⑨を行う．

実習課題 2

- 座位の不安定さとリスク管理について，それぞれの役を体験し，感想をまとめる．
- クラス全体でまとめたことを話し合う．

MEMO

図3のようにプラットフォームから左殿部をはずし，左股関節を外旋して足部を内反させると座位が不安定な設定としやすくなるため，座位が不安定な対象者の感覚を疑似体験しやすい．

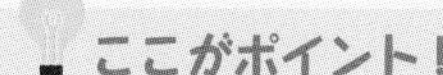

⑥の指示の際，セラピスト役は左前方に転倒しないように注意する．また，左足底（患側）が十分に床についていることを確認する．

ここがポイント！

端座位へ戻すとき，プラットフォームから片側の殿部を落とさず，しっかり腰かけさせてよい．

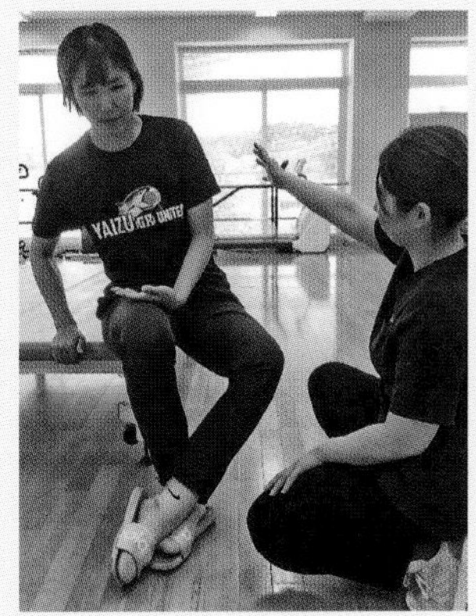

図3　開始時の状態

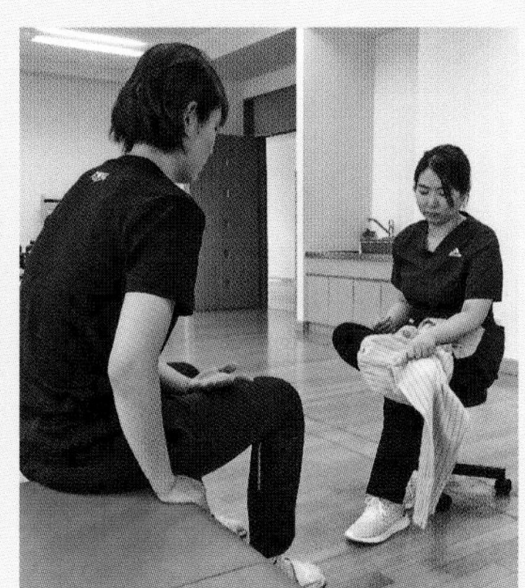

図4　セラピスト役のデモンストレーション

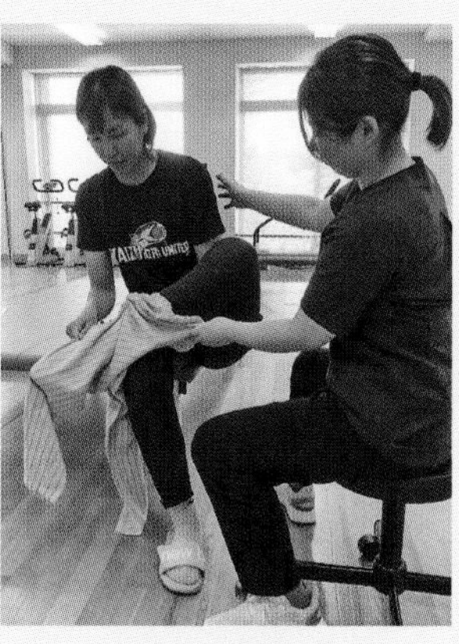

図5　対象者役が足を組んでズボンを通す

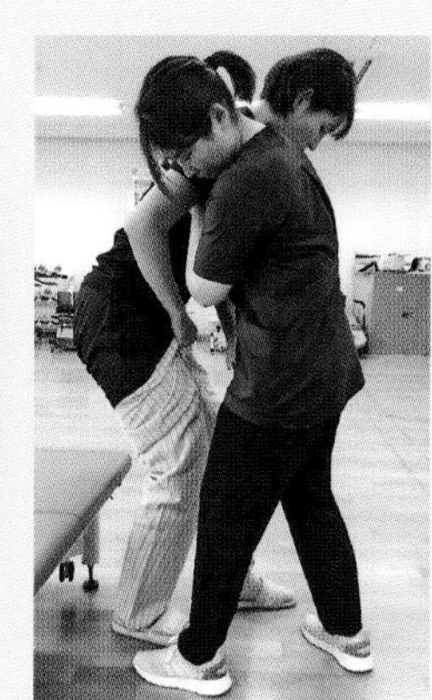

図6　起立の介助

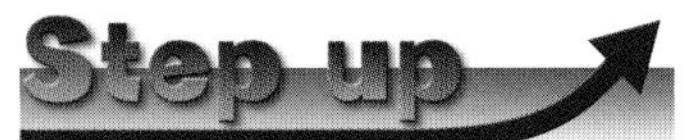

1．動作分析と練習の習熟度

更衣・整容動作に限らず，練習プログラムを立案するうえで，課題動作の分析が必要である．課題動作の分析を行うメリットには，以下の点がある．

- 対象者の問題となっている動作の相が明確になる．
  例として，**実習 1** で行った脳卒中左片麻痺の前開きシャツの着衣動作を相に分類する．

1 相：左袖を左上肢（患側）に通す．
2 相：衣服を肩まで引き上げる．
3 相：右手（健側）で衣服を右側に引き寄せる．
4 相：右上肢を右袖に通す．
5 相：右手でボタンを留める．

- 問題となっている相が明らかになることで，対応を検討することが可能となる．
  例にあげた前開きシャツの着衣動作では，1〜2 相が困難で時間を要すると予測される．
- 1〜2 相の左袖を左上肢（患側）に通し，衣服を肩まで引き上げる練習として，動作練習の段階か（図 1），または実習で体験した袖の長さの違いで対応できる段階（前開きの半袖シャツから開始）かを判定する．
- 練習の習熟度は，動作達成までの時間を計測することと，声かけの頻度やタイミングなどの視点から判定する．

LECTURE 7

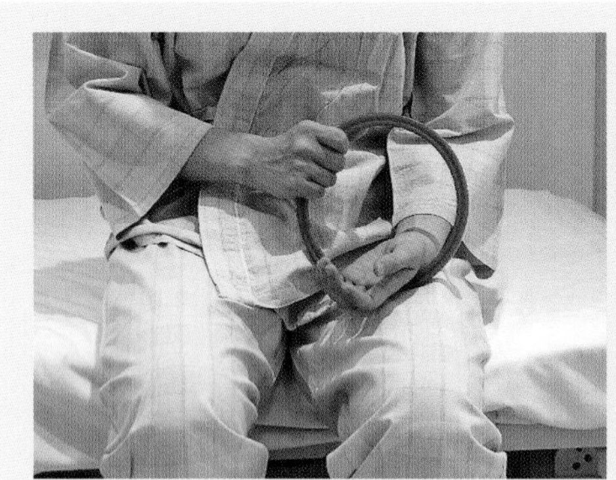
袖通しのための輪入れ練習

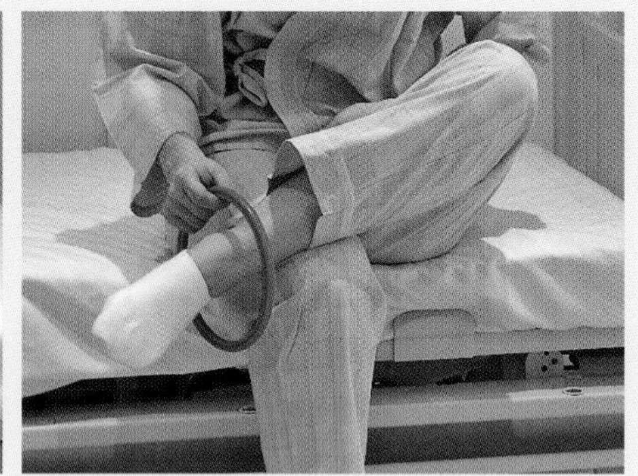
裾通しのための輪入れ練習

図 1　動作練習（左片麻痺を想定）

2．動作練習における声かけとタイミング

動作練習において学習効果を高めるには，場面設定を統一して繰り返すことが必要である．セラピストの声かけとそのタイミングが重要なポイントとなる．日々行われる繰り返しの動作では，わずかな変化しかなく，対象者自身で上達度を自覚することは難しい．セラピストは客観的な指標となる遂行時間や動作の出来栄えをほめることで，対象者の意欲を引き出す．そのためには，普段かかわりの少ないセラピストにほめ言葉をかけてもらうよう依頼するなどの工夫も，臨床現場では実施されている．

臨床現場で実施されている声かけとタイミングについて，経験豊富なセラピストがどのような工夫をしているのか意識しながら，実践していただきたい．

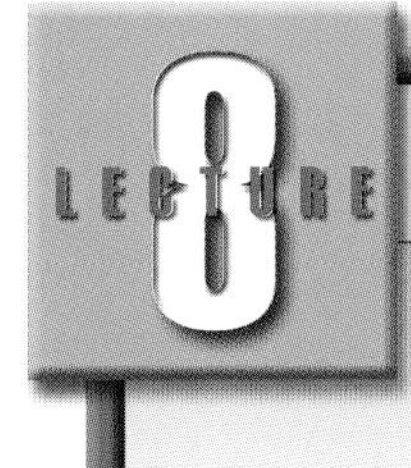

排泄動作

到達目標

- 排泄の重要性を理解する．
- 排泄動作の方法を理解し，評価できる．
- 排泄動作に用いる用具を理解し，適切に提案できる．
- 排泄動作の指導方法を理解する．
- トイレ環境の違いが排泄動作に影響を及ぼすことを確認する（実習）．
- 片麻痺患者の排泄動作における注意事項を理解する（実習）．

この講義を理解するために

この講義では，最初に排泄の重要性およびメカニズムについて学習します．次に排泄動作をどのように評価していけばよいのかを学び，対象者の排泄動作において国際生活機能分類（ICF）の視点から何が問題となっているのかを把握できる知識を身につけます．さらに，排泄動作に用いられる用具や道具について学び，それらを対象者の能力に合わせて適切に提案し，動作指導を行えるように学習します．また，トイレ環境の違いがどのように排泄動作に影響を及ぼすのか，加えて，片麻痺患者の排泄動作ではどのようなことに注意するべきかを実習をとおして理解します．

排泄動作を学ぶにあたり，以下の項目をあらかじめ学習しておきましょう．

☐ 排泄機能に関する解剖学的，神経学的な知識を復習しておく．

☐ 排泄動作を評価するにあたっての関節可動域や筋力，感覚などの評価方法を復習しておく．

講義を終えて確認すること

☐ 排泄の重要性が理解できた．

☐ 排泄動作の方法や評価が理解できた．

☐ 排泄動作に用いる用具が理解できた．

☐ 排泄動作の指導方法が理解できた．

☐ トイレ環境の違いが排泄動作に影響を及ぼすことが確認できた．

☐ 片麻痺患者の排泄動作における注意事項が理解できた．

講義

1．総論：排泄動作

1）排泄の重要性

排泄とは，生物が物質代謝の結果生じる身体の代謝老廃物を，尿や便，汗，呼気として体外に排出する作用のことである．排泄動作は，尿や便の排泄動作と，それを遂行するために行う一連の起居・移動動作や上肢操作などの全般を指している．

排泄動作は，ADL のなかでも頻度の高い動作である．また，人間の尊厳にかかわる問題であり，対象者や家族から自立に対するニードが非常に高い動作である．さらに，狭い空間において身体を操作する必要があり，壁の色や便座の位置，室内の広さや奥行きなど，空間での位置関係をとらえながら動作を行う必要がある．リハビリテーションにおいて，排泄動作の再獲得を図っていくことは対象者の QOL を向上させるうえで重要なアプローチの一つである．

QOL（quality of life；生活の質）

2）排泄のメカニズム

（1）排尿のメカニズム

排尿の反射中枢は仙髄の膀胱反射中枢（S2～S4）であり，末梢神経として骨盤神経，下腹神経，陰部神経になり，それぞれ膀胱壁，内尿道括約筋，外尿道括約筋を支配している（**表 1**）．

（2）排便のメカニズム

排便の反射中枢は仙髄（S2～S4）であり，末梢神経として骨盤神経，下腹神経になり，それぞれ直腸，内肛門括約筋を支配している（**表 2**）．

3）国際生活機能分類（ICF）からとらえた排泄動作

排泄動作を ICF モデルでとらえていくためには，**表 3** に示した視点が重要である．

国際生活機能分類（International Classification of Functioning, Disability and Health：ICF）

LECTURE 8

2．排泄動作の基本事項

1）排泄動作の方法

普段われわれが行っている排泄動作の方法は，性別や排泄物（尿，便）の違いによって排泄中の姿勢や過程が異なっている．男性は，排尿時は立位が多く，下衣はほとんど下ろさずに行っている．排便時は座位であり，下衣を下ろして行っている．女性は，排尿時，排便時ともに座位であり，下衣を下ろして行っている．

対象者の排泄動作の方法については，上記の一般的な動作を念頭におきながらも，個々における排泄動作の具体的な方法を把握しておく必要がある．さらに，トイレ環境や習慣によるこだわり，昼夜による排泄動作への影響も考慮しなければならない．

排泄動作は，動作のパターンが複雑であり，一連の流れとして動作分析を行うことは難しい．排泄動作を分析するには，一連の排泄動作を基本動作に分けて考えていくとよい（**図 1**）．

MEMO

排尿・排便と姿勢の関係

排尿では腹圧に関係なく，膀胱から尿を排出しやすい膀胱と尿道がストレートになる解剖学的な姿勢がよい．男性は立位，女性は中腰が出しやすい．排便では腹圧がかかりやすいこと，直腸肛門角（直腸から肛門に移行する部分の角度）が 120～130 度の鈍角であることが重要である．しゃがんで前屈した姿勢は腹圧がかかりやすく，直腸肛門角が鈍角になり，排便しやすい[1]．

表 1　排尿に関係する神経と作用

	下腹神経 Th12, L1, L2（交感神経）	骨盤神経 S2, S3, S4（副交感神経）	陰部神経 S2, S3, S4（脊髄神経）
膀胱壁	弛緩	収縮	支配なし
内尿道括約筋	収縮	弛緩	支配なし
外尿道括約筋	支配なし	支配なし	収縮（蓄尿）
生理作用	排尿の抑制	排尿の開始	排尿の一時停止

表 2　排便に関係する神経と作用

	骨盤神経（副交感神経）	下腹神経（交感神経）
直腸	興奮	抑制
内肛門括約筋	抑制	促進
生理作用	排便	蓄便

表3 排泄動作を国際生活機能分類（ICF）モデルでとらえる際のポイント

健康状態	●疾患（脳血管障害，整形外科疾患，内部障害など） ●身体の状態（ストレス，腹痛，嘔吐，発熱，睡眠状態，食事など）
心身機能・身体構造	●運動機能，感覚機能，認知機能，言語障害など ●排尿・排便機能（失禁，便秘，下痢，尿意，便意，回数，量など）
活動	●排泄の回数や間隔，昼間と夜間で要する時間 ●実際の排泄動作（トイレ，ポータブルトイレ，おむつやパッド） ●基本動作（寝返り，起き上がり，座位や立位保持） ●上肢の運動機能（排泄動作においてどのような動作が可能か） ●下肢の運動機能（立位の安定性，歩行の状態，補装具使用の有無，車椅子，歩行器，杖，介助の有無など） ●転倒 ●コミュニケーション能力
参加	●社会活動への参加，経済状況，家族との関係
環境因子	●トイレ環境（トイレの位置，トイレまでの距離，手すりの有無，障害物，照明，床の状態，プライバシーなど） ●経済面 ●サービスの利用 ●ポータブルトイレ，便器や尿器，おむつ
個人因子	●排泄に対する考え方（排泄状況に対する気持ち，困っていること，望んでいることなど） ●生活歴 ●環境歴（どのようなトイレ環境であったか）

①
尿意，便意
②
移動（歩行，車椅子）
③
トイレ入室（ドア操作）
④
便座・下衣操作
⑤
着座（座位保持）
⑥
清拭，下衣・便座操作
⑦
トイレ退室（ドア操作）
⑧
移動（歩行，車椅子）

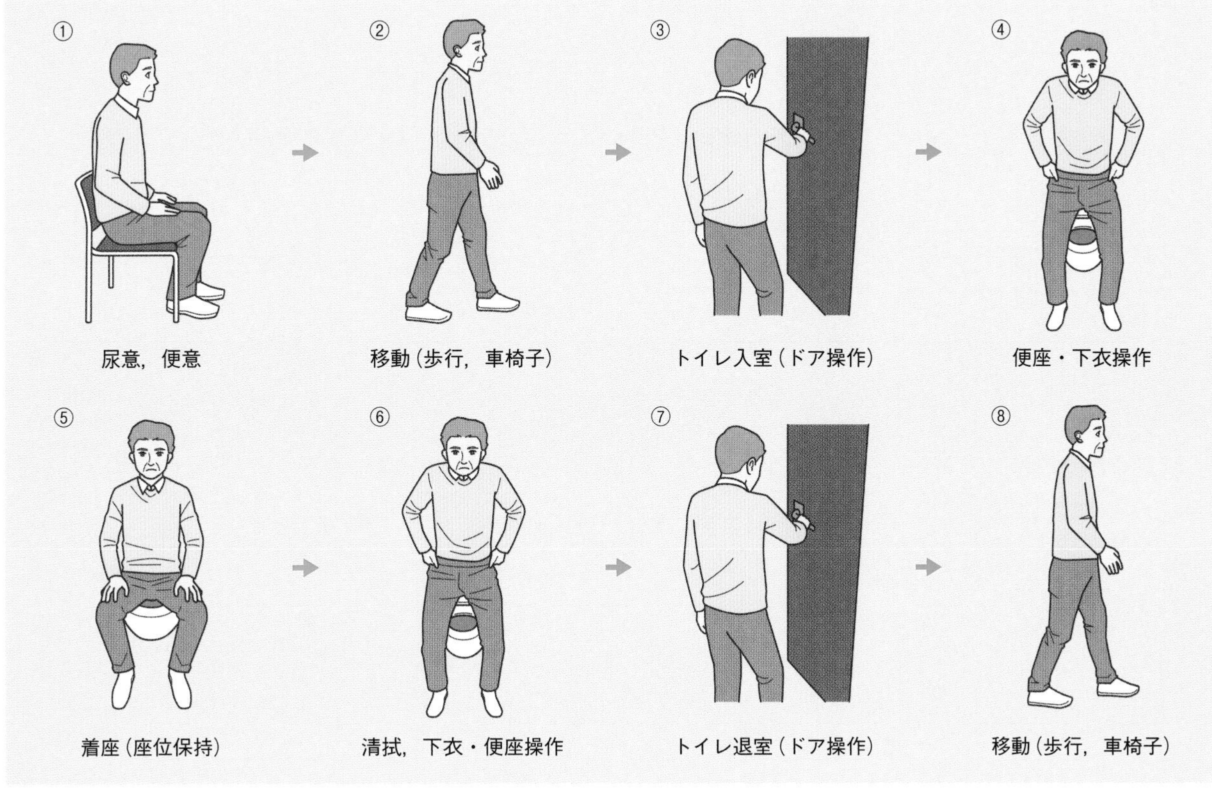

図1 一連の排泄動作

基本動作は，寝返りや起き上がり，座位，立位などの起居動作と，いざり動作や歩行，車椅子などの，移乗・移動動作から構成されている．これらの基本動作を排泄動作に当てはめると，トイレに行くためのベッドからの寝返りや起き上がり，その後の座位保持や立位，トイレへの移動，便座での座位保持などになる．その他にも，下衣の上げ下げや，トイレットペーパーをちぎる，殿部を拭くなどの動作も含まれている．

ここがポイント！
一連の排泄動作を分析していくことは重要である．しかし，排泄動作のみに注意を向けるのではなく，安全に，疲労が起こらない程度の時間内で，手順どおりに実施可能かどうかの評価も併せて行う．

2）排泄動作の形態

(1) 便器へ移乗しての排泄動作

歩行または車椅子にてトイレへ移動し，便器へ移乗する．移動に介助を要さない状態であっても，入室や着座，下衣の操作時にバランスを崩す可能性があるため，手すりを使用したほうがよい場合がある．

便座での立ち上がり動作が困難な場合は，補高便座を用いることがある．さらに，自動昇降機（昇降便座，電動昇降便座）を使用することで，立ち上がり動作が容易になる（**図3**参照）．

(2) ポータブルトイレへ移乗しての排泄動作

トイレへの移動が困難である，移動に時間を要する，夜間の転倒リスクが高いなどの場合には，ベッドサイドにポータブルトイレを設置し排泄する．ポータブルトイレを使用することで，下衣の上げ下げをベッド上で行うことができ，トイレへの移動における転倒リスクを回避することができる．近年では，ベッドサイドに後付けができる水洗トイレも導入されている（**図2**）．

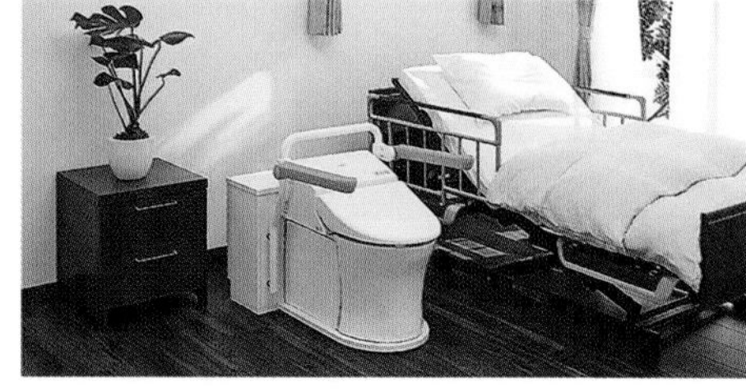

図2　ベッドサイド水洗トイレ
（TOTOより写真提供）

(3) ベッド上での排泄動作

尿意や便意があってもベッド上からの起き上がりや座位をとることが困難な場合や，ポータブルトイレへの移乗が困難な場合，ベッド上で排泄する．ベッド上の排泄動作では，安楽尿器や差し込み便器を用いる．覚醒状態や尿意の有無によっては，おむつを使用する場合もある．

LECTURE 8

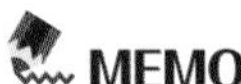

覚えよう！

国の基準では，車椅子でトイレに入るための有効開口幅は80 cm以上（90 cm以上が望ましい）とされている．

MEMO

広いトイレ空間では視覚的に不安になり，緊張して交感神経優位になることで便排出が困難になる場合がある．障害者のためのトイレ空間は，必ずしも広くなくてよい．

3）トイレ環境，用具の種類

(1) トイレ環境

通常使用しているトイレは，歩行による移動を想定したトイレ環境である．入り口には引き戸や開き戸が用いられ，手すりは設置されていないことが多い．また，敷居や段差が設けられている場合もある．トイレに入ってからの足の踏み替え，下衣の操作時，便器への立ち座りが不安定であれば，手すりの設置を検討する．

車椅子による移動であれば，トイレに入るための幅や広さが必要である．入室後は，便器までの移乗方法，便座の形状や高さ，手すりを設置するのであればその種類と位置，下衣の操作方法，後始末の方法を考慮した環境が必要になる．対象者それぞれの疾患や症状を評価し，予後予測も含めて能力に合わせて環境を調整する．車椅子がトイレに入りきらなかったり，介助者のスペースが確保できなかったり，ドアの開閉が困難であれば，カーテンを利用して視線を遮断する方法もある．

(2) 排泄動作で用いられる用具

排泄動作は日常生活に不可欠な動作であるため，排泄動作の障害は，対象者やその家族にとって切実な問題となる．排泄動作の再獲得を目指すためのアプローチの一つとして重要なのが，排泄関連用具の利用である．

MEMO

排泄関連用具の適応

排泄に関して，どのような症状で，何に困っているか，用具の使用が必要かを検討するために，排尿や排便の記録をつけるという方法もある．

現在，おむつや集尿器，ポータブルトイレなど，さまざまな排泄関連用具が開発され市販されている．これらの用具を有効に活用することで，対象者の自立度の向上，介護負担の軽減につながる．対象者の能力に合わせた用具は次のとおりである．

a．立位～歩行が可能な場合

- **簡易手すり（図3a）**：座位姿勢が安定する．
- **補高便座（図3b）**：股関節や膝関節の動きが悪い人の立ち座りが楽になる．
- **自動昇降機（図3c）**：電動で昇降し，無理なく立ち上がれる．

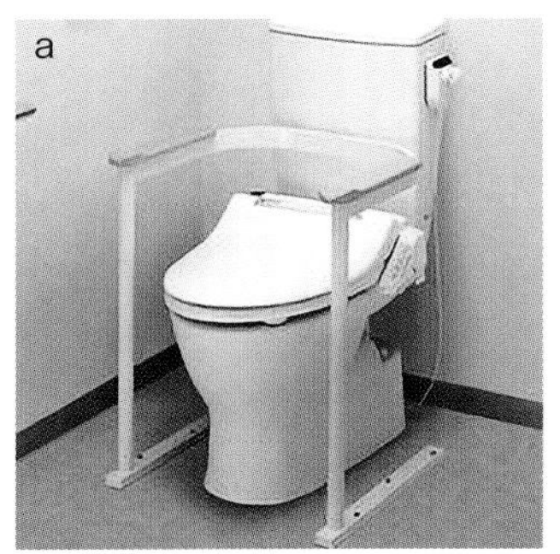

簡易手すり
（TOTOより写真提供）

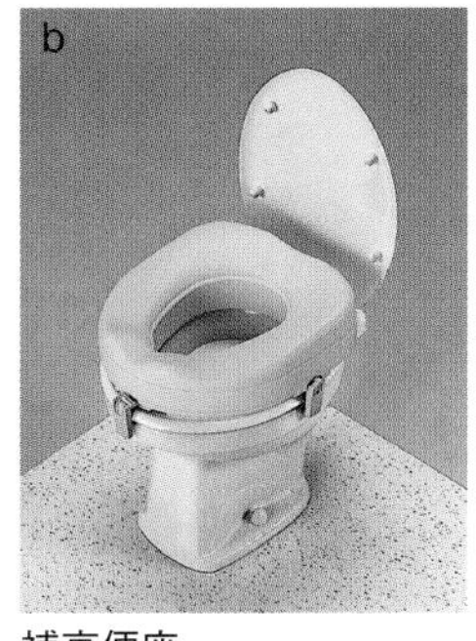

補高便座
（アロン化成より写真提供）

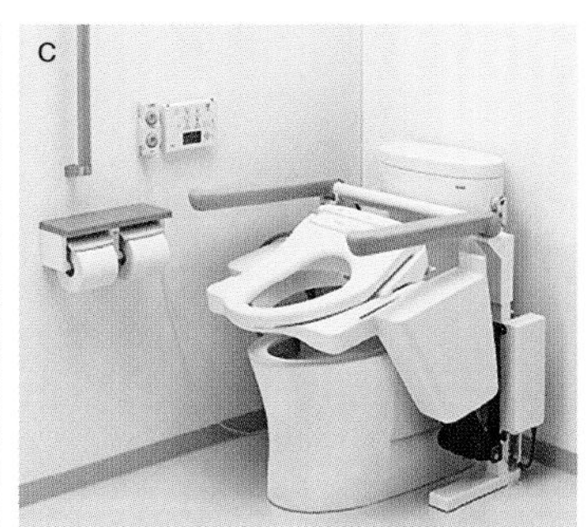

自動昇降機
（TOTOより写真提供）

図３　排泄関連用具：立位～歩行可能

MEMO
通常の便座高は40～43 cm程度である．補高便座は3～10 cm程度まで補高できるラインナップがある．3～6 cm程度までの製品はソフト素材，10 cm程度以上の製品は既存の便座にフックで仮固定する構造になっており，プラスチック素材となっている．お風呂に敷くマットを切り抜いた手製のものでも十分役立つ．

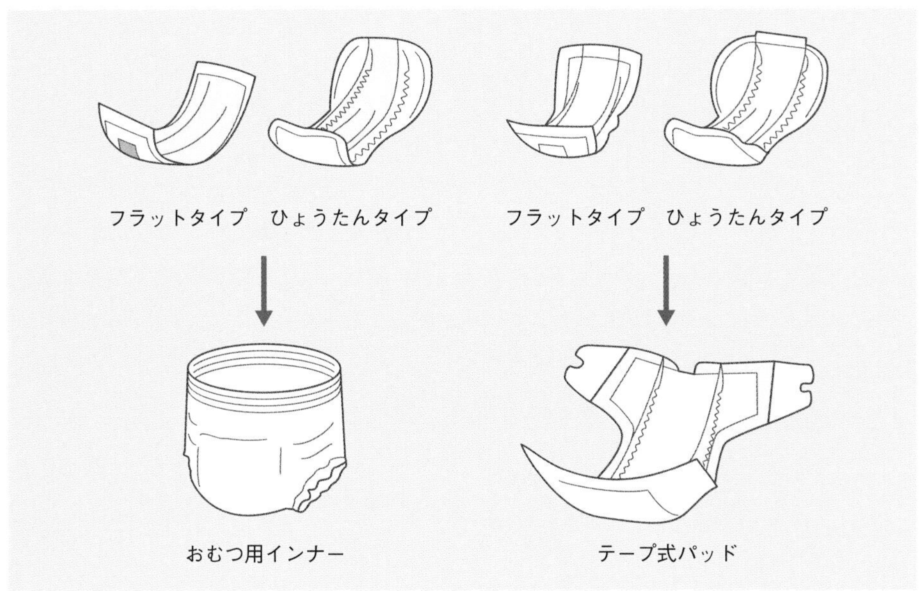

図４　パッド（インナー）

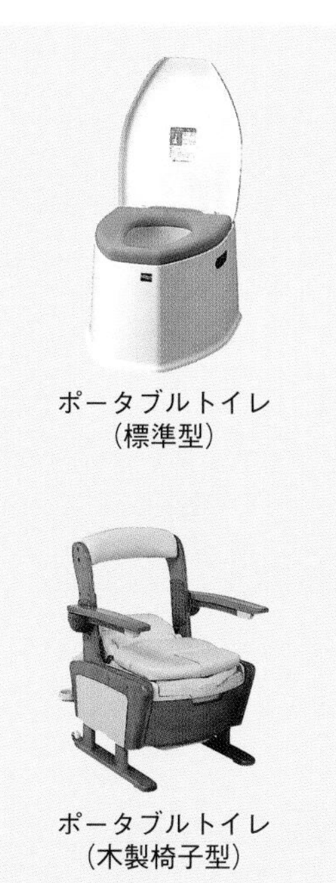

図５　排泄関連用具：座位～立位可能
（アロン化成より写真提供）

- **失禁パンツ**：外見が普通の下着と変わらないタイプが多い．
- **パッド（図4）**：携帯性が高い．

b．座位～立位が可能な場合

- **ポータブルトイレ（標準型，木製椅子型；図5）**：標準型は軽量で，木製椅子型は見た目が居室に合いやすく，重量があり安定性が高い．
- **パンツタイプおむつ**：普通のパンツのように履くことができ，装着が簡単である．
- **パッド（インナー；図4）**：男女ともに使用可能で，おむつのインナーとしても使用できる．

c．寝たきりの場合

- **尿器（図6a）**：介助者が扱いやすく，座位でも立位でも使用できる．掃除が簡単である．
- **自動採尿器（図6b）**：自動的に吸引する．臭気が少ない．
- **差し込み便器（図6c）**：軽いタイプが多い．
- **おむつ**：アウターとして着用する．紙製と布製の材質がある．紙おむつは吸収量が多い．布おむつは経済的である．
- **パッド（図4）**：フラットタイプ，ひょうたんタイプ，布タイプがある．漏れる量に合わせたパッドの選択で費用が軽減できる．

ここがポイント！
ポータブルトイレはトイレまでの移動が困難な場合，ベッドサイドに設置して使用する．ベッドに昇降調節機能が付いていれば，ポータブルトイレの座面高とベッド上面を同じ高さにすることで，より安全な移乗環境を作ることができる．

調べてみよう
排泄関連用具のメリット，デメリット，適応，導入するうえでの注意点を調べてみよう．

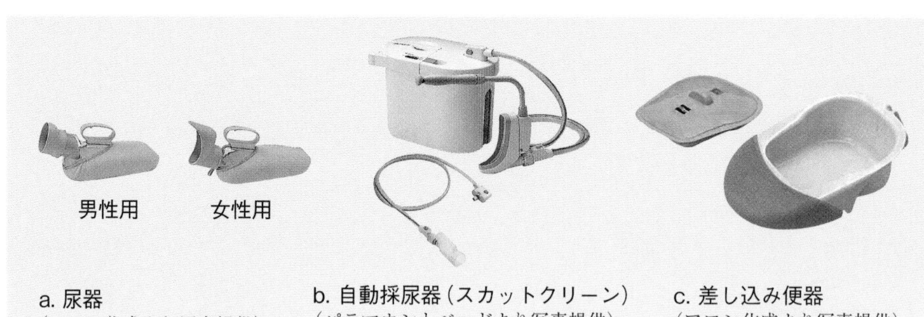

図6　排泄関連用具：寝たきり

3. 評価における留意点

バーセルインデックス
(Barthel index：BI)
▶ Lecture 2・表1参照.
機能的自立度評価法
(functional independence measure：FIM)
▶ Lecture 2・図4, 6, 表2参照.

MEMO
FIMにおけるトイレ動作の評価では，会陰部の清拭やトイレまたは差し込み便器使用の前後に衣服を整えること，生理用品の扱いが含まれる.

排泄動作の評価としては，ADLを評価するバーセルインデックスや機能的自立度評価法（FIM）を用いることが多い．バーセルインデックスにおいて排泄動作の項目はトイレ動作となっており，衣服の操作，後始末が可能であれば自立として10点となる．手すりを使用している場合であっても動作が可能であれば自立とみなす．バランスが不安定であったり，衣服の操作や後始末に介助を要すれば部分介助として5点となる．全介助または動作が不可能である場合は0点となる．FIMではセルフケアのトイレ動作の項目で評価を行う．服を下げる，殿部などを拭く，服を上げる，の3項目の動作においてどの程度介助を必要としているかで評価する．それぞれの動作で介助量が異なっている場合，各項目の介助量を平均して点数を求める．

臨床においては，バーセルインデックス（できるADL）の点数とFIM（しているADL）の点数との乖離を認めることがある．その要因としては，できるが実用的でない，させてもらえない，物理的環境の変化によってできない，したくない，したことがないなどがある．

排泄動作においては1日に行う排泄の回数や排泄動作に要する時間などの量的な評価のみならず，実際の動作のスムーズさ，どのようにその動作を行っているかという質的な評価も行う必要がある．

LECTURE 8

気をつけよう！
手すりが設置されていないトイレ，手すりが患側のみ設置されているトイレもあるため，介助方法やトイレ環境について事前に検討し，転倒を起こさないよう配慮する.

4. 障害・疾患における特徴

1）片麻痺患者の排泄動作

歩行もしくは車椅子にてトイレへ移動し，便器に移乗する（**図7a**）．車椅子でトイレまで移動した場合は，対象者の健側の上肢が把持しやすい位置に手すりを設置する．便器への移乗時には足の踏み替えが必要になるため，転倒に十分配慮しなければならない．便器への移乗後は，立位にて下衣を下げて再び便器に着座し用を足す．立位のバランス能力が低下している場合，姿勢が崩れる可能性があるため，手すりを把持し立位を保持する．一人で立位による下衣操作をする場合は，健側のみの操作となるため，手すりにもたれながら操作する（**図7b**）．立位保持が困難な場合は，便器に着座した状態で，体幹を左右に傾け，殿部を浮かせながら片方ずつ下衣を操作する方法もある（**図7c**）．

ここがポイント！
対象者によって，立位保持が可能であっても，立位による健側上肢での下衣操作が困難な場合がある．対象者の機能面や心理面を考慮し，最初から便器に着座した状態で下衣操作を行ったほうがスムーズなこともある.

移動が困難な場合は，ポータブルトイレを使用する．片麻痺の場合は，健側の上肢でベッド柵を把持できる位置にポータブルトイレを設置する．

ここがポイント！
殿部の拭き取りが困難な場合，温水洗浄便座を使うと自立できる可能性がある.

2）脊髄損傷者の排泄動作

脊髄損傷者の排泄動作において，便器への移乗には，リフトの使用，前方移乗，横移乗がある．

- **リフトの使用**：車椅子駆動が困難な場合，便器への移乗はリフトを使用することが

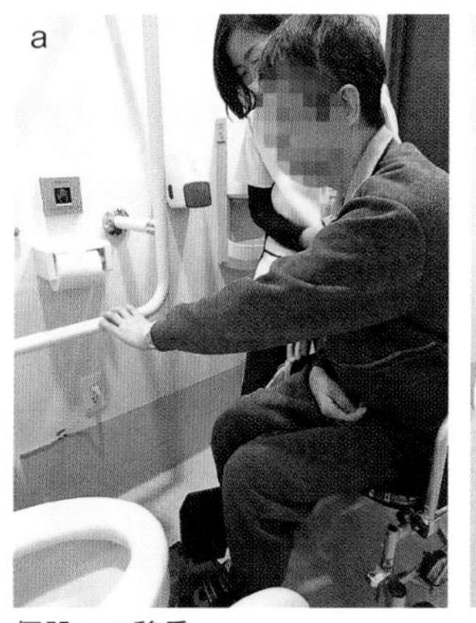

便器への移乗

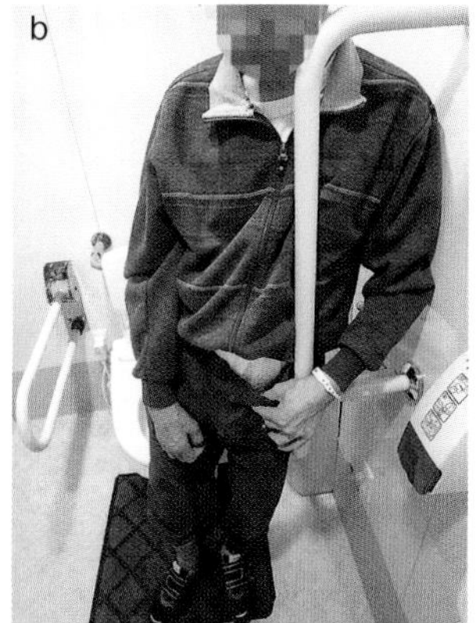

立位での健側上肢による下衣操作

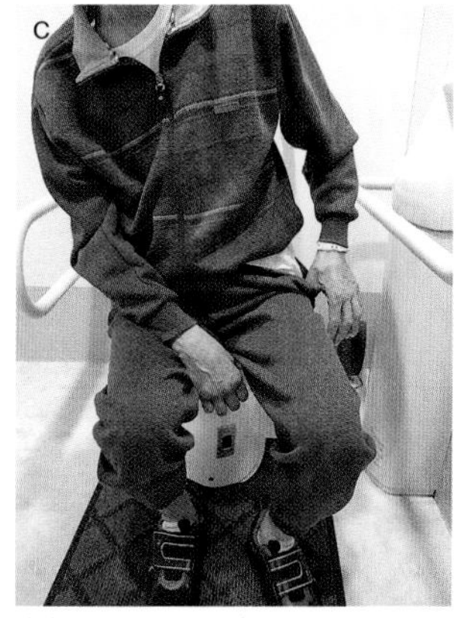

座位での健側上肢による下衣操作

図 7　片麻痺患者の排泄動作（右麻痺例）

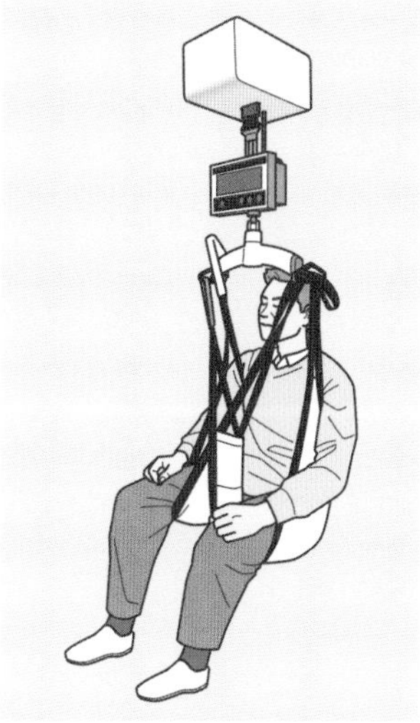

図 8　天井走行リフト

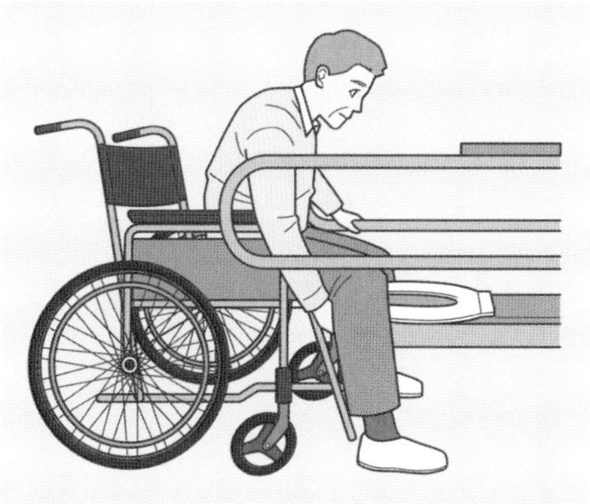

図 9　脊髄損傷者の便器への前方移乗

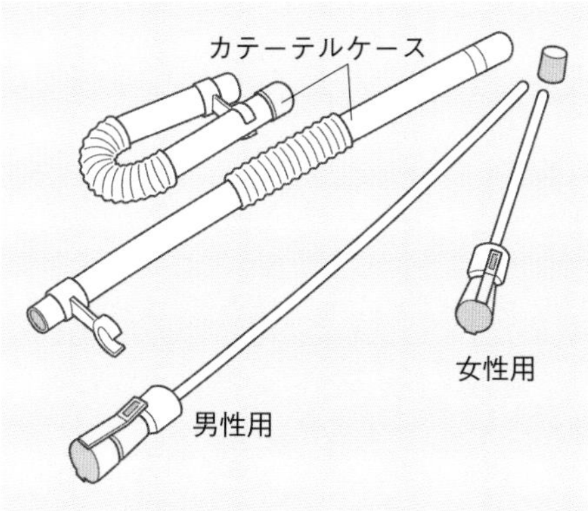

カテーテルケース
女性用
男性用

図 10　自己導尿カテーテル

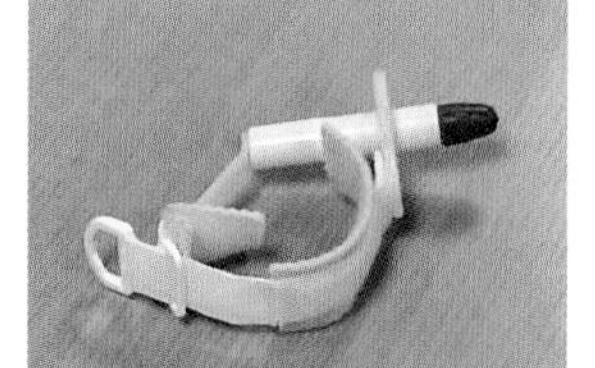

図 11　SIC 座薬挿入器（手掌固定タイプ）

（有薗製作所より写真提供）

ある．自力で移動・移乗する場合，一人でベルト式の吊り具を装着し，天井走行リフト（**図 8**）を使用する．

- **前方移乗**：障害者用長便器と両側の手すり，前方転倒防止の渡し板が必要である．便座の前方に車椅子を停車させ，両上肢を使用して前方へ移動し便座にまたがる（**図 9**）．排泄後は後方へ移動し車椅子に戻る．車椅子と便器の隙間が少なく平面での移乗であるため，プッシュアップによる殿部の挙上は少なくてすむ．渡し板に上半身をあずけることで排泄時の座位が安定する．
- **横移乗**：前方移乗と比べて，殿部を空間に保持しながら移乗しなければならないため，プッシュアップの高い動作能力が必要である．

(1) 脊髄損傷者の排尿障害

間欠的に自己導尿を行う．排尿時には自己導尿カテーテル（**図 10**）を使用する．上肢機能に問題があり，操作が困難であれば，把持方法や自助具を検討する．

(2) 脊髄損傷者の排便障害

上肢の運動機能や感覚に障害があるため，排便反射を誘発するための座薬や浣腸を手に持って挿入することが困難となる．そこで座薬挿入器（**図 11**）を利用する．座薬を挿入するための肛門の位置や挿入方向の確認は，肛門に感覚がない場合，練習（慣れ）が必要である．感覚を代償するために，鏡を用いて行うこともある．

MEMO

自己導尿とは，1 日に数回，患者自身が尿道からカテーテルを入れて尿をとる方法．間欠導尿とは，膀胱容量が 500 mL を超えないように一定時間ごとに導尿すること．

5. 排泄動作への介入

排泄動作を指導するためには，排泄動作を構成するそれぞれの動作について，①運動機能面，②感覚機能面，③認知機能面，④心理面，⑤環境面において何が問題であ

表 4　排泄動作の評価

運動機能面	関節可動域 筋力 筋緊張 座位バランス（静的，動的） 立位バランス（静的，動的） 柔軟性 随意性
感覚機能面	視覚 聴覚 嗅覚 体性感覚 前庭感覚 内臓感覚
認知機能面	排泄・更衣の理解 排泄コントロール 道具の意味や使用方法の理解
心理面	周囲への音やにおい 家族への思い（介護負担） 自分でできると思っている
環境面	トイレの位置 トイレの空間の広さ トイレの形状 手すりの有無 壁の色

るのかを評価し，明らかにしていく必要がある（**表 4**）．そして，対象者の排泄動作へのニーズを把握し，疾患や症状に応じた指導方法を考慮する．

問題点が明確になれば，それらの機能改善を図りながら排泄動作の再獲得をめざす．機能の改善が困難であれば，排泄関連用具の適応を検討する．対象者に精神的な緊張を与えたり過剰な努力を要求せず，できないことに対しては適切な介助を実施するという指導が重要である．

排泄動作は，実際に使用するトイレで練習することが望ましく，動作のパターンが複雑であるため，体位の変化，移動・移乗，下衣の上げ下げ，トイレットペーパーをちぎって殿部を拭くなど，一つ一つの動作が可能であるかを評価しなければならない．一連の動作を練習するのが難しい場合，慣れるまでは動作ごとに練習する．体位の変化については，寝返り，起き上がり，座位保持，立位保持の動作に影響を与えている要因を分析し，疲労に注意しながら繰り返し動作練習を行う．併せて，排泄動作に必要な座位や立位の耐久性の向上も図る．

トイレへの移動や便器への移乗については，車椅子の場合，フットサポートを便器に可能な限り近づけ，ブレーキをかけ，フットサポートから足を降ろし，両側の足が十分に床に接地していることを確認して，手すりを把持して立ち上がり，便器に移乗する．歩行の場合，トイレまでの耐久性があるか，安全面に問題はないか，ドアを開けた際にバランスを崩さないか，杖を使用している場合はどこに杖を置いて便座に座るかなどに気をつける．下衣の上げ下げについては，両上肢の機能に問題がなければ立位にて体幹を前屈し，両上肢で行う．立位が不安定な場合，片方の手は手すりを把持し，もう一方の手で行う．片麻痺のように一側の上下肢に制限が認められる場合，立位が可能であれば，健側の壁や手すりにもたれて行う．立位が困難な場合，便器に座った状態で左右片方ずつ殿部を浮かせながら行う．その際，座位バランスが不安定となるため，左右への重心移動を事前に練習し，動作を確認しておく．トイレットペーパーで殿部を拭く動作では，トイレットペーパーを適切な大きさにちぎり，たたむことができるかを確認する．小さくちぎってしまうとたたむことができず，排泄物が手に付着するため，声かけにより誘導する．殿部の清拭は，対象者の習慣や体型が影響するため，殿部へのリーチが可能か，リーチしてから清拭が可能かを判断していく．加えて，温水洗浄便座の使用も検討する．

排泄動作を指導するにあたっては，実際の排泄動作に直接かかわりながら指導していくことが望ましいが，対象者が拒否することも多い．また，実際の排泄動作を行うまでの機能が十分ではないこともある．その場合，排泄動作を構成する動作を個別に指導しながら機能の改善を図り，実際の排泄動作につなげていく．

気をつけよう！

体幹が前屈できているか，視線が手すりや便器に向けられているか確認し，必要な場合は介助する．介助者は支える手の位置に注意する．ズボンのゴムの部分を背後から持ち引き上げることがあるが，介助量が大きくなると対象者に不快感を与えることがあるため注意する．

ここがポイント！

片手でトイレットペーパーをちぎる場合，トイレットペーパーホルダーの上に重りをテープで貼ることでちぎりやすくなる．

■引用文献

1）玉垣　努：生活動作における排泄リハビリテーション．Monthly Book Medical Rehabilitation 2008；94：51-8.

■参考文献

1）末廣健児，石濱崇史ほか：トイレ動作について考える．関西理学療法 2008；8：7-11.
2）田島一美：排泄動作．長﨑重信監，木之瀬 隆編：作業療法学ゴールド・マスター・テキスト．日常生活活動学（ADL）．メジカルビュー社；2016．p.117-25.
3）鈴木俊明：身のまわり動作と生活関連動作を考える．関西理学療法 2008；8：1-5.
4）渡邉愼一：排泄．総合リハビリテーション 1997；25（4）：341-5.
5）濱口豊太編：標準作業療法学 専門分野　日常生活活動・社会生活行為学．医学書院；2014．p.139-57.

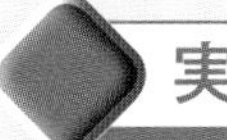

実習

1．環境や姿勢の変化による排泄動作への影響の考察

実習目的

排泄動作を模擬的に実施し，設備の変更，姿勢の変更によって動作や難易度が異なることを確認する．

準備物品

車椅子（もしくは椅子），便器（もしくは椅子），平行棒，クッション，パーティション（間仕切り）．

手順

対象者役2～3人，記録者1人．

1）座面の高さの違いが排泄動作へ与える影響

①対象者役は車椅子から通常の座面の便器に移乗する（**図1**）．
②便器から立ち上がり，下衣を下ろす動作を模擬的に実施する．
③クッションを便器の座面に置き，高くしてから再度移乗する（**図2**）．
④便器から立ち上がり，下衣を下ろす動作を模擬的に実施する．
⑤記録者は，それぞれの条件における対象者役の移乗動作や立ち上がり動作の感想を記録する．

2）前方空間の有無が排泄動作へ与える影響

①対象者役は車椅子に着座する．
②パーティションを車椅子の座面の先端から前方60 cmに設置する（**図3**）．
③車椅子から立ち上がる（**図4**）．足の踏み替え動作を行う．
④再度，車椅子に着座する．
⑤パーティションを車椅子の座面の先端から前方40 cmに設置する．
⑥車椅子から立ち上がる．足の踏み替え動作を行う．
⑦記録者は，それぞれの条件における対象者役の立ち上がりや足の踏み替え動作の感想を記録する．

3）手すりの把持位置が排泄動作へ与える影響

①平行棒の横に車椅子を設置し，対象者役は車椅子に着座する．
②車椅子の座面の先端から前方25 cm，高さ70 cmの位置で平行棒を把持する（**図5**）．
③対象者役は，平行棒を把持したまま立ち上がる．
④再度，車椅子に着座する．
⑤車椅子の座面の先端から前方10 cm，高さ70 cmの位置で平行棒を把持する．

LECTURE 8

ここがポイント！
車椅子から便器へ移乗する際，深く腰をかけたまま立位をとると膝窩部や下腿後面が座面に当たるため，立位をとる前は浅く座る．膝関節は屈曲90度よりも鋭角にすると前方への重心移動が行いやすくなる．

調べてみよう
車椅子からの立ち上がりにおいて，前方の空間の広さの違いが下肢の筋活動に与える影響について調べてみよう．

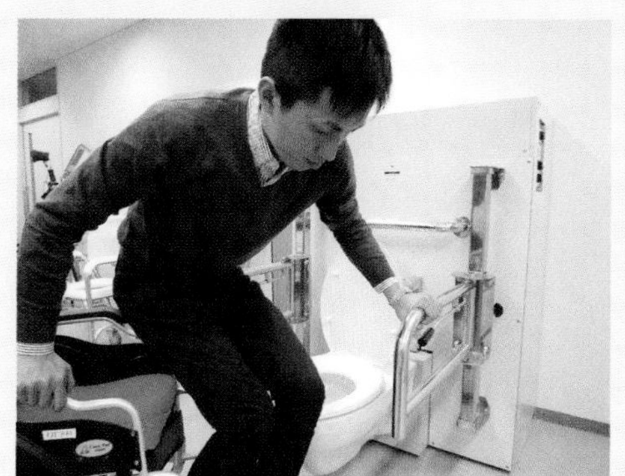

図1　車椅子から便器への移乗

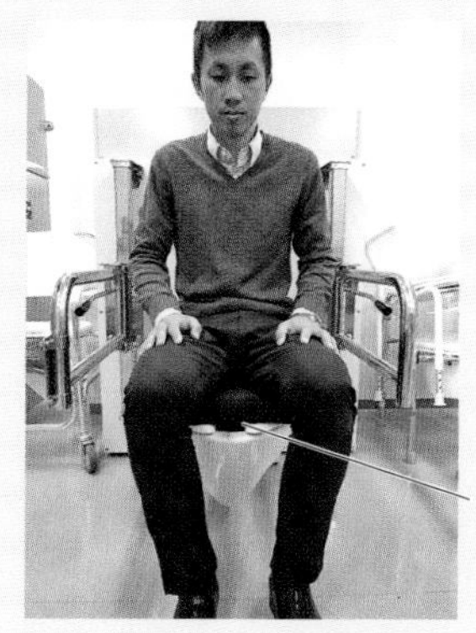

図2　クッション設置後の座位

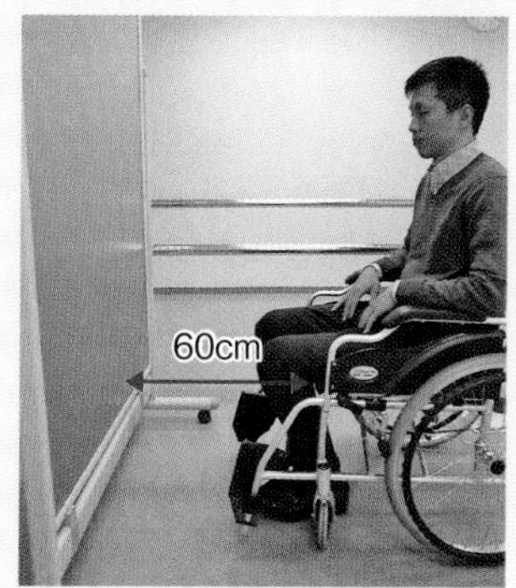

図3　パーティション設置後の車椅子座位

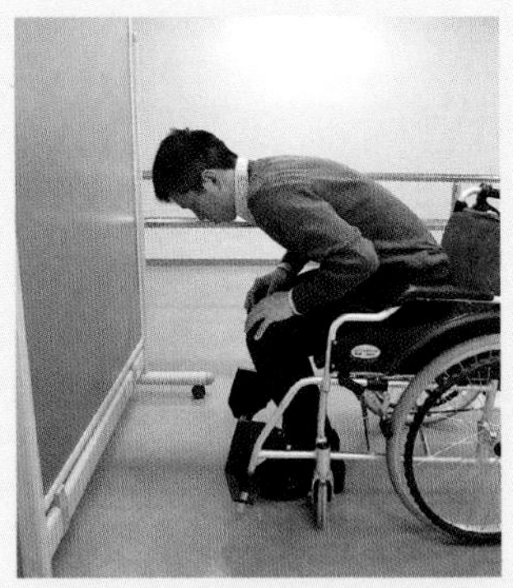

図４　パーティション設置後の立ち上がり

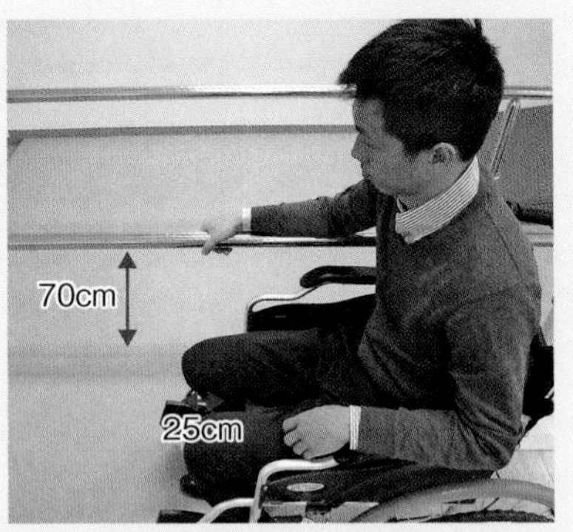

図５　平行棒を把持した立ち上がり

⑥対象者役は，平行棒を把持したまま立ち上がる．

⑦平行棒の高さを変えて立ち上がる．

⑧記録者は，それぞれの条件における対象者役の感想を記録する．

実習課題１

- 車椅子からの立ち上がりや着座に，便座の高さが影響した理由を考察する．
- 車椅子からの立ち上がりや踏み替え動作に，前方空間の有無が影響した理由を考察する．
- 車椅子からの立ち上がりにおける手すりの把持位置が影響した理由を検討し，まとめる．

2．片麻痺を想定した排泄動作の考察

実習目的

片麻痺を想定して，車椅子から便器への移乗動作や下衣操作を実施し，介助方法や注意点を確認する．

準備物品

車椅子，便器（もしくは椅子），ジャージ（下衣）．

手順

対象者役１人，介助者役１人，記録者１人．

1）片麻痺患者の車椅子から便器への移乗動作

①対象者役は左右どちらかを患側に設定し車椅子に着座する．介助者役は移乗する便器に車椅子を誘導する（図６）．

LECTURE 8

MEMO
車椅子を便器に寄せる際は健側から寄せるが，トイレ空間が狭い場合は，前方から寄せる．車椅子が入らない場合は，ポータブルトイレの使用や，環境の調整を検討する．

気をつけよう！
移乗前に必ず車椅子のブレーキを確認する．高次脳機能障害を有している場合，トイレ環境の認知が難しいことがあるため，声かけや徒手的な誘導を行うこともある．

気をつけよう！
介助は患側から行う．立位時に膝折れが出現することがあるため，急な姿勢の変化に気をつける．

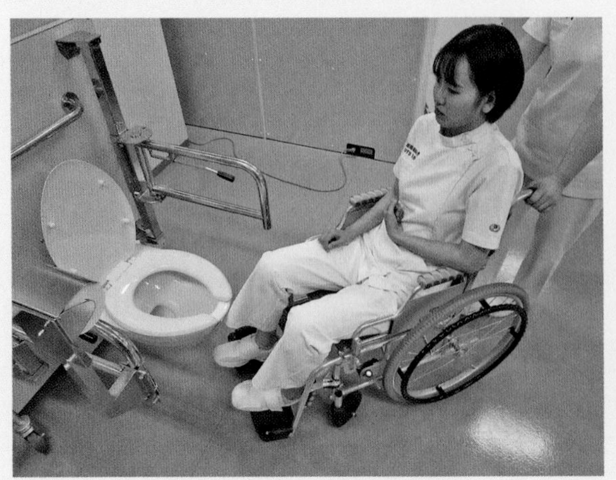

図６　車椅子を便器に寄せる（左片麻痺例）

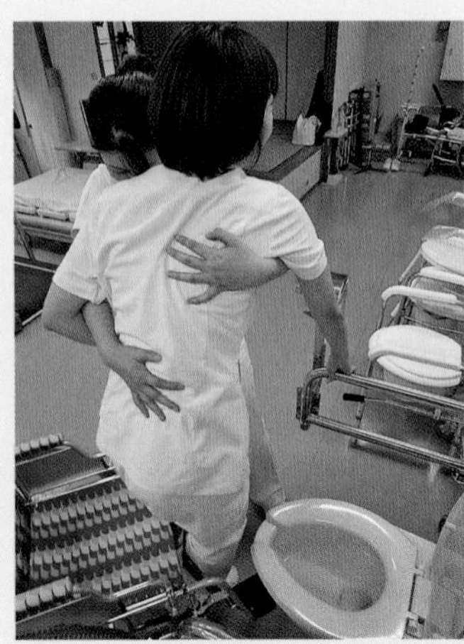

図７　健側で手すりを把持した立ち上がり

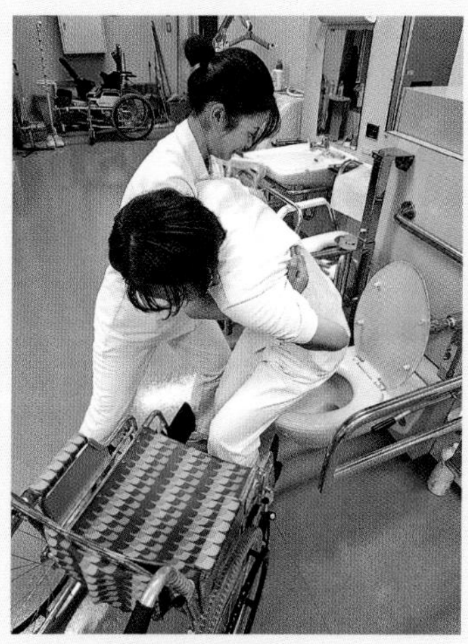
図8 体幹の前屈を促しながらの着座

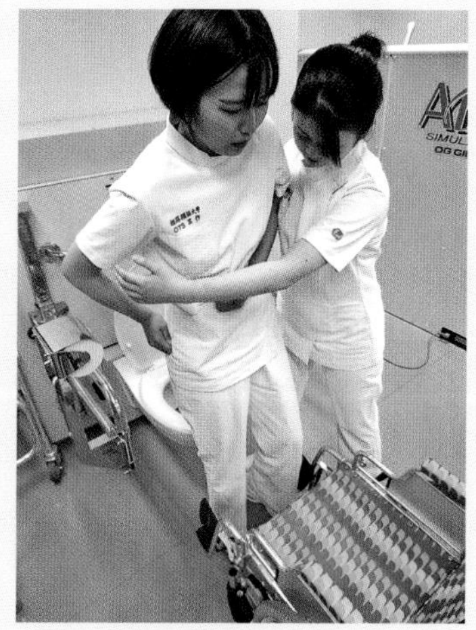
図9 立位での下衣操作（左片麻痺例）

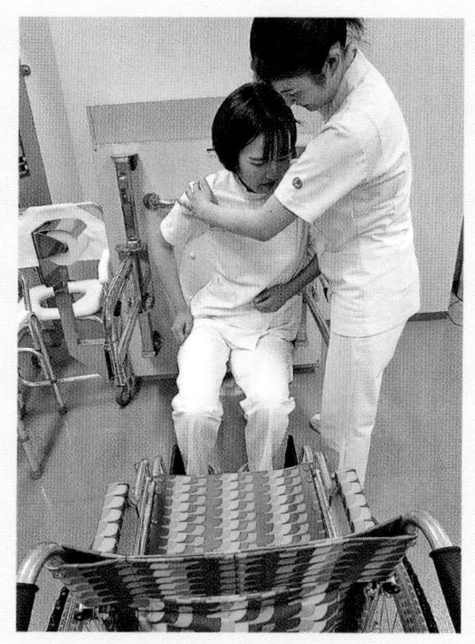
図10 着座での下衣操作

②対象者役は手すりを把持し，立位をとる（**図7**）．
③足の踏み替えを行い，体幹の前屈を促しながら便器に着座する（**図8**）．
④記録者はそれぞれの動作における注意点を記録する．対象者役，介助者役の感想も併せて記録する．

2）片麻痺患者の便座での下衣操作

①対象者役はズボンの上からジャージを履き，便器に着座する．
②左右どちらかの上下肢を患側とし，立位にて排泄動作を行うためのジャージの上げ下ろしを実施する（**図9**）．
③立位バランスが不良である対象者を想定し，便器に着座した状態での下衣操作を実施する（**図10**）．
④記録者はそれぞれの動作における注意点を記録する．対象者役，介助者役の感想も併せて記録する．

実習課題2

- 片麻痺の場合に車椅子から便器に移乗する際の注意事項（立ち上がり，手すりの位置，立位保持，方向転換，着座など）を考察する．
- 片麻痺の場合に立位で下衣を操作する際の注意事項（立位バランス能力，リーチ，下衣の材質など）を考察する．
- 片麻痺の場合に座位で下衣を操作する際の注意事項（座位バランス能力，リーチ，重心移動など）を検討し，まとめる．

■参考文献

1）世古俊明，隈元庸夫ほか：立ち上がり動作での前方空間の有無が体幹と下肢の筋活動に及ぼす影響．理学療法科学 2009；24（3）：365-8.

ここがポイント！
体幹が前屈し重心の前方への移動が行えているか確認する．前屈が行えていなければ声かけや徒手的な誘導を行う．把持する手すりの位置が手前すぎると体幹の前屈を制限することがある．

気をつけよう！
着座後も患側に姿勢が崩れる可能性があるため注意する．

ここがポイント！
介助者は患側に立ち，膝折れや立位バランスの崩れが起こった際は，すぐに介助できるよう心がける．

調べてみよう
立位バランスが不安定な状態を想定し，健側を壁（もしくは手すり）にもたれさせながら下衣操作を実施し，動作の行いやすさや立位バランスへの影響について調べてみよう．

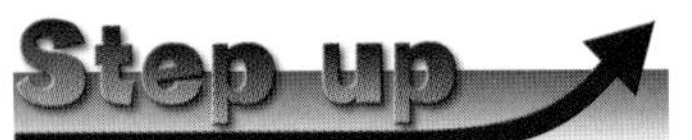

1．排泄関連用具に関する利用可能な制度

1）手すり

要介護認定において要支援および要介護となった人は，介護保険制度の福祉用具貸与を利用できる．また，「障害者総合支援法」の日常生活用具給付等事業制度での給付がある．取り付け工事を行う場合は，介護保険住宅改修費を利用することができる．

2）集尿器

しびんタイプの集尿器に該当する補助制度はない．装着型集尿器は，「障害者総合支援法」の日常生活用具給付等事業制度にて給付が可能な市区町村がある．自動吸引タイプの集尿器は，要支援および要介護の場合，介護保険制度の福祉用具貸与が利用できる．

3）ポータブルトイレ

要支援および要介護では，介護保険制度の特定福祉用具販売を利用できる．市区町村によって項目名が異なる（ポータブルトイレ，腰かけ便器）が，「障害者総合支援法」においても日常生活用具給付等事業制度が利用できる．

4）簡易便座，補高便座

要支援および要介護の場合は，介護保険制度の特定福祉用具販売を利用できる．住宅改修を伴うような便座は，介護保険住宅改修費が利用できる．「障害者総合支援法」の日常生活用具給付制度においては，腰かけ便座のなかに包括して該当させている地域もある．

5）立ち上がり補助便座（電動）

要支援および要介護では，介護保険制度の福祉用具販売を利用できる．

2．片麻痺におけるベッドとポータブルトイレの設置位置

左片麻痺の場合に使用するベッドとポータブルトイレの設置位置について，図1に示した①～⑤のパターンでは，どの配置がより適した環境かを考察してみる．左片麻痺であるため右方向（健側）への寝返りが行いやすい．③～⑤は，左方向（患側）にポータブルトイレが設置されているため，寝返りや起き上がりが困難となる．①と②の違いは，ベッドに対して①は90度，②は180度で設置されている点である．ベッドからポータブルトイレへの移乗は，方向転換時の足の踏み替えが少ないほうが転倒のリスクは低くなる．よって①が最も適した配置といえる．

生活環境（病院や施設，自宅など）によっては，適切な位置にポータブルトイレを設置できない可能性がある．その際は，転倒に留意しながら安全に動作を行うことができる配置を検討し，動作の確認および練習を行う．

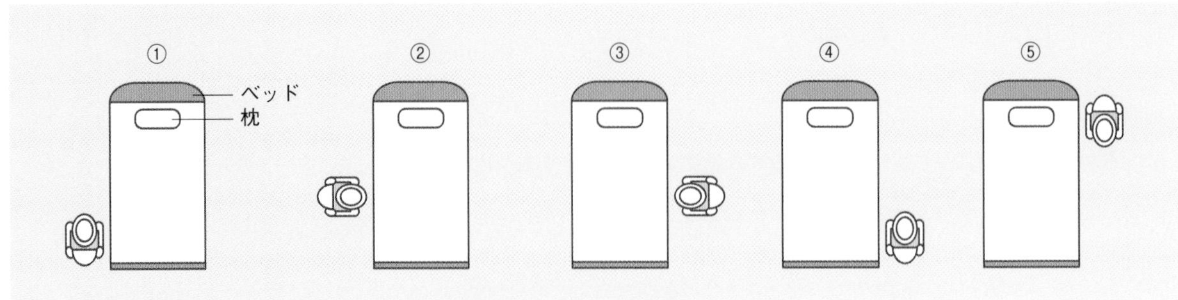

図1　左片麻痺患者が使用するベッドとポータブルトイレの設置位置

■参考文献

1）安田秀一：排泄関連用具．総合リハビリテーション 2017；45（5）：489-94.

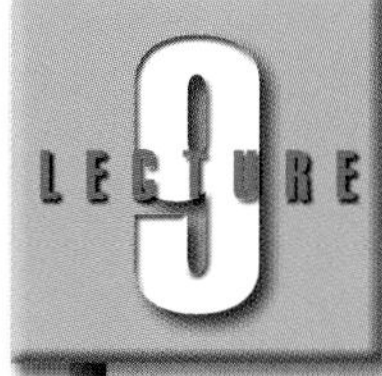

入浴動作

到達目標

- 入浴が動作能力と浴室環境に影響を受ける活動であることを理解する．
- 入浴を工程に分けることができ，工程ごとの動作の特徴をあげることができる．
- 入浴に関する環境および設備の名称がいえる．
- 入浴の形態を理解する．
- 入浴で用いられる道具（自助具）による影響を理解する．
- 入浴動作の指導方法をあげることができる．
- 設備や姿勢の変更によって動作や難易度が異なることを理解する（実習）．

この講義を理解するために

入浴は，動作能力と浴室内環境に大きく影響を受けるADLです．入浴の時間や頻度，湯温，手順など，個人のこだわりが生じる活動でもあります．他のセルフケアとの大きな違いは，裸体であることと床面が濡れた状況下での動作が求められることです．動作の特徴は，浴槽の縁をまたぐ，浴槽から立ち上がるなどの粗大な動きと，シャワーを操作する協調的な動きの組み合わせといえます．そして，洗体や洗髪，拭き取りなどに必要となる上肢の反復動作も特徴の一つです．浴室内の環境についても，浴槽の型などいくつかの種類があります．このように，入浴は動作と環境を考慮に入れてとらえる必要があります．

この講義では，入浴には個別性があることを念頭におき，疾患や病態における特徴をふまえたうえで入浴に共通する動作および浴室内の環境について学習します．入浴動作において，脱衣と着衣は重要な工程ですが，更衣動作に準ずる活動であるため，この講義では取り上げていません．

入浴動作を学ぶにあたり，以下の項目をあらかじめ学習しておきましょう．

- □ 自分の入浴を，動作面と環境面から振り返る．
- □ ADLを工程に分けることを復習する．
- □ 椅子からの立ち上がり動作の分析を復習する（Lecture 3参照）．
- □ またぎ動作の種類を確認する．
- □ 洗体に必要となるタオルを使った動作を振り返る．

講義を終えて確認すること

- □ 入浴には個別性があることが理解できた．
- □ 入浴の工程が理解できた．
- □ 工程ごとの動作の特徴を説明できる．
- □ 浴槽の特徴が理解できた．
- □ 入浴は，動作や環境の変化により難易度が異なることが理解できた．

講義

1．総論：入浴動作

1）入浴の重要性

湯船につかるという入浴習慣は，欧米ではみられない日本独特のものであり，多くの人が楽しみにしているADLの一つである．入浴には，清潔の保持，気分転換，新陳代謝の促進，安眠など，さまざまな効果があり，心身に良い影響を及ぼす．入浴の介護予防効果への関心も高まっており，中高年者を対象とした研究では，週に5回以上入浴する人は心血管の状態が良好であるといわれている[1]．週に7回以上入浴する高齢者は，週0～2回の高齢者に比べ，要介護認定のリスクが約3割減少することも報告されている[2]．病院や施設においては，入浴時に皮膚の状態を観察することで，発赤など体の変化をいち早く発見することができ，褥瘡などの予防にもつながる．

一方，高齢者の場合，他のセルフケアに比べ，入浴にかかわる事故が発生しやすい．特に冬季には，急激な温度変化により，ヒートショックによる失神や心筋梗塞などが起こりやすく，転倒や溺死，溺水という重大な事故にもつながる．そのため，入浴は，心疾患や脳血管疾患のある高齢者への配慮が必要となる活動でもある．また，浴室内は滑りやすく，転倒のリスクも高まる．

気をつけよう！

ヒートショック（heat shock）

冬場の浴室やトイレなど，極端に温度差が生じることが原因で起こる．特に，入浴では，血圧が急激に変動する場面が多く，血圧の急上昇により心筋梗塞や脳梗塞，脳出血などを引き起こしやすく，急下降により意識消失に陥ることがある．また，排便時は血圧が上昇し，排便後急激に血圧が低下するため，ヒートショックが起こりやすくなる．

2）入浴の特徴

入浴を構成する一連の行為とは，「脱衣所まで移動する，脱衣所で更衣する，浴室に出入りする，浴室内を移動する，洗髪する，洗体する，湯船につかる，拭き取る」をいう．入浴は，これらの行為の連続性で成り立っており，一つひとつの行為は，手順や方法に個別性がある．洗体では，洗う手順やタオルの種類，皮膚にタオルを当てる強さにこだわりのある人がいるだろう．そして，入浴には整容（歯磨き，ひげ剃り，洗顔，スキンケア）が付随する．入浴は，**図1**に示すように，人が，浴室環境のなかで，入浴動作を行うことで遂行される非常に個別性が高い行為である．入浴は，排泄とは異なり，緊急性は低いものの，介護者にとって負担の大きい活動の一つである[3]．他のセルフケアと大きく異なる点は，裸体での動作が求められることと，濡れた床面を裸足で移動することにある．そして，動作に注目すると，またぐなどの粗大な動きとシャワーを操作するなどの協調的な動きが混在している．洗体や洗髪，拭

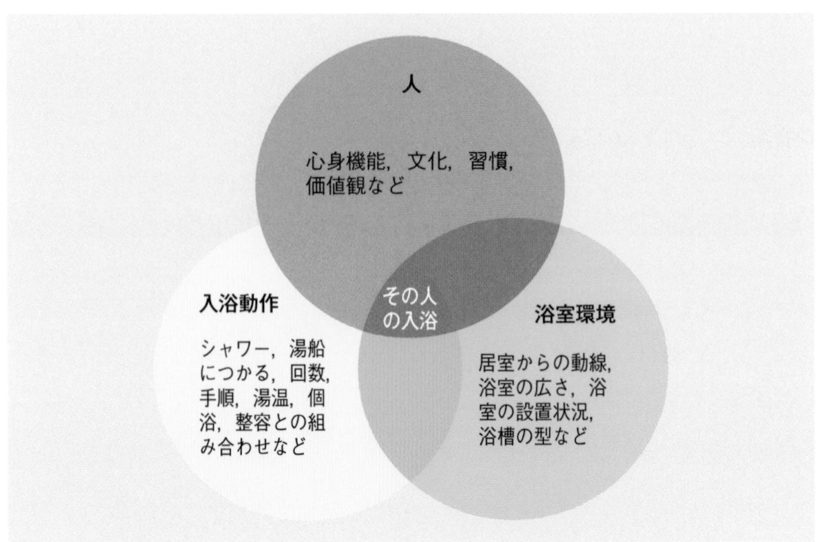

図1　入浴の個別性

き取りに必要となる上肢の反復運動も特徴の一つである．

入浴の運動強度は1.5 METsであり，一般的な座位でのオフィスワークと同様の強度である．シャワーを浴びること，タオルで拭くことは4.4 METsであり，入浴そのものに比べ運動強度が高い．入浴には，必ず更衣を要する．更衣が2.5 METsであることから，入浴の一連の流れを考えれば，比較的強度の高い活動となる．

3) 国際生活機能分類（ICF）からとらえた入浴動作

入浴動作は，ICFの構成要素からとらえると，「心身機能・身体構造」「個人因子」「環境因子」「参加」と相互に影響し合う「活動」である．日々の暮らしのなかで行う入浴は「活動」であり，旅行先で温泉に入ることや仲間と銭湯に行くことは「参加」のなかに組み込まれた「活動」である．入浴は，時間や頻度，湯温など個人の価値観や文化などの「個人因子」による影響が大きい．文化や習慣によって，湯船につかるかシャワーを浴びるかも決まる．家族がいる場合，入浴する順番も関係する．浴室内の構造や浴室までの動線，気候などを考慮すると「環境因子」も影響する．「心身機能・身体構造」では，身体機能のみならず，湯温調整やボディソープの選択，入浴全体をとおしての手順などに必要となる認知機能の影響も大きい．

2. 入浴動作の基本事項

1) 入浴をとりまく活動

入浴には，必ず移動と更衣が連動している．さらに，入浴時に歯磨きや洗顔を行う人も多い．男性では，ひげを剃る場合もある．入浴後には保湿を目的としたスキンケアを欠かさない人もいる．このように，入浴は他のADLと連動して行われる活動といえる（**図2**）．

入浴の工程は，**図3**に示すように，脱衣所への移動から始まる．その後，脱衣して裸になった状態で浴室へ入り，浴室内を移動する．シャワーをかけるか洗面器でかけ湯をし，浴槽に入り，湯船につかる．そして，浴槽を出て洗髪と洗体を行い，脱衣所に出て，体を拭く（洗体後にもう一度湯船につかる人もいる）．

浴室内には，据え付けられている操作物と据え付けられていない操作物があり，工程に組み込んで考える必要がある．これらの操作物を扱うことも重要な視点である（**図4**）．

2) 入浴の工程と動作

本講義では，入浴を脱衣した状態で浴室に入る場面から，脱衣所でタオルを使って体を拭き取るまでとした．入浴の工程において，座位で行う動作と立位で行う動作がある．

(1) 脱衣所から浴室への移動

浴室に移動するには，ドアを開けて浴室に入る必要が

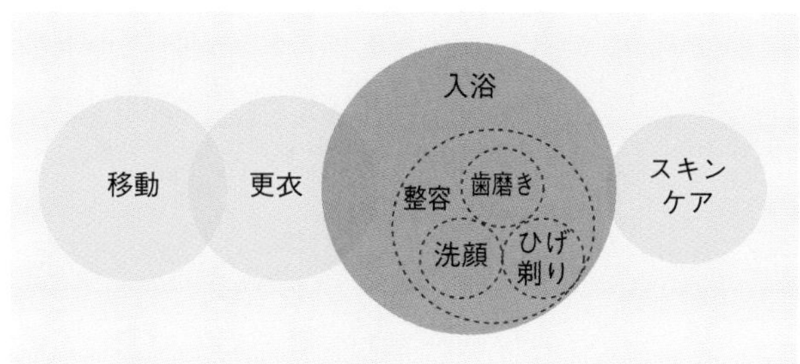

図2　入浴をとりまく活動群

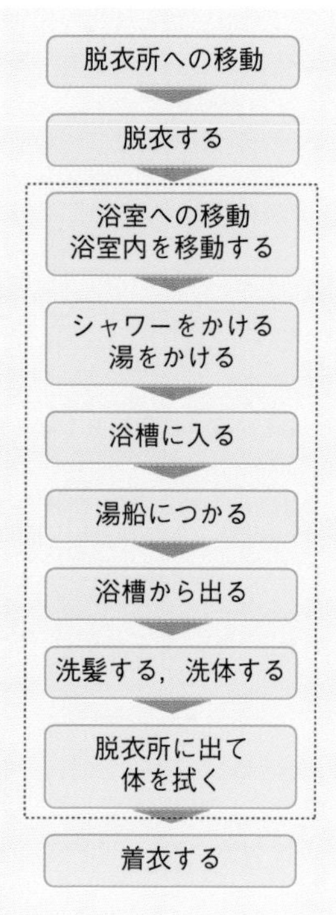

図3　入浴の工程

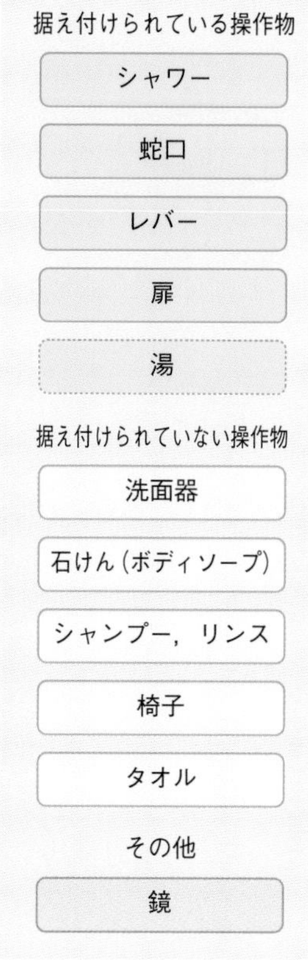

図4　浴室内の操作物

調べてみよう

METs
(metabolic equivalents；代謝当量)
METs（メッツ）は，運動や身体活動の強度の単位であり，安静時（安楽にして座っている状態）を1としたときと比較して，何倍のエネルギーを消費するかで活動の強度を示す．入浴以外の活動のMETsも確認しておこう．
▶巻末資料・表1参照．

国際生活機能分類
(International Classification of Functioning, Disability and Health：ICF)

MEMO

カナダ作業療法士会による分類では，入浴はセルフケア領域のみならず，余暇領域でもある[4]．入浴を余暇領域としてとらえれば，温泉に行くことや音楽を聴きながらリラックスして過ごす場面が想定できる．

LECTURE 9

ある．浴室のドアは，水滴が滴り落ちても浴室外に漏れないよう，脱衣所から浴室内に押して開ける場合が多い．ドアの種類は，引き戸，開き戸，折れ戸の3種類に分けられる（**巻末資料・表2**参照）．ドアを押す，引く動作は，ドアノブや取っ手を把持した状態で，上肢と体幹の動きが求められる．ドアの種類によっても，重心移動の方向が異なる．なかでも，開き戸は自身の体との位置関係が重要になる．折れ戸は，浴室に入るときには，押して側方に移動させるという2段階の操作を要する．

浴室と脱衣所の境には，浴室内の水が脱衣所に流れないよう段差もしくはグレーチングが施してある．段差がある場合は，またぐ動作が必要となる．段差を乗り越えるために縦手すりを設置することもある．

段差をまたいで浴室内に入った直後は，濡れた床面に身体が対応できず滑る可能性が高いため，足底全体で床面に接地することを指導する．

MEMO
グレーチング（grating）
排水溝などに用いられる格子状の蓋のことで，浴室と脱衣所の間に設置することで段差を解消できる．

ここがポイント！
縦手すり
立ち上がり，段差昇降，またぎ動作など，重心が上下に移動する場面などで使用される．一般的に，縦手すりを設置するときの最適な範囲は，肘関節を90度に屈曲した状態での手の高さを下限とし，上限は肩の高さとされている．

(2) 浴室内の移動

他のADLとの大きな違いは，裸体で移動することである．さらに，床面の水はけが悪い場合には，濡れた状態であるため滑りやすい．シューホーンブレイス（**図5**）などのプラスチック製の短下肢装具をつけた状態で移動することもありうる．浴室が狭い場合，壁を支持して移動できるという利点がある一方で，介助を必要とする場合に介助者が入る空間がなくなるという欠点もある．

浴槽内では，滑らないように足底全体を床面に接地させて歩行することを指導する．

(3) かけ湯をする

一般的に，浴槽に入る前に，かけ湯をすることが多い．

調べてみよう
シューホーンブレイス（shoe horn brace）
足関節を背屈位に保持するためのプラスチック製の装具であり，移乗，立位，歩行における下肢の支持性を高めることを目的としている．下垂足，腓骨神経麻痺，痙性麻痺などに用いられる（図5）．

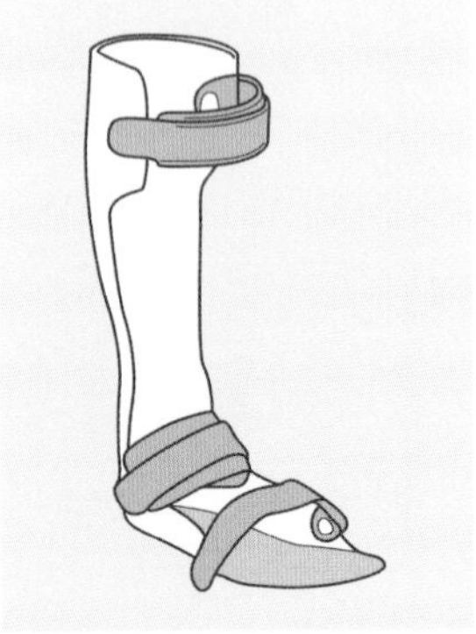
図5　シューホーンブレイス

a．シャワーを使う場合

シャワーをかける一般的な工程を**図6a**に示す．最初に，湯の温度を調整する．温度調整には，ボタンでの調整が主流であるが，レバーで調整する方法もある．次に，シャワーの柄に手を伸ばし，シャワーの柄を保持した状態で，他方の手で水栓のハンドルを操作し，適量の湯を出す．ハンドルは，回す動作もしくは上下や左右の動きが必要となる．水栓のハンドル操作を必要としないプッシュボタン式もある．シャワーを四肢末梢にかけ，湯温を確かめた後に，四肢末梢から中枢にシャワーをかける．そして，シャワーをかけながら他方の手掌面で皮膚に湯をなじませる．最後に，湯を止め，シャワーの柄をもとに戻す．

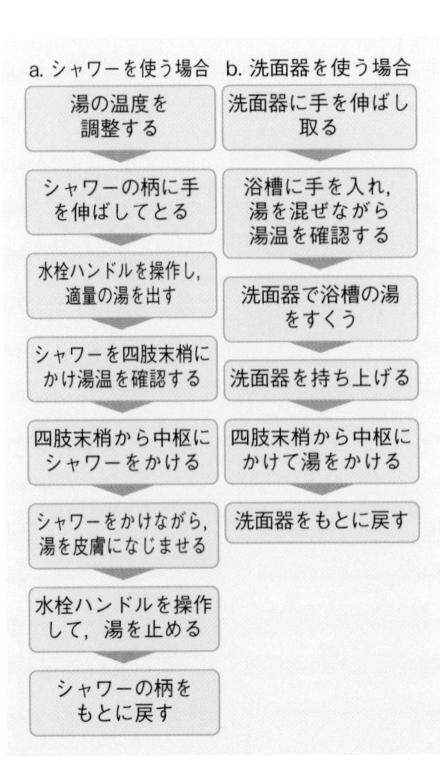

図6　シャワー，洗面器でのかけ湯の工程

シャワーをかける姿勢は，椅子座位もしくは立位である．シャワーは，水圧がかかった状態で柄をコントロールする必要があり，湯が飛散しないように，上方から下方へ流す．背中にかけるには，シャワーの柄を持ち替えなければ，肘の屈曲と肩の内旋・外旋が必要である．また，シャワーの湯を体に当てるには，前腕の回内・回外と手関節の掌屈・背屈の微細な動きを要し，手掌内でシャワーの柄を動かすこともある．指し棒を操作するときのように，示指を伸展した状態でシャワーの

LECTURE 9

柄を把持すると方向を定めやすい．壁からシャワーの柄を取り外さずに，自分の体を移動させて湯を当てる方法もある．

シャワーを適切にかけるには，シャワーから出た湯の先端を自分の体に向け，柄を調整しながら方向を定めることが求められる．この動作は，他に類似した場面がないため，実際の動作での指導が必要となる．

b. 洗面器を使う場合

シャワーの代わりに，洗面器で浴槽の湯をすくい取り，四肢末梢にかける場合もある（**図 6b**）．この場合，最初に洗面器を保持し，体幹を前屈した状態で浴槽の湯を混ぜ湯温を確認してからすくい取り，四肢末梢から中枢の順番で湯をかける．湯は，座位もしくは立位でかける．シャワーに比べると，上肢の操作性は求められないが，湯の重みがあるため上肢の筋力が必要となる．取っ手の付いた小さい桶（湯桶）を用いると，手や上肢の強い筋力が要求されないので使いやすい．

(4) 洗髪

最初に，シャワーを頭部にかけて髪を濡らす．次に，シャンプーのボトルを選んで，ポンプを押し，適量の液を手に取った後に，頭皮と髪をこすり泡立たせる．その後，シャワーで洗い流す．頭部へのリーチが困難な場合には，長柄ブラシ（**図 7a**）などの自助具を用いるとよい．シャワーの代わりに洗面器を用いて流す方法もある．

洗髪は，立位よりも椅子座位で行うほうが多い．洗髪時には，目にシャンプーが流れ込まないように閉眼し，体幹を前屈した状態で行う．この場合，視覚が遮断された状況下で，座位を保持し，上肢を操作する必要がある．洗髪には，指腹を頭の形状に合わせた状態で，肘関節の屈伸，肩関節の屈曲と内旋・外旋の反復動作が必要になる．

洗い流すときには，手掌全体を頭の形状に沿わせながら，上方から下方へ動かす．洗髪後，洗い流せているか鏡で確認する場合もある．

(5) タオルを用いた洗体

a. 洗体の工程

タオルを使用する一般的な洗体の工程を**図 8** に示す．

最初に，タオルを手に取り，石けんをつける．石けんは固形よりも液体石けん（ボディソープ）のほうが普及している．ボディソープで洗体する場合，ボディソープのボトルを選び，ポンプを押して適量をタオルにつける．そして，両手でタオルをこすりながら泡立たせて洗体する．洗体の順序には個別性があるが，おおむね四肢末梢から中枢，最後に陰部や殿部を洗うことが多い．白癬菌などに足指が感染している場合は，最後に洗うかタオルを変える．

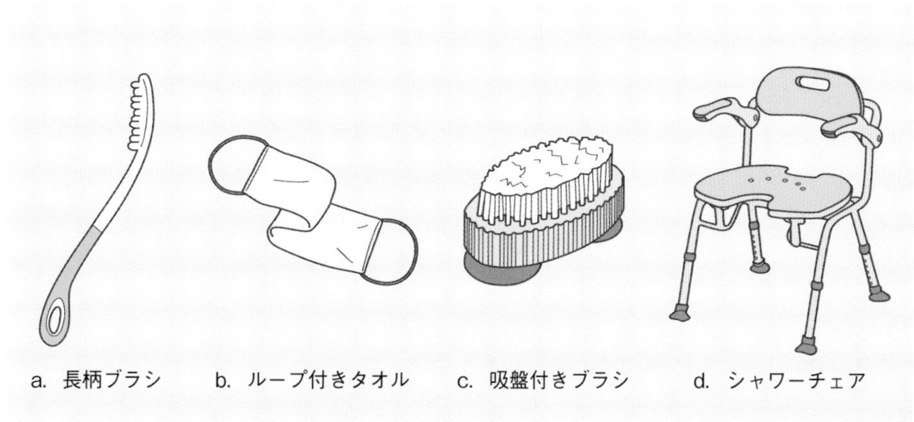

図 7　入浴関連の自助具，福祉用具

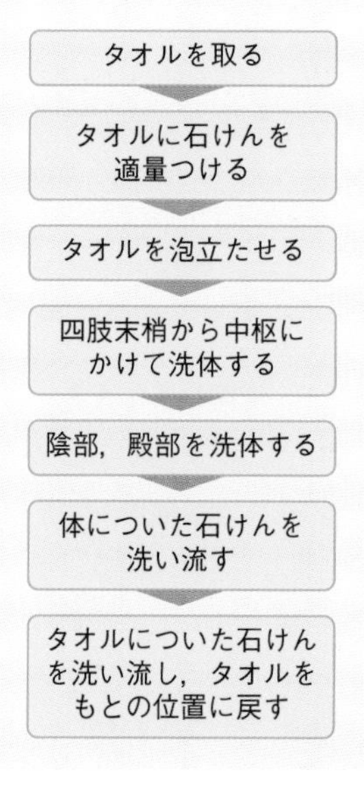

ここがポイント！
シャワーをかける動作の特徴は，水圧のかかったシャワーの柄の操作性にある．

ここがポイント！
上肢機能と自助具
上肢の動きを考えるとき，肩は方向を決める方向蛇の機能，肘はリーチ範囲を決める伸縮機能，手関節は微調整機能，手は実際に物を操作する効果器とみなすことができる．障害により，どの機能を補完すべきかを評価したうえで，自助具を選択する．

ここがポイント！
洗髪動作の特徴は，視覚が遮断された状況下での体幹の前屈を伴った上肢の反復動作である．

タオルを取る
↓
タオルに石けんを適量つける
↓
タオルを泡立たせる
↓
四肢末梢から中枢にかけて洗体する
↓
陰部，殿部を洗体する
↓
体についた石けんを洗い流す
↓
タオルについた石けんを洗い流し，タオルをもとの位置に戻す

図 8　タオルを用いた洗体の工程

b. 洗体動作

洗体動作は，タオルを把持した片手動作とタオルの両端を把持した両手動作の繰り返しである．なかでも，両手で背中を洗う場合は，いくつかの方法がある．背中を縦方向に洗う場合，肩関節は一方を内旋し他方を外旋した状態で，肘関節の屈曲と伸展を繰り返す．背中の上部を横方向に洗う場合は，両肩関節を外旋位で保持した状態で，肘関節の屈曲と伸展を繰り返す．背中の下部を横方向に洗う場合は，両肩関節をやや伸展した状態で保持し，肘関節の屈曲と伸展を繰り返す．石けんがついたタオルは滑りやすいため，把持能力も求められる．タオルを床に落とした場合には，拾う動作も必要となる．

洗体は，石けんが飛散しないように立位より座位で行うことが多い．

立位の場合は，石けんの泡が床と体につき滑りやすい状況でタオルを操作するため，バランス能力が必要となる．立位で足先を洗うときは，体幹を前屈させて上肢を足先までリーチしタオルを操作する．片脚立位の状態で上肢を操作するため，さらにバランス能力が求められる．

座位の場合は，椅子への着座，座位保持，立ち上がりが必要となる．一般的に，浴室内に設置している椅子は座面が低く，着座と立ち上がりが難しい．座位でカランや洗面器を操作するときなどは，十分な膝関節と股関節の屈曲を要する（**図9**）．殿部を洗うときは，殿部を持ち上げる必要がある．殿部に石けんがついた状態での座位保持は，座面が安定せずに椅子から滑り落ちる可能性もある．座位においても，足部を洗う場合，体幹を前屈し，下肢を組むもしくは下肢を空間で保持した状態でタオル操作が必要となる．両手動作が困難な場合，背中を洗うための長柄ブラシやループ付きタオル（**図7b**）を使用する．脳卒中などで片麻痺を呈した場合は，患側上肢を洗うために，大腿の上にタオルを置いてこする，吸盤付きブラシ（**図7c**）を用いる，長めのタオルの端を殿部に敷き込んで洗うこともある．

洗体が終われば，シャワーもしくは洗面器で浴槽の湯をすくい，湯をかけて体についた石けんを洗い流す．最後に，タオルについた石けんを洗い流してから絞り，もとの位置に戻す．

座位が不安定な場合，バックサポートやアームサポート付きのシャワーチェア（**図7d**）を用いるとよい．

(6) 浴槽に入る

浴槽に入る場合，立位で浴槽の縁をまたぐ場合と座位でまたぐ場合が想定される．立位でまたぐには，片脚立位をとること，浴槽の縁より下肢を高く上げることが求められる（**表1**）．

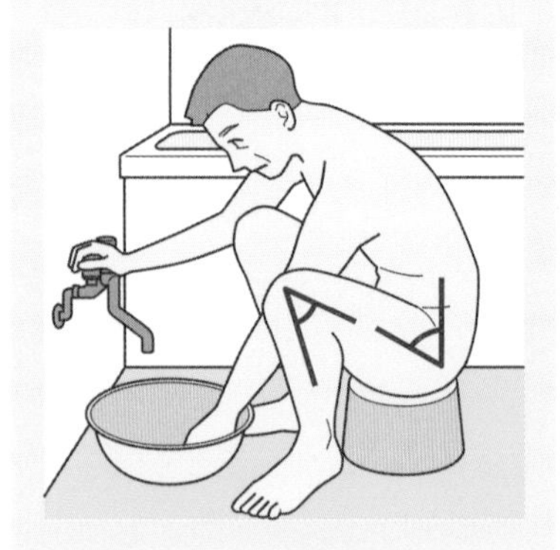

図9　低い椅子での座位

MEMO

カラン
キッチンや洗面所，浴室に使われている水栓の管やハンドル，蛇口の総称．一般に蛇口を指すことが多い．

試してみよう

片手でタオルを絞る方法
水栓の柄の部分やタオルをかけるハンガーを用いると，片手でも絞ることができる（図10）．

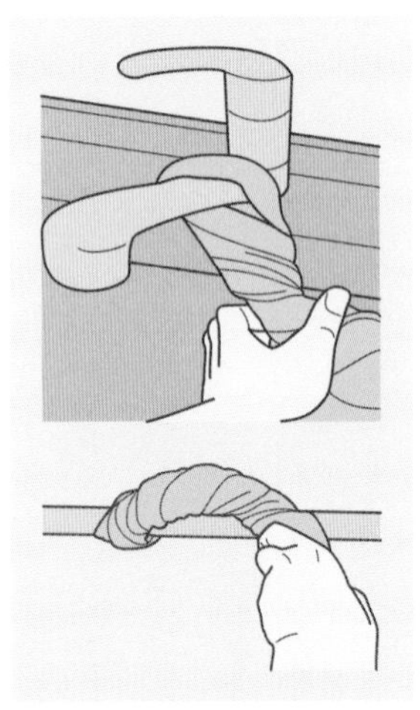

図10　片手で絞る方法

LECTURE 9

表1　浴槽のまたぎ方

	立位				座位	
方向	正面	側方			側方	
支持	壁，手すり	浴槽の縁，手すり	横手すり	縦手すり	シャワーチェア	バスボード
またぎ方						

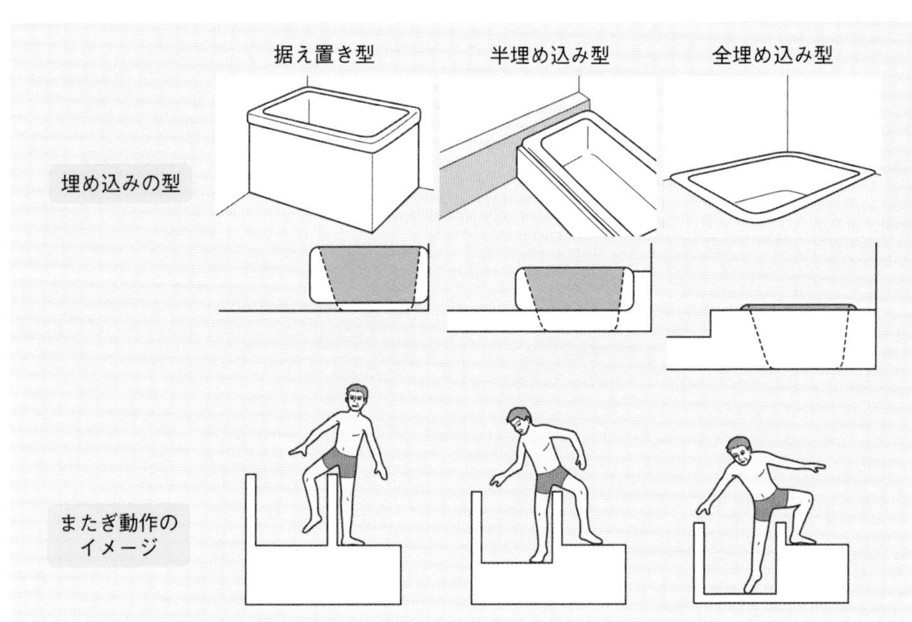

図 11 浴槽の埋め込みの型とまたぎ動作

a. 立位で浴槽をまたぐ（表 1）

浴槽への進入方向には，正面と側方がある．いずれにおいても片脚立位をとる必要がある．正面からのまたぎ動作は，股関節の屈曲と内旋もしくは外旋が伴う．もしくは，股関節の内旋・外旋を伴わずに，屈曲を強めてまたぐ場合もある．側方からでは，浴槽の縁を手で支持して体幹を前屈した姿勢をとりながら，下腿を後方から入れる．もしくは，壁面を支持して，体幹の前屈を伴わずに下腿を前方もしくは後方から入れる．下腿を後方から入れる場合，前方に比べると，股関節の屈曲角度は小さい．

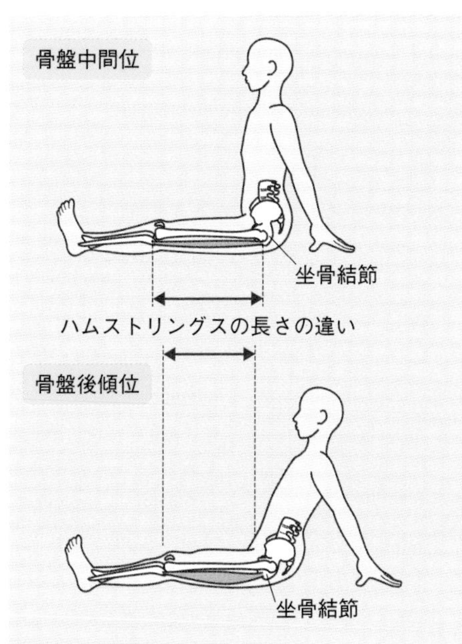

図 13 骨盤の傾きとハムストリングスの長さ

浴槽に足先を入れて温度を確認した後，浴槽の底に足底をつける．浴槽には湯がたまっているため，視覚的に底を確認することが難しく，足底接地は難しい動作の一つである．その間，支持脚で体重を支え続ける必要がある．

またぎ動作は，浴槽の埋め込みの型により，大きく影響を受ける．浴槽の埋め込みの型には，据え置き型，半埋め込み型，全埋め込み型の 3 種類がある（**図 11**）．据え置き型で浴槽が深い場合，浴槽の底に足底が接地する前に，支持脚を上げる必要があり，両側下肢で支持する工程がないことも想定される．特に小児の場合に生じやすい．この場合，浴槽台を用いることで安全性が確保できる（**図 12**）．埋め込み型の場合，支持脚の股関節と膝関節の屈曲時に伸筋群の遠心性収縮が求められる．

動作指導においては，浴槽の縁の高さを認識したうえで，片脚立位での膝関節のコントロールが必要となる．

立位でのまたぎ動作の特徴は，片脚立位の保持と下肢の挙上，そしてもう片方の脚の湯への進入にある．

ここがポイント！
浴槽台の利用
深い浴槽の場合，浴槽台を利用すると，両脚で支持できるため安全にまたぐことができる（図 12）．

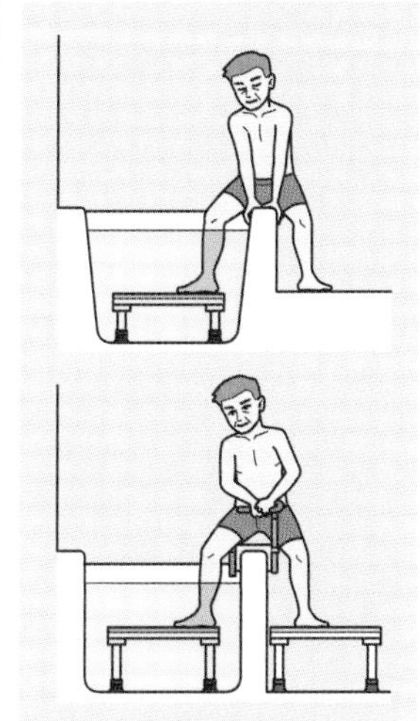

図 12 浴槽台を利用したまたぎ動作

調べてみよう
バスボード（表 1）
浴槽の両縁に渡すボードで，浴槽の縁に腰かけて使用する移乗用の台をいう．立位で浴槽をまたいで入ることが困難な場合，座位で浴槽に入ることができる．通常，上肢で支持するための手すりが付いている．

試してみよう
骨盤が後傾するとハムストリングスが弛緩するため，下肢を挙上しやすくなる（図 13）．

ここがポイント！
浴槽内の動作の特徴は，水中という浮力のある状況下での動作にある．動きやすさと不安定さの両方を兼ね備えた動作といえる．

MEMO
● 皮膚感覚
皮膚を受容器として感じる感覚であり表在感覚ともいう．触覚，圧覚，温度覚，痛覚がある．
● 固有感覚
身体の位置や動きを感じる感覚であり深部感覚ともいう．受容器は，筋肉や腱，関節周囲にある．
● 前庭感覚
重力や加速度，回転を感じとる感覚であり，受容器は，耳石器と三半規管にある．

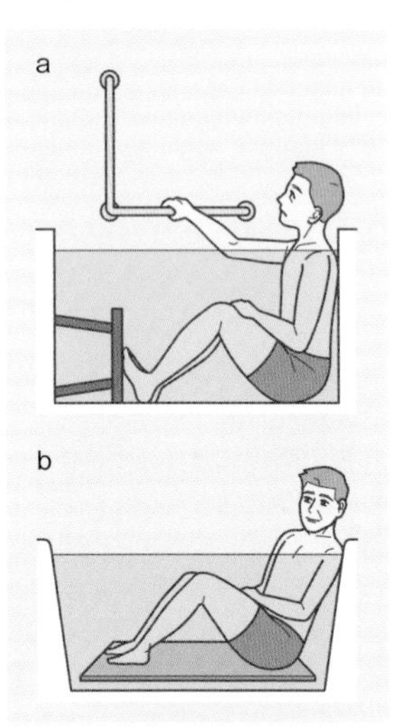

図 14　浴槽台（a），滑り止めマット（b）の利用

b．座位で浴槽をまたぐ

浴槽の端に座位をとる十分なスペースがあれば，座位で片側ずつ下肢を浴槽内に入れる．もしくは，浴槽と同じ高さのシャワーチェアを用いる方法もある（**表 1**）．このとき，股関節と膝関節を十分に屈曲することが必要である．体幹を前屈すると股関節が屈曲しにくいため，骨盤を後傾するか，背面に空間があれば，体幹を後方に倒すとまたぎやすい．下肢の挙上により座位バランスを崩す場合，手すりを持つとよい．

動作指導においては，浴槽の縁の高さを認識したうえで，骨盤・体幹のコントロールと下肢の挙上を連動させることが重要となる．座位が不安定な場合は，手すりを持って行うことを提案する．

座位でのまたぎ動作の特徴は，座位保持と下肢の挙上，そして脚の湯への進入にある．

(7) 湯船につかる

湯船につかるには，浴槽に入った後に，しゃがむ，つかる，立ち上がる動作が必要になる．

a．しゃがむ

通常，足関節を背屈し，股関節と膝関節を十分に屈曲し，殿部を浴槽の底に接地させた後に，両下肢を伸ばす．浴槽内でしゃがむ動作ができない場合，手すりや浴槽台を用いるとよい．

b．つかる

湯の中では，浮力により身体が揺れ，支持基底面を感じることが困難となる．そのため，皮膚感覚と固有感覚，前庭感覚からの情報を駆使して身体を安定させている．座位が不安定な場合，上肢で浴槽の縁を支持する，背中を浴槽の壁面に固定する，足底を底や壁面に接地させることで安定を図る．浴槽の幅が長すぎる場合，浴槽台などを利用して，足底で支えられるようにする（**図 14a**）．足底や殿部が滑りやすい場合，底の面に滑り止めマットを敷くとよい（**図 14b**）．滑り止めマットを敷くと，浴槽への出入りにおいても滑りを防ぐことができる．また，浴槽台に座れば肩までつかることができないが，座位は安定する．

浴槽の型は和式，和洋折衷，洋式の 3 種類がある．それぞれの特徴を**表 2** に示す．

表 2　浴槽の型

	和式	和洋折衷	洋式
浴槽の型	80～100cm 60 cm	100～160cm 50 cm	120～180cm 45 cm
形状	背面や側面が垂直	背面に軽度の傾斜がある	長く浅い，背面になだらかな傾斜がある
つかり方	昔から採用されてきたもので，他と比べて深い 肩までつかることができるが，股関節と膝関節を屈曲しなければ浴槽に入ることができない	肩までつかることができ，ある程度下肢を伸展してゆったりと入浴できる	下肢を十分に伸展して入浴できる
設置場所	幅が狭いため，狭い浴室にも設置できる	狭い浴室には設置できない	狭い浴室には設置できない
またぎ方	高さがあるため，下肢を高く上げてまたぐ必要がある	高さがあるため，下肢を高く上げてまたぐ必要がある	高さが低いため，浴槽に入りやすい
注意点	水圧により血圧が上昇する		滑りやすく立ち上がりにくい 浴槽内で体が不安定になりやすい

いずれの浴槽でも，足底で支えられず，殿部が前方に滑り，溺れることがある．特に洋式は，下肢の麻痺を呈する片麻痺や対麻痺患者では注意が必要である．

入浴がもたらす3つの作用

①**温熱作用**：皮膚の毛細血管や皮下の血管が拡張することで全身の血流が促進される．

②**浮力の作用**：水位と浮力による体重免荷量の関係は，頸部まで水につかると体重の約90%が免荷され，胸までつかると約70%，臍までつかると約40〜50%免荷される（**図15**）．

③**静水圧**（せいすいあつ）**の作用**：静水圧の作用により，末梢血管や腹部内臓などが刺激を受け，血行改善に役立つ．一方，胸部や腹部が圧迫され，横隔膜が押し上げられるため，換気が抑制され，呼吸数が増大する．このように，頸部までの静水圧が血行動態や呼吸機能に及ぼす生理的影響は大きく，高齢者や心肺機能が低下した人では過大な負荷となる．静水圧による過大な負荷を避けるためには，半身浴（腰もしくは横隔膜まで）や水深を浅くした寝湯（ねゆ）が比較的安全である．

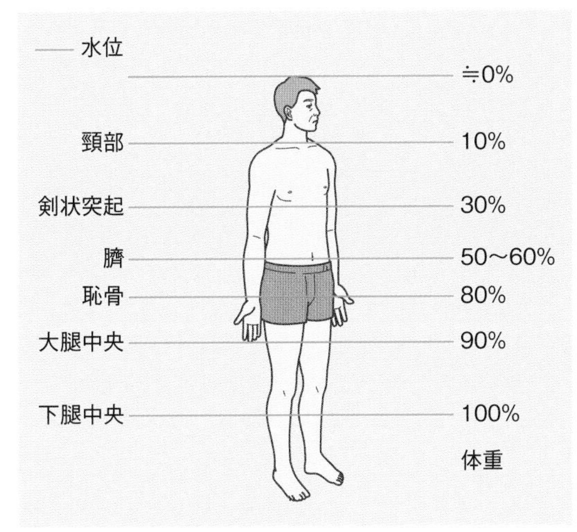

図15 水位と体重の関係

c. 立ち上がる

浮力により立ち上がりやすい状況であるが，足底が滑りやすく（**図16**），立ち上がるために下肢を引き込む必要がある．立ち上がる際は，できる限り体幹を前方に移動させ，膝関節と股関節を十分に屈曲し，両足底をそろえる方法と，一方の足底のみを引き込み，引き込んだ下肢で支持して立ち上がる方法がある．立ち上がりが困難な場合，浴槽台や手すりを設置すると容易になる．

動作指導においては，水中での動作は模擬動作が実施しにくいため，実際の動作がよい．なかでも，立ち上がりは，足底の接地と足底への体重移動を確実に行う．

(8) 体を拭く

浴槽から出た後に，脱衣所に移動し，バスタオルで体や髪を拭く．拭き取る動作自体は，洗体や洗髪時の動作と似ている．両手が使用できない場合，乾いたバスタオルを肩越しに投げて背中に当てる方法をとることもある．最後に，拭き残しがないか，視覚的および感覚的に確認する．

3) 入浴の形態

病院や施設での入浴を想定すると，入浴の形態は一般浴，リフト浴，機械浴に分類される（**図17**）．

(1) 一般浴（図17a）

独歩が可能である，もしくは手すりなどを用いて歩行が可能である場合，共同の浴槽を利用して入浴する．浴槽への移動のために手すりや階段，スロープが設置されている．洗髪や背中を洗うなどで支援が必要となる場合もあるが，入浴の工程の大部分が自立している．自宅の風呂を想定して，個浴が導入されることもある．

(2) リフト浴（図17b〜d）

入浴の工程の大部分で介助が必要な場合，リフトを用いて入浴する．病院や施設では，電動で上下左右に操作できる椅子タイプのリフトが用いられる．自宅では，浴室内に設置するホイスト（巻き上げ装置）が使用され，吊り具にはスリングシートや椅子型のものがある．

MEMO

静水圧

動かない水の中で身体に作用する水の圧力をいう．水中では水深が1m増すごとに76mmHg（0.1気圧）の水圧が身体にかかる．

気をつけよう！

手すりを用いた立ち上がり動作

前方に横手すりが設置してある場合，体幹の前屈が不十分な状態で，上肢で体幹を引き込もうとして足底が前方に滑ることがある（図16）．

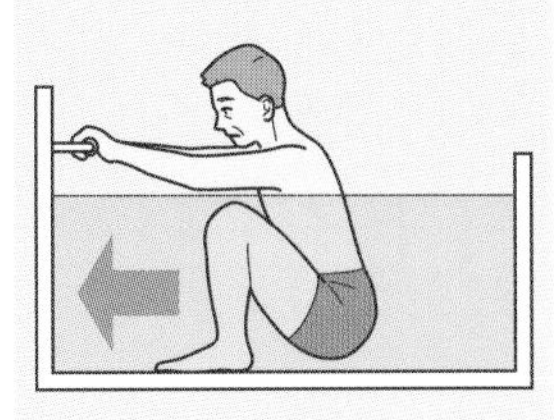

図16 足底の前方への滑り

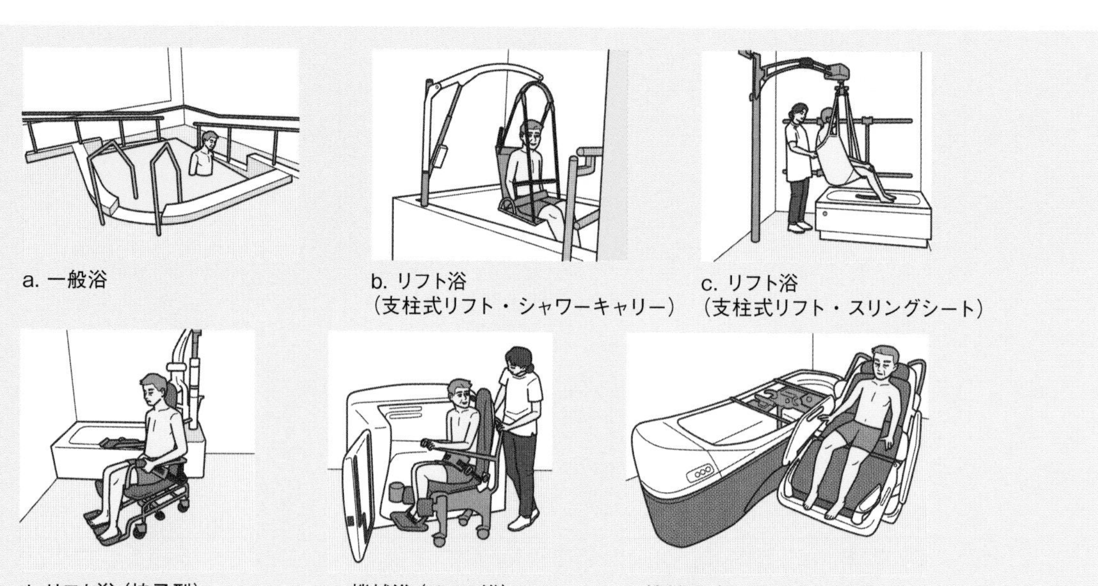

図 17　入浴の形態

（3）機械浴

a. 座って入浴するタイプ（チェア浴）（図 17e）

安定した座位が保持できない場合に用いられる．浴槽の壁が開閉し，椅子座位の状態で入浴する．椅子が上下に移動しないため安心感があり，身体への負担も少ない．

b. 寝て入浴するタイプ（ストレッチャー浴）（図 17f）

ストレッチャーにベルトで体を固定し，臥位の状態で入浴する．ストレッチャーが上下に動き，浴槽に入る．寝たきりや座位姿勢が不安定な場合に用いられる．

3. 評価における留意点

LECTURE 9

機能的自立度評価法（functional independence measure：FIM）
▶ Lecture 2・図 4，表 2 参照．

機能的自立度評価法（FIM）の評価項目のなかで，入浴は，セルフケアと移乗，移動の組み合わさった活動ととらえることができる．ここでは，セルフケアの清拭と移乗の浴槽・シャワーについてふれる．清拭は，洗体して水分を拭き取るまでを採点する．採点する身体部位は 10 か所（胸部，右上肢，左上肢，腹部，会陰部前面，右大腿，左大腿，右下腿，左下腿，殿部を含む会陰部後面）であり，部位ごとに 10%の比重がある．なお，頭部と背中は採点に含まれない．移乗では，浴槽の近くに位置した状態から，浴槽をまたぐこと，浴槽に入ること，その逆を採点する．

バーセルインデックス（Barthel index：BI）
▶ Lecture 2・表 1 参照．

バーセルインデックスでは，浴槽に入る，シャワーを使用する，洗体・洗髪動作が自分でできるかを評価する．採点基準は，自立 5 点，部分介助または不可能 0 点の 2 段階である．

入浴を質的にとらえるには，観察型の作業遂行評価である Assessment of Motor and Process Skills（AMPS）の評価項目が参考になる．作業遂行を楽に，安全に，効率よく，一人でできるかを評価する．

MEMO
Assessment of Motor and Process Skills（AMPS）
観察型の作業遂行評価で，対象者がしたい，する必要のある ADL や手段的 ADL（instrumental activities of daily living：IADL）課題を自然な環境で，作業遂行の質と作業遂行能力を同時に評価する．作業遂行の質は，16 の運動技能と 20 のプロセス技能によって，努力性，効率性，安全性，自立性の 4 つの視点から分析される．

4. 障害・疾患における特徴

ICF の構成要素の一つである「健康状態」は，他の要素にも影響を及ぼすため，入浴動作においても，障害や疾患の特徴を理解しておく．

大腿骨頸部骨折後の人工骨頭置換術後において，股関節の過度な屈曲を禁忌とされている場合は，立位で浴槽をまたぐ際，膝関節を屈曲して下腿を後方から入れるようにする．浴槽内では，浴槽台を用いるなどして股関節の過度な屈曲を避ける．骨折の原因が転倒であれば，転倒恐怖感への対応も求められる．

脳卒中片麻痺の場合，座位で浴槽に入ることが多い．健側下肢から浴槽に入ると，湯の温度を確認でき，バランスもとりやすい．患側下肢は，健側上肢で抱え上げるように介助して浴槽内に入れる．浴槽から出るとき，先に患側下肢を出した後，健側下肢でまたぐ際に，患側での支持が不十分となりバランスを崩しやすい．下肢に感覚障害がある場合，浴槽内でのやけどにも注意する．

5. 入浴動作への介入

入浴動作への介入は，対象者の入浴の個別性や意味をとらえることから始める．入浴の個別性とは，入浴の時間や頻度，湯温，手順など個人のこだわりを指す．入浴の意味とは，入浴する理由のことであり，個人のこだわりをふまえることで，対象者が積極的にかかわることができる．次に，入浴の工程を観察し，遂行可能な工程と困難を生じている工程を見極め，その原因を特定する．対象者の望む入浴を実現するには，実際の入浴場面を観察することが重要である．リハビリテーション室での模擬的環境において入浴動作を観察する場合も，可能な限り実際の入浴環境を再現する．入浴動作を観察する際は，観察可能な動作の分析のみならず，対象者の主観的な意見も介入計画を立てるうえで重要となる．入浴動作を困難にする原因が特定できれば，効果的な介入計画を立案し，対象者や介護者の意向を確認し同意を得た後に実施する．

介入方法は，以下に示す4つの方法が想定でき，単一もしくは複数を組み合わせて実施する．

1）心身機能の回復を目的とした介入

筋力増強や関節可動域練習，バランストレーニングなど，機能回復を目的とした介入により，入浴動作を獲得する．

2）技能習得を目的とした介入

入浴動作を繰り返し練習し，技能を習得するための介入により入浴動作を獲得する．この場合，実際の入浴場面での介入が推奨される．

3）環境への適応を目的とした介入

自助具や福祉用具の導入，住宅改修など，環境への適応を目的とした介入により，入浴動作を獲得する．

4）教育的介入

入浴動作を練習している対象者同士の情報交換，同じ疾患を有する対象者からのアドバイスなどにより，入浴動作を獲得する．

■引用文献

1）Kohara K, Tabara Y, et al.：Habitual hot water bathing protects cardiovascular function in middle-aged to elderly Japanese subjects. Sci Rep 2018；8（1）：8687.
2）Yagi A, Hayasaka S, et al.：Bathing frequency and onset of functional disability among Japanese older adults：a prospective 3-year cohort study from the JAGES. J Epidemiol 2018. doi：10.2188/jea.JE20180123.
3）牧迫飛雄馬，阿部 勉ほか：在宅要介護者の主介護者における介護負担感に関与する要因についての研究．日本老年医学会雑誌 2008；45（1）：59-67.
4）吉川ひろみ：作業療法がわかる COPM・AMPS スターティングガイド．医学書院；2008.

■参考文献

1）テクノエイド協会：手すりを上手に使う―その人に合わせるために．福祉用具シリーズ 14. http://www.techno-aids.or.jp/research/vol14.pdf

気をつけよう！

人工股関節全置換術後に禁忌となる肢位

手術により損傷した組織が回復しておらず，関節が安定していないため，術後3か月以内に脱臼を起こしやすい．

- 術式が前方アプローチの場合：股関節の伸展・内転・外旋位．
- 術式が後方アプローチの場合：股関節の屈曲・内転・内旋位．

MEMO

転倒恐怖感（fear of falling）

身体能力が残存しているにもかかわらず，活動を避けようとする永続した転倒への恐れのことをいい，転倒後に出現しやすい．転倒経験のある高齢者は，転倒恐怖感により，廃用を原因とした身体機能の低下が起こり，ADL 能力の制限さらには QOL の低下をまねくことが報告されている．

実習

1．浴槽内での立ち上がり動作の理解と手すりの提案

実習目的

湯が入っている狭い浴槽内という特殊な状況下において，立ち上がり動作の特徴を理解し，手すりの設置方法を提案する．

準備物品

校内に設置されている浴槽あるいは自宅の浴槽に，湯を入れた場合と湯を入れていない場合を設定する．

手順

①浴槽の型を確認する．

②浴槽の埋め込みの型を確認する．

③浴槽内に湯を入れていない状況下で，立ち上がり動作を以下の5相に分けて分析する[1]．

1相：殿部と足部が浴槽の底に接地した安楽な肢位．

2相：殿部が底から離れるまで．

3相：膝関節が最も前方に移動するまで．

4相：下肢が伸展方向に運動を開始してから立位まで．

5相：立位．

④浴槽に湯を入れた状況下で，立ち上がり動作を，上記の5相に分けて分析する（**図1**）．校内での実習が難しい場合，自宅で実施する．

⑤浴槽内から立ち上がる際に有効な手すりの位置と型を提案する．

試してみよう

脳卒中片麻痺を想定し，浴槽内から片脚だけで立ち上がってみよう．

実習課題1

- 浴槽の型および埋め込みの型を図示する．
- 浴槽内からの立ち上がり動作のパターンを記録する．
- 浴槽内から立ち上がる際の動作を，手順で示した5相に分けて分析する．
- 浴槽内の湯の有無による立ち上がり動作の違いを記録する．
- 浮力のある状態で，体を安定させるために必要な要素をあげる．
- 手すりを図を用いて提案し，提案した理由を記載する．
- 浴槽内から立ち上がる際のリスクを検討し，まとめる．

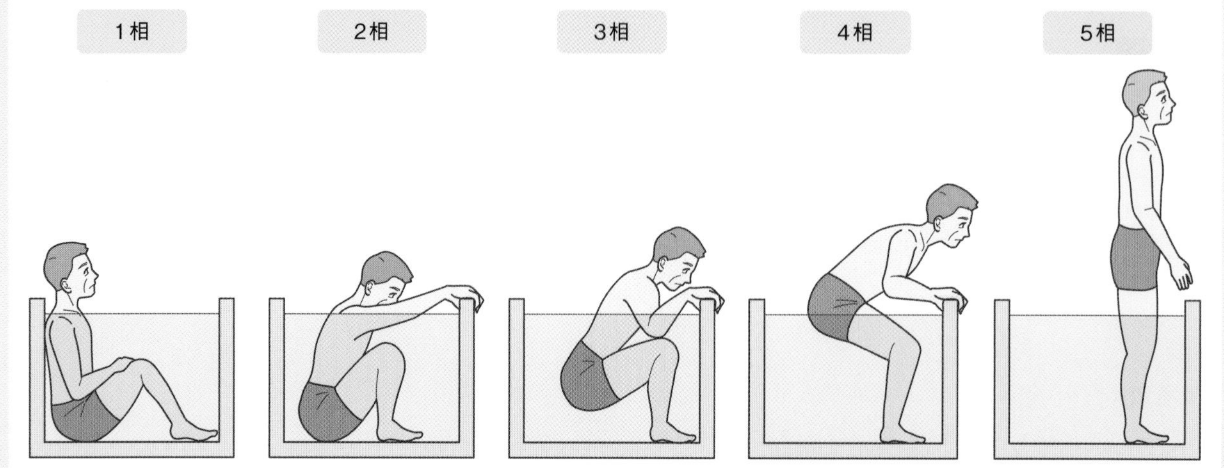

図1　浴槽での立ち上がり動作の相

2. 入浴の工程に沿った浴室内の手すりの設置

実習目的

脳卒中片麻痺を想定し，入浴の工程に沿った動作の特徴をふまえて，手すりを提案する.

準備物品

校内の浴室あるいは自宅の浴室を用いる.

手順

①脱衣所から浴槽に入るまでの動作を行う.
②重心移動に着目して，脱衣所から浴槽に入るまでの工程を繰り返す.
③必要となる手すりをイメージする.

実習課題 2

- 縦手すりと横手すりの特性を記載する.
- 脱衣所から浴槽に入るまでの工程のなかで，**図 2** の①～⑤において必要な動作の特徴を重心移動に着目して記載する.
- **図 2** の浴室の①～⑤に手すりを描く.

調べてみよう
入浴を遂行するために必要な認知機能（記憶，注意，遂行，視空間など）を調べてみよう.

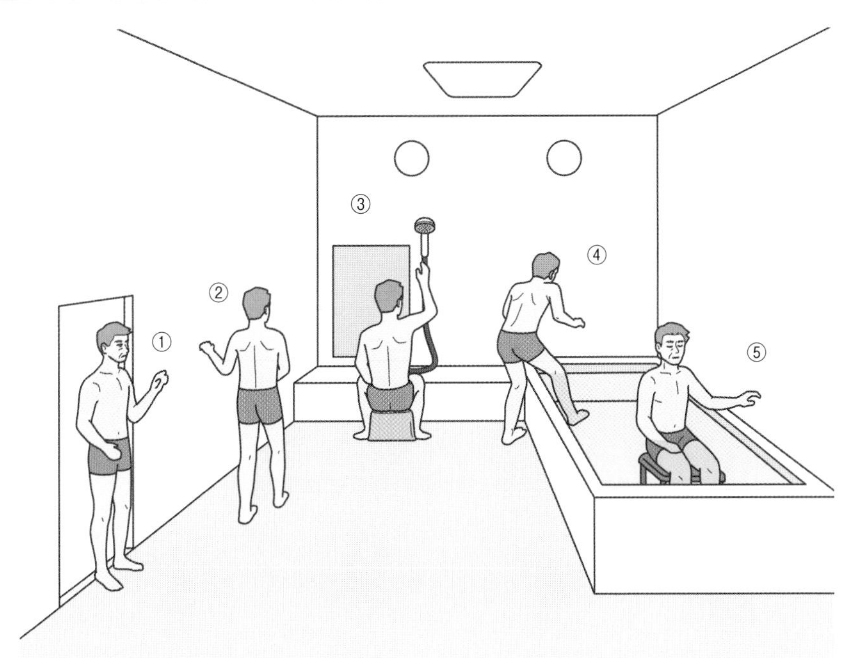

図 2　浴室内の手すりの設置

■引用文献

1) 船橋 圭，斎藤正洋ほか：片麻痺者の浴槽内での立ち上がり動作分析．作業療法 2004；23（4）：327-35.

■参考文献

1) 星 文彦，山中雅智ほか：椅子からの立ち上がり動作に関する運動分析．理学療法学 1992；19（1）：43-8.

LECTURE 9

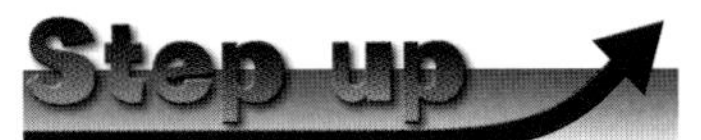

1．脊髄損傷と浴槽への出入り

脊髄損傷のなかでも，第 6 頸髄節下位および第 7 頸髄節機能が残存している場合，前鋸筋，広背筋，大胸筋，上腕三頭筋の活動が可能となり，プッシュアップができる．そのため，すのこの設置や住宅改修により，洗い場と浴槽の高さを同じにすることで，座位移動で自力による入浴ができる（図 1）．第 8 頸髄節機能残存レベルでは，洗い場と車椅子間との移乗や半埋め込み型の浴槽への出入りが可能となる（図 2）．なお，脱衣所や洗い場などの床面の素材は，殿部を損傷しないものとする．

調べてみよう
頸髄損傷の機能分類として，ザンコリー（Zancolli）分類を確認してみよう．

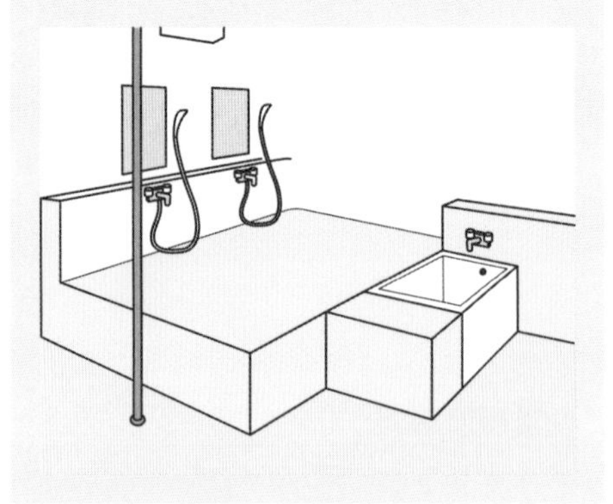

図 1　同一平面にある浴槽と洗い場

2．COPD（慢性閉塞性肺疾患）と入浴

COPD は，肺気腫や慢性気管支炎などの疾患により，気管支や肺が障害される疾患の総称で，呼吸機能が低下した状態に陥る．

COPD 患者では，ADL において，エネルギー消費量がさほど高くない動作であっても呼吸困難を呈することがある．腹部を圧迫した体幹前屈位で行う動作や，息を止めて行う洗顔，食事，排便動作などがあげられる．その他，腕を上げて行う動作，髪を洗う，かぶりの服を着る，歯を磨くという動作でも息切れを起こす．血中酸素飽和度が低下しやすい ADL は，上肢を挙上する動作（洗髪や頭上のものを取る），息を止めて力む動作（排便や重い物を持つ），反復して行う動作（入浴時の洗体，拭き掃除），体を前屈して行う動作（ズボンや靴下を履く）などである．

入浴動作は，COPD 患者が息苦しさを訴えることの多い ADL であり，洗髪する，体を洗う，体を拭く動作の順に息切れが強くなる．上肢を挙上した状態で行う動作，特に両上肢を同時に使用する動作や，上肢の挙上を反復して行う動作では，呼吸補助筋を使用するため呼吸困難が助長される．さらに，体幹を前屈した動作では腹部や胸部が圧迫され，吸気がしにくくなる．

入浴時の動作上の注意点として，上肢の挙上は片側のみとする，呼吸コントロールを行う，動作のスピードや方法を調整する，環境を工夫するなどがあげられる．その他，入浴時に工夫したい点を表 1 に示す．

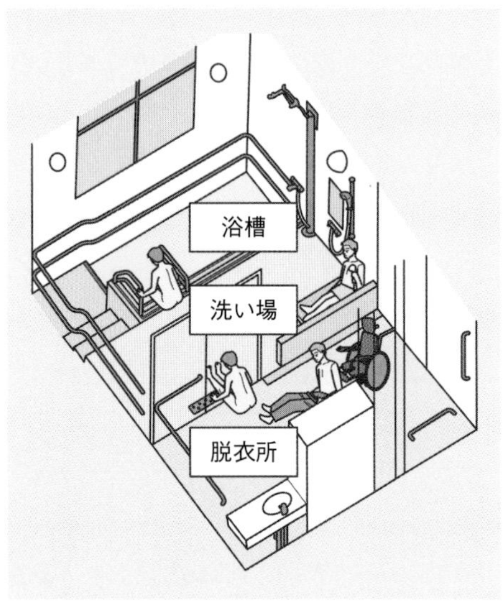

図 2　同一平面にある脱衣所と洗い場，浴槽

表 1　COPD 患者の入浴時の工夫

- 浴室に椅子を置く
- 座位で更衣する
- 蒸気が立ち込めないよう，十分に換気する
- 手すりを設置する
- においの強い石けんやシャンプーは避ける
- 手の届く範囲に物品を置く
- 動作は口すぼめ呼吸で，呼気時に行う
- シャンプーハットを使う

LECTURE 9

■参考文献

1）神奈川リハビリテーション病院脊髄損傷マニュアル編集委員会：脊髄損傷マニュアル―リハビリテーション・マネージメント．第 2 版．医学書院；1996.
2）千住秀明：呼吸リハビリテーション入門―理学療法士の立場から．第 4 版．神陵文庫；2004.

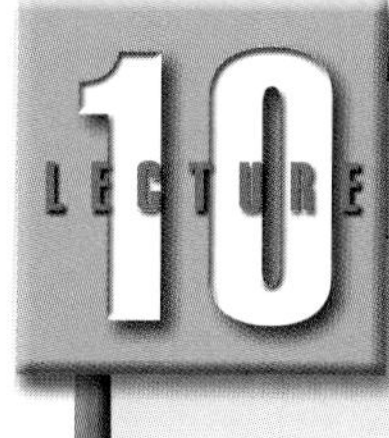

家事動作

到達目標

- 家事動作が何かを理解し，家事動作に影響を与える背景と要素を確認する．
- 家事動作の項目を把握し，方法や用具を理解する．
- 対象者の家事動作を評価し，影響を与える背景や要素を理解する（実習）．
- 調理動作の方法と道具を確認し，リスクや指導方法を理解する（実習）．

この講義を理解するために

この講義では，日々行う家事動作について学習します．家事は，家庭で日常生活を送るための技術です．

家事動作を理解するには，家事が家庭生活全般にわたっていること，範囲が広いため項目が多いこと，家族の人数，年齢，習慣，好み，経済状態，職業，居住地など，各家庭で内容や方法が異なるという多様性を理解することが大切です．

そして，対象者が支援を必要としている家事動作はどのようなものか，対象者をとりまく状況や背景を理解し，対象者とともに明らかにしていくことが求められます．そのために，基本的な家事動作の方法や用具を確認します．また，評価における留意点や介入方法についても学習します．

家事動作を学ぶにあたり，以下の項目をあらかじめ学習しておきましょう．

□ 手段的 ADL（IADL）と生活関連動作（APDL）を復習しておく（Lecture 1 参照）．
□ IADL と APDL のなかで，家事動作に含まれるものを確認しておく．
□ 自分や家族が行っている家事動作を思い浮かべ，項目をあげて整理しておく．
□ 一般的な家事の動作方法や道具について調べておく．

講義を終えて確認すること

□ 家事動作とは何かが理解できた．
□ 家事動作に影響を与える背景と要素が理解できた．
□ 衣食住に関する家事について理解できた．
□ 家族に関する家事について理解できた．
□ 家庭経営・管理に関する家事について理解できた．
□ 調理動作の方法と道具を確認し，リスクや指導方法が理解できた．

講義

1．総論：家事動作

1）家事動作とは

家事（house keeping）

家事とは，家庭内のさまざまな事柄をいい，具体的には炊事，掃除，洗濯，育児など家庭で日常的に行われている仕事をさしている．

家事動作とは，「家庭生活を維持するための衣食住などの生活手段に関する活動や，育児・教育・介護などの家族に対する活動，家庭の経済や行事など家庭経営に関する諸活動の総称」[1]である．そして，「人が社会生活を送る基本的で最小の単位である家庭の生活を円滑に維持し，家庭構成員（家族）の活動力の再生産をしていくために行われる仕事（労働）が家事であり，これに含まれるさまざまの動作（活動）をいう．衣食住などの生活手段に関するもの，育児・教育・介護などの家族に関するもの，家庭の経済や行事など家庭経営に関するものに分けられる」[2]とされている．よって，家事動作とは，家庭での日常生活を営むために，自分や家族を含む家庭の管理やその維持のためのさまざまな仕事や活動全般を意味するもので，「家のことをする」ことの総称である．

MEMO

家事の優先順位

宮崎ら[3]は，家事の優先順位を3つの段階に区分している．第一は生命維持，生理的欲求を満たす作業で，人間が生きていくために最低限必要な食事，睡眠，排泄などにかかわる作業をいう．第二は生活環境の調整，すなわち快適な生活のための掃除，洗濯など，生活を豊かにする作業で，さらに第一段階の項目を補完する金銭管理，生活リズム調整なども含める．第三は家族を含めた近隣，地域住民とのかかわりなどで，町内会，清掃作業がある．

家事動作への理解を深めるために，最初に，家事動作に影響を与える要因と背景を確認する．次に，基本となる①衣食住に関する家事，②家族（家庭生活を含む）に関する家事，③家庭経営・管理に関する家事，そして，家事動作への介入方法について学ぶ．

家庭の管理（home management）

国際生活機能分類（International Classification of Functioning, Disability and Health：ICF）

2）国際生活機能分類（ICF）からとらえた家事動作

家事動作をICFの構成要素からとらえると，「心身機能・身体構造」「参加」「個人因子」「環境因子」と相互に影響し合う活動であることがわかる．個人の考え方や環境により，「やらない」から「やる」までの幅が広く，「やる」か「やらない」かは，「個人因子」（年齢，性別，生活観，生活習慣，価値観，こだわり，ライフスタイルなど）や「環境因子」（家族，地域，住宅，用具，気候など）によって動機づけられる．また「心身機能・身体構造」（運動機能や計画・遂行・管理能力）の影響も大きい．対象者がどのような家事に参加するかは，「やらなければならない仕事」か，生きがいにつながるような自分や家族のために行う「やりがいのある仕事」か，どのように感じているかを把握することも重要である．

3）家事動作に影響を与える要因と背景

家事動作に影響を与える主な要因は，対象者（本人），家族（家庭），とりまく環境の3つの側面がある（**図1**）．

本人の要因として，朝起きてから夜寝るまでに行っている家事動作をあげてみると，さまざまなものがある．これは，ライフステージ（学童期，青年期，成人期，老年期など）によっても変化する．学童期では家族の一員としてお手伝いなどの家事動作から開始し，青年期では独立し一人暮らしを始めることで家事全般を行い，成人期では結婚して新しい世帯となり子どもが生まれると育児を行うようになり，老年期では配偶者に先立たれ一人暮らしに戻るなど，ライフスタイルや家族の変化により，行う家事の種類や内容は大きく変化する．

家族（家庭）の要因としては，住んでいる家のつくり（家屋状況）やどのような用具を使用しているか，同居している家族の影響を大きく受ける．家族の構成員（ペットなども含む）や家族関係，家庭における役割，家族の価値観や要望，家族のライフスタイルや関係の移り変わりなど，対象者（本人）をとりまく環境である家族（家庭）に

図１　家事動作に影響を与える要因

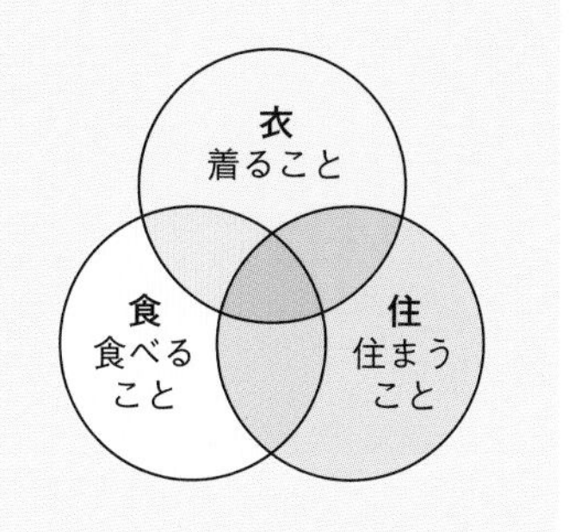

図２「衣食住」の関係

よって，実施する家事動作やその内容，方法は異なる．家族は，対象者の意思決定を行う際に助言を与えたり，ともに意思決定を行うことが多いため重要な役割を担っている．

家事動作は，居住地の地域住民として生活している環境と深く関連している．また，ライフステージなどの時間や時代背景など，その世代の考え方などの影響，季節，曜日など，さまざまな要因がある．

近年，情報通信技術（ICT）の急速な発展によりライフスタイルやワークスタイルが激変し，また，「イクメン」など家事や育児に対する男女の役割意識の変化や，家事道具の進化や宅配などの家事代行サービスの充実により，家事を行う方法や考え方が多様化している．これまでも家事をとりまく環境は，家電製品やインスタント食品の普及などに伴い，時代とともに変遷を遂げてきているという背景がある．

対象者が地域で安心して安全に生活するために，家事は大切な基盤となる生活活動である．家事動作は個別性が高く，個々の家庭や環境に応じて方法や好みが異なり，また，世代による考え方や時代背景など，種々の異なる要因が重なり合い，状況に応じて変化する．対象者の家事動作を理解するためには，その人をとりまく背景や状況をふまえ，「したい」「する必要がある」「することが期待されている」の側面から家事動作を把握する必要がある．

情報通信技術（information and communication technology：ICT）

MEMO
イクメン
育児とメンズからの造語．育児を積極的に行う男性．

2．家事動作の基本事項

衣食住とは生活の三要素であり，着ること，食べること，住まうことをいう（図2）．これは人が生活していくうえで必要となる基本項目である．

1）食生活に関する家事

食生活を整えることは，生きていくうえで生命を守り，健康を維持し，生きる意欲を高めるために重要である．自分の食べたいものや家族の望むものを調理・調達するだけでなく，規則正しい食生活を保障する必要もある．家族の身体状況や生活状態に応じた調理方法や味つけ，食事の時間，栄養バランスのとれた食事を考え提供することや，自宅で食べるだけでなく弁当を作ること，食費の管理などの経済性，毎日行うという持続性も含まれる．

（1）食材の管理

自宅にある食材を把握し，鮮度や期限（賞味期限，消費期限）など使用する時期を考え，常備するべき食材を管理する．食材には，乾物や調味料，冷蔵・冷凍食材，常温で保存できる野菜，調味料などがあり，保存する場所として，冷暗所，冷蔵庫，冷凍庫かを把握する．下ごしらえや小分けにして調理しやすいよう工夫して保存することも管理の一つである．食材や調味料は，リストアップするなどして在庫を管理し，献立づくりにつなげる．食品の保存は，衛生面に配慮しないと食中毒などのおそれも

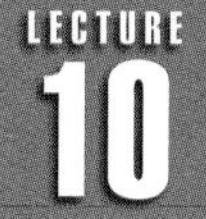

MEMO
衣食住
人は「食」を欠いては生きられない，「住」を欠いては生活できない，「衣」を欠いては社会生活が送れない[4]．衣食住とは，衣（衣服），食（食事），住（住居，雨風をしのげる寝場所）の生活の三要素で，着ること，食べること，住まうことである（図2）．

MEMO
賞味期限と消費期限
食品を定められた方法で保存した場合，味と品質が保たれていることを保証する期限を賞味期限，品質の安全性を保証する期限（おおむね５日以内）を消費期限という．「JAS法（農林物資の規格化等に関する法律）」と「食品衛生法」によって表示が義務づけられている．

あるため，適切に管理する．

(2) 献立づくり

食事をするには，何を食べるか，何を食べたいかを考える必要がある．献立づくりでは，朝昼晩のどの食事か，家族構成や嗜好，栄養バランス，経済性，季節感，食材などに配慮し，工程数や調理時間を見越して品数などを決定する．自分で調理するだけでなく，外食や惣菜，調理ずみ食材を利用するなど，総合的に考える高度な判断力や遂行機能が求められる．

(3) 食材の調達

自宅にある食材で足りない場合は，不足している食材の買い出しや注文などで食材を調達する．鮮度，期限，分量などを確認し，過不足なく必要十分な量を，価格にも配慮しながら購入する．自分で店舗まで行く，家族に購入を依頼する，宅配を利用するなどの方法がある．

(4) 身支度，調理器具・道具の準備

調理を行うにあたり，エプロンの着用などで身支度し，手洗いやアルコール消毒などの手指衛生を行う．調理で使用するまな板，包丁，鍋，フライパン，フライ返しなどの調理道具を収納場所から取り出す．これらは調理しながら同時に行うこともある．

(5) 調理

食材を準備する．使用する食材を冷蔵庫などから取り出し，冷凍している食材は解凍する．必要に応じて，食材を計る，洗う，皮を剝く，切る，下準備（調味，加工），出汁をとるなどの下ごしらえをする．そして，味つけをしながら，焼く，炒める，煮る，茹でる，蒸す，揚げるなど加熱する．その他の調理過程としては，加える，混ぜる，浸す，漬ける，冷ます，冷やす，振る，絞る，包む，溶かすなどの工程がある．

調理の難易度は，複数の品数を同時に調理すると高く，簡単な物を一品調理すると低くなるなど，目的や実施方法に応じて段階づけが調整できる．

調理の注意点として，包丁の使用による切創，加熱時の火傷，ガスの消し忘れなど安全管理が必要である．

(6) 盛りつけ，配膳

料理ができたら食器棚から食器（碗，鉢，皿など）を取り出し，盛りつけをする．同じ料理でも，盛りつけにより料理の印象が変わるため，食器選びも大切である．煮物，おひたし，サラダなどは，器全体に平たく盛るのではなく，中央を高くし小さな山をつくるように盛りつけると見栄えがよい．

配膳は，食卓を拭くなど衛生的な状態にしてから，取り皿などの食器や箸，箸置き，スプーン，フォークなどの食事具を配置し，盆，トレー，ワゴンに乗せて効率よく運ぶ．

(7) 食器洗い，後片づけ

使用した食器を下膳し，使用した調理器具や食器をきれいにし（洗う，すすぐ，拭く，乾燥する，消毒する），もとの場所（食器棚など）へ戻す．使用したシンクを磨き，コンロについた油汚れを拭きとるなど清掃し，使用した布巾を洗って絞り，干しておく．調理で出た生ごみは，新聞紙などに水分を吸い取らせ，ビニール袋に入れて廃棄する．残った食材や食品は冷蔵庫で保存する．

(8) 栄養管理

偏った食生活を送ると栄養バランスが乱れ，体調不良や生活習慣病の原因となる．また，塩分や摂取カロリー量が過多とならないよう配慮することも重要である．和食の一汁三菜は理想的な栄養バランスといわれているため，参考にして食生活をマネジメントする（**図3**）．

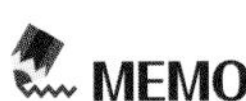

MEMO

食材の切り方

食材には，調理方法や素材の性質に適した切り方がある．食材は切ることで，食べやすく，均一に加熱され調味料がしみ込みやすくなる．野菜の切り方には，輪切り，半月切り，いちょう切り，細切り，せん切り，短冊切り，拍子木切り，乱切り，斜め切り，みじん切り，くし形切り，小口切り，ザク切り，薄切り，角切り，さいの目切り，そぎ切り，ささがき，飾り切りなどがある．肉類は，半解凍の状態で切ると滑らず切りやすい．

MEMO

味つけ

調味料の「さしすせそ」は，料理の基本となる５つの調味料と，それを入れる順番を示している．「さ」は砂糖，「し」は塩，「す」は酢，「せ」はしょう油（せうゆ），「そ」は味噌で，この順番で調味していく．

個人差もあるが，加齢により塩味や甘味の味覚が低下する．特に，高齢者は感覚機能の変化により塩味に対する感覚が低下する．

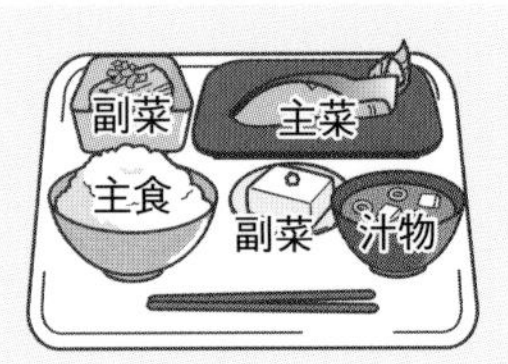

図３　一汁三菜

日本の伝統的な食文化で，ご飯と汁，菜三品から成る献立をいう．主食（ご飯）は炭水化物によるエネルギー補給源，汁物（みそ汁など），主菜（献立の中心となる料理）は肉，魚，大豆製品，卵など良質な蛋白質や脂質の補給源，副菜（主菜を補う料理）は主食や主菜で不足するビタミン，ミネラル，食物繊維の供給源である．

2) 衣生活に関する家事

衣類は，暑さや寒さなど外部の気温に対応する体温調節や，保温性，通気性，吸湿性など快適に生活するために着用する．また，日差し，衝撃，害虫などから体を保護するためにも必要である．

衣生活に関する家事は，清潔で着心地のよい衣類を用意し，汗を吸ったり汚れたりすれば清潔を保つために洗濯し，不潔感や悪臭を防ぐ．また，季節や目的に合った衣服を整え，必要な枚数を準備・管理する，ボタンの取りつけや裾上げなど衣類のメンテナンスを行う，布団カバーやシーツなどの寝具の入れ替えも含まれる．衣生活は，清潔さを維持するだけでなく，快適性や衣類の素材，着こなしなど，本人の習慣や価値観を尊重することが大切である．

(1) 衣類（洗濯物）の収集，分類

洗濯物の汚れや大きさ，洗濯表示の記号に従い，洗濯，漂白，乾燥，アイロンのしかた，クリーニングの種類などを確認して分類し，洗濯方法や洗剤，漂白剤，柔軟剤，洗濯ネットなどを選択して利用する．

(2) 洗い，すすぎ，脱水

着用し汚れた衣類を洗濯する際には，衣類を傷めないことにも配慮する．下着や色落ちしやすい衣類，薄い衣類は，特に注意する．必要に応じて，しみ抜きや黄ばみを落とすなどの前処理を行う．家庭用の洗濯機を使用する場合，洗濯物と洗剤を洗濯機のなかに入れ，標準・汚れ物・手洗い機能など洗い方（水の温度，すすぎ，脱水の回数や強さ）のモードを選択し，洗濯ネット，柔軟剤，漂白剤を適宜使用する．トイレマットや風呂マットなどは，汚れ移りを防ぐため別洗いすることが望ましい．

(3) 乾燥（干す）

ハンガーや物干し台などの物品，干す場所を確認する．洗濯機から洗濯物を取り出し，運ぶ．

洗濯物は，しわを伸ばすために，洗濯機から取り出すときに一度たたんでから洗濯かごに入れて干す場所に移動するとよい．干すときは，洗濯物をパタパタと振り，しわを伸ばし，衣類に空気を含ませる．しわが気になる場所は，両手で挟んでたたいて伸ばす．襟やポケット，袖口など，しわになりやすい場所は手で引っ張って伸ばす．洗濯物は密着させず，風の通り道をつくるように間隔をあけて干す．衣類を裏返して干すことで，色柄物の色褪(あ)せや，ズボンやスカートの生乾きを防ぐことができる．

道具は物干し台，物干し竿，ハンガー，平干しネットなどを使用し，衣類に合わせて，つり干し，平干し，濡れつり干し，濡れ平干し，陰干しなど使い分ける．通常は陽当たりや風通しの良い場所に干すが，状況に応じて室内干しや乾燥機も使用する．

(4) 取り込む，たたむ

洗濯物を取り込む時間帯は，干した時間により違いはあるが，天日干しの場合は，前日の晩や午前中に干し，正午から午後2時くらいまでに取り込むのが最適である．この時間帯に干すことで，日焼けによる衣類の傷みや，夜露による湿気や生乾きを防ぐことができる．

衣類をたたむときは，しわを伸ばし，衣装ケースやたんすなど収納する場所の幅や深さに合わせて，同じ種類の物は同じ大きさにそろえてたたむと収納しやすい．

(5) 衣類の管理

衣類の管理には，収納している衣類の整理整頓と季節ごとの衣替えがある．収納は，シャツやズボンなど，種類ごとに場所を決めて保管し，古くなり必要なくなった衣類を廃棄することまでが含まれる．

衣替えでは，衣類の汚れを落とし，しっかりと乾燥させて，防虫対策を行い収納す

調べてみよう

2016（平成28）年から，衣類などの繊維製品の表示が日本工業規格 JIS L0001 に規定する記号に変更された．新しい洗濯表示では，ドラム式洗濯乾燥機などの「タンブル乾燥」，色柄物の衣料品などの漂白に適している「酸素系漂白剤」など新しい洗濯記号が追加されている．国内外で洗濯表示が統一されることにより，海外で購入した衣類などの繊維製品の取り扱いが円滑に行えるようになった．消費者庁のホームページ[5]で確認してみよう．

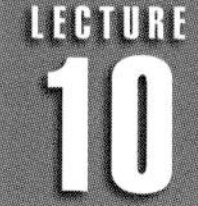

る．乾燥が不十分であるとカビの原因となる．クリーニングから戻ってきた衣類は，2～3日乾燥させて防虫剤や除湿剤とともに収納する．

(6) 手入れ，メンテナンス，クリーニング

アイロンがけは，しわを伸ばし衣類を整えるために行うが，洗濯物が乾ききっていない湿った状態で行ってもよい．アイロンの発する高温の熱で，残った水分を蒸発させることができる．衣類に応じて，アイロンの設定温度を調整しスチーム機能を使用する．

衣類のメンテナンスとしては，コートなどのブラッシングや，糸が弛んだボタンを付け直す，ほつれた部分をつくろうなどがある．

クリーニングには，ドライクリーニングと水洗いがあり，通常は有機溶剤を使用して衣類を洗濯するドライクリーニングをさす．衣類の形を整えたまま，縮み，よれ，色褪せ，型崩れなどを防ぎ，汚れを落とすことができる．洗濯表示の記号に従って衣類を選択しクリーニング店に持ち込むが，宅配などのサービスも利用できる．

MEMO
クリーニングに適した素材には，ウール，シルク，カシミアなどがある．

(7) 衣類の購入

自分や家族の衣類を購入する際は，素材や縫製，着心地，メンテナンスの容易さ，予算などを総合的に考えて購入する．季節に合わせて，上着，下着，肌着，上衣，下衣など身に着けるものは変化する．洗い替えを考慮し，複数枚必要である．

3) 住生活に関する家事

住居は，人が生活する基本となる場所で，暑さや寒さ，雨風から身を守り，安心して快適に生活し休息できる環境であることが求められる．住居を快適に維持するために，家屋の湿度や温度を調節する，掃除をして汚れ，ごみ，ほこりを取り除き，不要な物をごみとして分別し廃棄することが必要となる．

住生活をとらえるにあたっては，衣，食と同様に，住んでいる地域や家屋（一戸建てか集合住宅か，持ち家か賃貸か，広さや間取り，庭の有無など）による違いがあること，環境による個人差が大きいことを理解する．

(1) 掃除

掃除の目的は，快適に生活するために，汚れ，ごみ，ほこりを取り除くことである．掃除の基本は，高いところから低いところへ順に行う．棚などのほこりを下に落とし，最後に掃除機をかける．その後，雑巾を水に濡らして絞って拭く．

台所，トイレ，浴室，洗面所などの水回り，居室，リビング，寝室，仏間，廊下，玄関，棚，床，畳，壁，扉，窓，網戸，換気扇，冷暖房エアコンのフィルター，仏壇など，それぞれの場所の特徴や材質により選択する道具や方法は異なる．特に，コンセントやプラグ部分にはほこりがたまりやすいため，定期的に掃除する．

MEMO
掃除で使用する道具には，ほこり取り，電気掃除機，フロア用掃除道具，粘着カーペットクリーナー，モップ，ほうき，ちりとり，雑巾，バケツ，ブラシ，掃除用洗剤，洗浄剤，除菌剤，漂白剤，研磨剤などがある．また，ロボット掃除機を使用している家庭もある．

(2) ごみ出し

生ごみ，日常ごみ，粗大ごみなど，家の中にあるさまざまなごみを回収・分別し，決められた方法で決められた日時や場所に捨てる．粗大ごみは，回収のための連絡や手続きが各自治体で決められているため，その方法に則って行う．リサイクル業者や知人に引き取ってもらうなどの方法もある．

MEMO
ごみ出しには，自治体ごとに決められた時間とルールがあり，ごみ収集車が来る時間までに出さなければならない．高齢になると，決められた時間までに集積所にまとまったごみを持っていくことが困難となることもある．訪問介護の生活援助によって，利用者に代わり，ヘルパーがごみ出しを行うことができる．ごみ出しのみの支援では援助時間の不足となるため（生活援助2では20分以上45分未満で算定），早朝や夜間など，ごみ出しの時間帯を確認してプランを立てる必要がある．

(3) 家庭内物品・住居の維持・管理（補充，交換，修理，修繕）

家庭内の日用品には，紙製品（トイレットペーパー，ティッシュペーパー，ウエットティッシュ），医療品（絆創膏，マスク，体温計，常備薬），掃除用具，洗剤（洗濯用，住宅用，台所用，トイレ用，風呂用），台所用品（スポンジ，キッチンペーパー，食器，ラップフィルム，アルミホイル），口腔衛生用品（歯ブラシ，歯磨き粉），タオルなど，数多くの物品がある．季節に応じて必要となる殺虫剤やカイロなどもある．これらの物品を家庭内にストックし，不足した場合に買い足すなど維持・管理する．

また，夏用・冬用布団や暖房器具，扇風機などの季節に応じて使用する家電の出し入れ，照明器具の電球の交換，カーテンの洗濯，家屋の修理など，家電，家具，掃除用具などの物品の管理，庭の手入れ（植物の水やりや世話，草抜き）や掃除など，環境に対しての手入れや整備も含まれる．

(4) 物品の整理整頓，収納，管理

生活空間を確保するために，家庭内の物品を整理し，それらの保管場所を決めて収納・配置することで整頓する．家庭内には，さまざまな細々とした物品があり，日用品や書類などの場所を決めて整理整頓して収納し，使いたいときにすぐ使えるように管理する．

(5) 安全管理（防犯，防火，防災）

住居内の設備や機器は，定期的に点検する．玄関や窓の戸締り，火災時の消火器具の管理，けがや体調不良など緊急時の対応や応急処置の方法，非常持ち出し袋などの防災物品の維持・管理が含まれる．

(6) 温度・湿度管理，換気

屋内で安全で快適に過ごすために，空調（エアコン）で温度を調節し，加湿，除湿，換気，直射日光を遮るためのカーテンなどを使用する．特に高齢者や乳幼児は，暑さや寒さに対する身体反応が弱いため，かぜ，熱中症，低体温症の予防に努める．

4）家族に関する家事

家族に関する家事とは，主に，家族の世話をすることや家庭の一員として担う役割を果たすことである．健康管理，育児，教育，家計管理，衛生，看病，介護，手伝い，留守番，交際，一家団らん，レクレーションなどが含まれ，家庭経営・管理に関する家事とも重複する部分が多く，多岐にわたっている．

(1) 家族の世話，交流

前述した衣食住に関する家事も含まれる．また，家族の日常における健康管理，例えば子どもや高齢者の健康の維持・管理にかかわることや，病気やけがをした家族の看病や介護，受診の付き添い，家族のスケジュールの把握や調整，家族の送迎など，家族にかかわることがら全般にわたる．

家族での食事会，旅行，誕生日会の企画・実施や予約，スケジュール調整など，家族のコミュニケーションを図る機会や記念になる思い出づくりなど，家庭生活に潤いをもたらすイベントも含まれる．

(2) 育児

育児には，食事，衣類の着脱，入浴，寝具や衣類の管理，排泄，清潔，健康管理，抱く，おんぶ，寝かしつけるなどの衣食住に関係するだけでなく，子どもの話し相手や遊び相手，保育園・幼稚園や習い事の送迎，行事への参加，学校の準備を手伝う，勉強をみる，同伴して外出する，PTA 活動，お宮参り，七五三なども含まれる．

(3) 家庭の一員として役割を果たす家事

子どもは保護者の姿を見て真似をするなど「お手伝い」をしたがる時期がある．また，教育の一環として「お手伝い」を促すこともある．洗濯物をたたむ，掃除や料理の手伝い，植物の水やり，テーブルを拭く，配膳や下膳の手伝い，食器洗い，ペットの世話，おつかい，寝具の上げ下ろしなど，家事の一部を担う．これは，子どもに限らず高齢者も，家族の一員として，留守番を担う，車や自転車で家族の送迎をする，ごみ捨てを分担する，仏壇に花やご飯を供えるなど，家族の一人ひとりが協力して行うものである．

MEMO

寝具のメンテナンス，管理

人は寝ている間に約コップ 1 杯分の汗をかくといわれており，特に春から夏は気温や湿度が高くなり発汗が増えるため，寝具のメンテナンスをする．ベッドのマットレス，布団，シーツ，毛布，タオルケット，枕，それぞれのカバーなどを天日干しや洗濯をする．季節によって，掛け布団，毛布，タオルケット，シーツを取り換え，布団乾燥機を活用するなどの方法がある．

MEMO

ペットとして飼育している犬，猫，うさぎ，亀，魚なども家族の一員として，えさやり，世話，衛生管理，受診することなども家事の一部と考えることができる．

5) 家庭経営・管理に関する家事

衣食住以外にも，本人や家族が家庭生活を送るために必要となる家事動作は多岐にわたっている．一家（一家庭）を維持するには，家計や日常生活の手続きなど，生活を送るために行わなければならない事項や，親族・親戚や近所など地域との付き合いなど，さまざまなものがある．

(1) 家計管理

一家が生活していくために，収入と支出の状態である家計を管理する必要がある．収入に応じて生活費などの支出を管理し家計をやりくりすることや，適切に節約し貯蓄することなどである．家計簿の記入や銀行の利用には，予算，収入，貯金，支出などの金銭管理能力が必要である．これらは，生活費（食費，日用品費，医療費，娯楽費など），固定費（住居費，水道光熱費，通信費，保険料など），特別出費などの管理や，保険契約，財産・貯蓄管理も含まれる．

(2) 日常生活の手続き，管理

住民票や戸籍，国民年金や国民健康保険などの社会保障にかかわる手続き，児童手当や確定申告など税金にかかわる手続き，また，電気，ガス，水道，電話（固定電話，携帯電話）の契約や支払い，保証書や契約書など必要書類の管理など，家庭生活を維持するために必要な申請や手続きがある．

MEMO
配達物の受け取り，管理
自宅に届く郵便物や宅配便の受け取り，新聞やチラシの整理，分類がある．何時頃に配達されるのか，郵便ポストや玄関など，どこに配達されるのかを把握し対応する．

(3) 冠婚葬祭，親戚付き合い，地域交流

冠婚葬祭などの親戚付き合いや，地域生活を送るにあたっての近隣住民との交流も家庭に関する家事に含まれる．日常的な付き合いの他にも，正月，盆，法事，墓参り，お中元やお歳暮，年賀状，暑中見舞いを送るなどがある．特に，冠婚葬祭は人生の節目となるため，お祝い，香典などの出費も含め，日程を調整して参加する．

地域交流としては，町内会，自治会，老人会，婦人会やマンションの管理組合などの会合に参加する，清掃，除雪，廃品回収，地域巡回，祭りなどの活動に参加する，地域の回覧板をまわすなども含まれる．

3. 評価における留意点

ADL の評価法には，バーセルインデックスや機能的自立度評価法（FIM）などがあるが，家事動作を評価する項目はない．手段的 ADL（IADL）を中核とする評価法として，東京都老人総合研究所が高齢者の活動能力を測定するために開発した老研式活動能力指標[6]がある．13 項目の質問に，はい（1 点）・いいえ（0 点）で答え，点数が高いほど自立していることを表す．ここでは，家事動作の評価における留意点について，老研式活動能力指標の家事動作項目について述べる．

バーセルインデックス（Barthel index：BI）

機能的自立度評価法（functional independence measure：FIM）

手段的 ADL（instrumental activities of daily living：IADL）

老研式活動能力指標
▶ Lecture 2・表 5 参照．

評価にあたって大切なのは，質と量の双方を評価することである．質の評価とは，家事動作の質的な理解が必要で，すなわちプロセスを重視することである．「日用品の買い物は，軽いものならできるが，重いものや大きいものは難しい」「自分で食事の用意ができ，出来栄えもよい」などである．量の評価とは，点数で数えられるもので，この場合，「はい（1 点）」「いいえ（0 点）」のいずれかで表される．

家事動作を支援するためには，評価の際にこれらを適切に把握し，質と量の改善可能な側面について予後予測をすることが大切である．

MEMO
老研式活動能力指標の家事動作項目
- 日用品の買い物ができますか
- 自分で食事の用意ができますか
- 請求書の支払いができますか
- 銀行預金・郵便貯金の出し入れが自分でできますか

4. 障害・疾患における特徴

脳卒中片麻痺では，損傷半球と反対側の上下肢に運動麻痺だけでなく感覚障害や筋緊張の異常，姿勢反射障害，高次脳機能障害などが生じる．安静臥床による廃用などの二次的因子などが組み合わさることもある．

MEMO
高次脳機能障害
注意障害，記憶障害，失認，失行，半側空間無視，意欲低下などの高次の知的な脳機能の障害．

リハビリテーションでは，片麻痺や筋力低下に対し麻痺の改善や筋力の増強などを行う．家事動作を獲得するためには，歩行や上肢の残存機能の強化と再学習のための環境調整などを行い，家庭復帰や社会参加を支援する．患側上肢の障害が重度であっても，移動能力や高次脳機能障害などを考慮しながら，健側上肢の片手動作により再獲得できるよう支援する．

関節リウマチは慢性疾患であり，関節の腫れや痛みを主症状とし，関節拘縮や関節変形をきたす．女性に多い疾患のため，家事動作において問題が生じることが多い．肩関節や肘関節の拘縮のため，目的とするところに手が届かないリーチ制限や，手指の変形のため，つかむ，つまむ，握るなどの手指の巧緻性が障害される．全身倦怠感が強いときは，体を休め，炎症のある関節局所の安静が必要となる．

リハビリテーションでは，薬物でコントロールできるため薬物療法と併用しながら，運動療法や装具療法を行う．また，進行を防ぐための関節保護法やエネルギー節約法の指導が有用である．家事動作では，装具や自助具を活用し，動作ごとに関節の負担を評価しながら1日の生活パターンや1週間のスケジュール，生活環境を把握・調整し，障害の予防に努める．

MEMO
関節保護法
(joint protection technique)
関節の炎症や変形を助長する動作を避け，関節に負担の少ない方法に変更したり，自助具や装具を利用したりする方法である．

5. 家事動作への介入

家事動作の指導の際に気をつけなければならないことは，家事動作練習中のリスク管理である．調理では，包丁の操作時の切創や加熱した道具や油の飛びはねなどの熱傷に注意する．身体障害，高次脳機能障害，精神障害などを評価し，家事動作の練習前にリスクを予測し，リスクを説明したうえで実施する．

家事動作を支援するためには，対象者がかかえている阻害要因により，どのような状態となっているのかを評価（人，作業，環境の分析）し，要因を特定する．そして，どのような介入方法が適切なのかを考える．介入方法は，能力の回復や可能性を引き出し，能力を開発・補完する新たな実施方法の提案などがある．具体的には，動作方法の工夫や新しい動作方法の獲得，自助具などの道具の工夫や設備の変更，協力者の教育など環境調整の支援がある．そして，段階づけしながら，プログラムを立案する．どの家事動作を練習するのか，動作の一部あるいは全行程を行うのか，どのような設定，道具，方法で行うのかについてプランを立てて実施する．

MEMO
エネルギー節約法
(energy conservation)
広義の関節保護法に含まれる概念で，1日の生活時間帯に，どのように必要なことを割り振るかなどを考える．関節の過度な負担をなるべく避け，作業時の姿勢や作業内容の見直し，休憩のとり方の工夫，安全かつ安楽に行える環境整備などが含まれる．

■引用文献

1) 日本作業療法士協会：作業療法関連用語解説集．改訂第2版 2011．日本作業療法士協会；2011．p.13.
2) 日本作業療法士協会：作業療法学全書．第12巻．作業療法関連 用語解説．協同医書出版社；1996．p.34.
3) 宮崎和子，原 和子：家事．日本作業療法士協会編著：作業療法学全書．第10巻．作業療法技術論2 日常生活活動．協同医書出版社；1994．p.257.
4) 澤 俊二：序 増刊号の刊行にあたって．作業療法技術の再構築―家事．作業療法ジャーナル増刊号；2007：41（7）.
5) 消費者庁：新しい洗濯表示（平成28年12月から）.
https://www.caa.go.jp/policies/policy/representation/household_goods/pdf/laundry_symbols_161111_0001.pdf
6) 古谷野亘，柴田 博ほか：地域老人における活動能力の測定―老研式活動能力指標の開発．日本公衆衛生雑誌 1987；34（3）：109-14.

実習

1. 実際行っている家事動作の項目と要因や背景の確認

実習目的

家事の重要性，動作，形態，用具の種類を理解する.

準備物品

ホワイトボードや模造紙など，グループでまとめた内容を記載できるもの.

手順

講義「2. 家事動作の基本事項」に記載の項目・分類をもとに以下を行う.

①自分や家族の起床時から就寝時までに行っている家事動作の項目を書き出す.
②その家事動作の重要性，形態，用具の種類を書き出す.
③①以外の項目があれば，その項目を書き出す.
④それぞれの家事動作に影響を与えている要因や背景について考え，まとめる.

実習課題 1

- グループで，個人ワークの内容を確認する.
- グループ内で1人（家族）を選択し，自分と家族のかかわり，1日の家事動作や1週間の家事の流れを書き出す.
- 曜日による違いや個人として担う家事，家族とのかかわりでの家事など，どのような要因や背景があるかを検討し，まとめる.

気をつけよう！
包丁や釘付きまな板の使用時のけがや加熱時の火傷に気をつけよう.

MEMO
釘付きまな板
市販されている釘付きまな板もあるが，制作はそれほど難しいものではない．釘はステンレス製や真鍮製がさびにくく利用できる．まな板は，木製でも樹脂製でも釘を打ち込む前に下穴を開けておくとよい．使用前には釘の先端を少しやすりでこすって鈍らせておくと外傷の可能性が減る.

LECTURE 10

2. 片手での調理動作（脳卒中片麻痺）の指導方法の検討

実習目的

家事動作の手順を確認し，臨床での指導方法やリスク管理を理解する.

準備物品

カレーの材料（食材），包丁，まな板，ボール，ざる，片手鍋，両手鍋，菜箸，お玉，カセットコンロ，皿，スプーン，ふきん，滑り止めマット，釘付きまな板（図1），ピーラー.

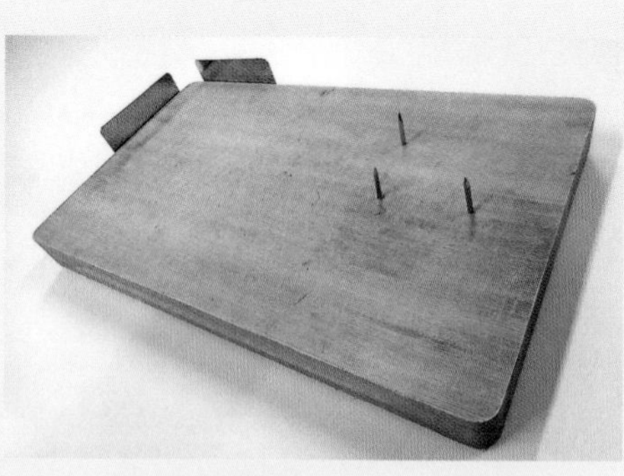

図1 釘付きまな板

手順

①カレーの調理工程（手順）やその工程で使用する道具を書き出す.
②調理する際に，両手で行う場合と片手で行う場合との違いを予測する.
③片手（非利き手）で行う際に，どのようなリスクが予測できるか，また，自助具を使用せず片手で行うための工夫を考える.
④グループに分かれて，個人ワークの結果を共有する.
⑤実際に，片手でカレーを調理する.
⑥各工程において，片手で行ううえで工夫した点や使用した自助具を記録する.

実習課題 2

- 予測したリスクを確認する.
- 実施前に行った計画と，実際に行った結果を確認する.
- 片手で調理を行ううえで，あったらよい自助具について話し合う.
- 片手での調理動作（脳卒中片麻痺）の指導方法について検討し，まとめる.

3. 関節に負担をかけない調理動作（関節リウマチ）の指導方法の検討

実習目的

家事動作の手順を確認し，臨床での指導方法やリスク管理を理解する．

準備物品

カレーの材料（食材），包丁，まな板，ボール，ざる，片手鍋，両手鍋，菜箸，お玉，スパイスのびん，カセットコンロ，皿，スプーン，ふきん，ピーラー，滑り止めマット，釘付きまな板，変形包丁（**図2**），グリップ付き包丁（**図3**），万能ハンドル（**図4**），ボトルオープナー（**図5**）．

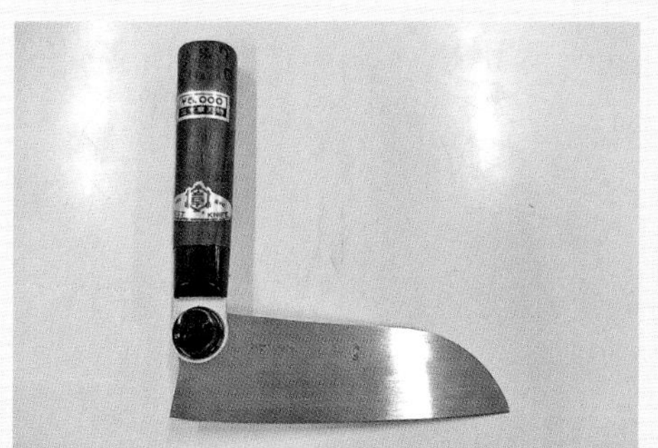
図2　変形包丁

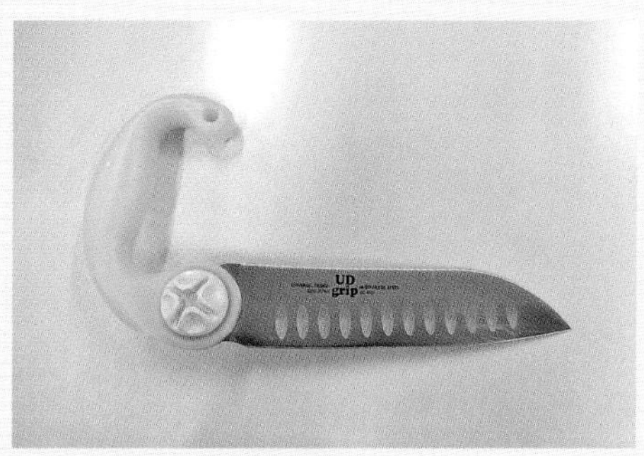

図3　グリップ付き包丁

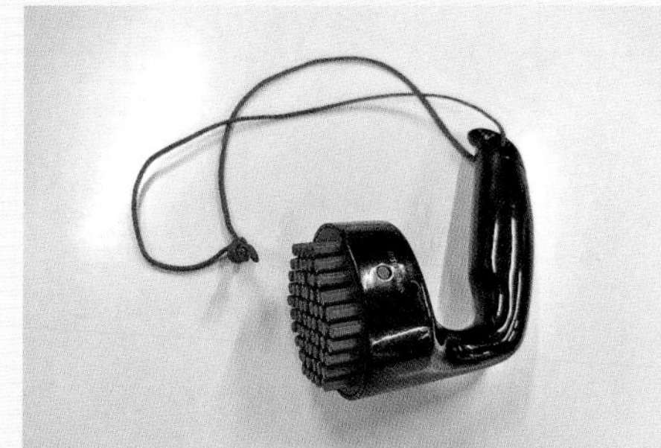
図4　万能ハンドル

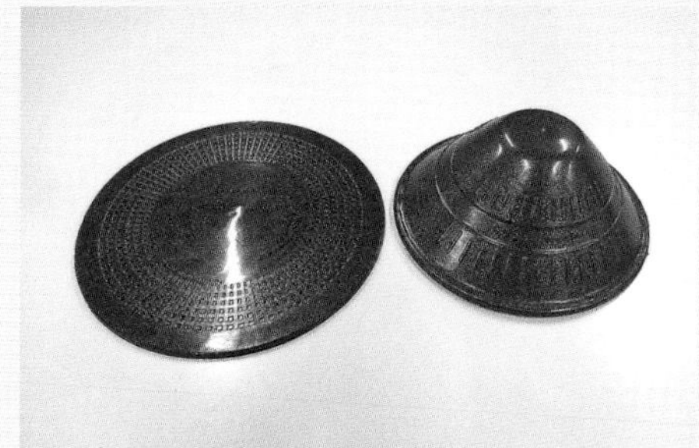
図5　ボトルオープナー

手順

①カレーの調理工程（手順）やその工程で使用する道具を書き出す．
②通常の調理と，関節に負担をかけないように調理する方法との違いを予測する．
③関節に負担をかけることで，どのようなリスクがあるか予測し，自助具の使用によりどのような改善があるかを検討する．
④グループに分かれて，個人ワークの結果を共有する．
⑤実際に，関節に負担をかけない方法でカレーを調理する．
⑥各工程において，関節に負担がかからないために工夫した点や使用した自助具を記録する．

実習課題3

- 予測したリスクを確認する．
- 実施前に行った計画と，実際に行った結果を確認する．
- 関節に負担をかけない調理を行ううえで，あったらよい自助具について話し合う．
- 関節に負担をかけない調理動作（関節リウマチ）の指導方法について検討し，まとめる．

ここがポイント！
関節リウマチ患者には，鍋や食器の持ち方，テーブルの拭き方，包丁の使用，調理時の椅子，ワゴンの使用などを関節保護の視点をもって指導する．

ここがポイント！
関節リウマチに対する道具や自助具は多数ある．図2, 3に示した包丁は，使用する際の手関節の角度に対して負担を軽減する道具だが，筋力低下を伴っている場合もあるため，握りの太さや重量にも配慮が必要である．

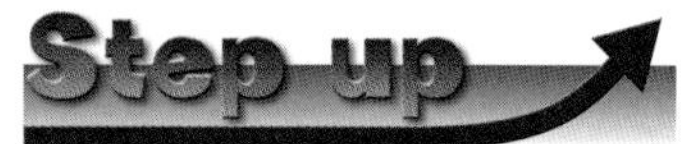

1. 片手で皮を剝く方法

片手が不自由になると，皮を剝いたり，まな板の上で丸いものを切ったりできないと考えがちである．しかし，自助具の使用や動作方法の工夫で可能となることもある．安全性を確保しながら，どのような道具の使用や工夫をすることで，対象者のできることが増えていくのかを考え支援する．

1) 釘付きまな板とピーラーの使用（図1）

釘にジャガイモをしっかり刺して安定させ，ピーラーで皮を剝く．刺すときや抜くときに，手をけがしないように注意する．

2) 半分に切ってから皮を剝く（図2）

ジャガイモを半分に切り，断面を下にして，上から下に向かって皮を剝く．少しずつ角度をずらしながら剝いていく．

3) 碗と滑り止めマットの使用（図3）

すべり止めマットの上に，ジャガイモの大きさに適した食器（碗など）を置き，安定させて皮を剝く．球形のジャガイモの場合は，回しながら剝くとよい．

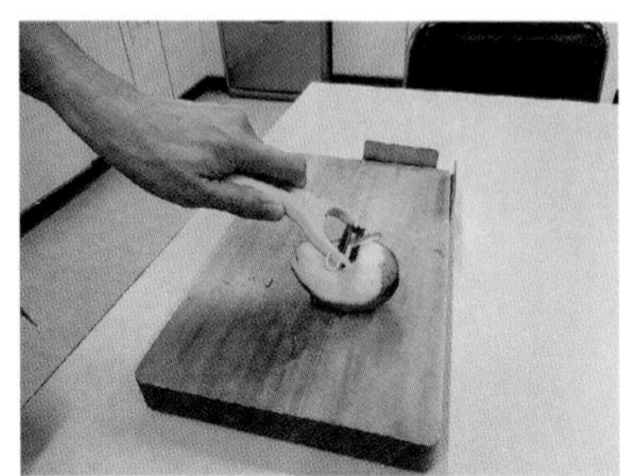

図1　釘付きまな板とピーラーの使用

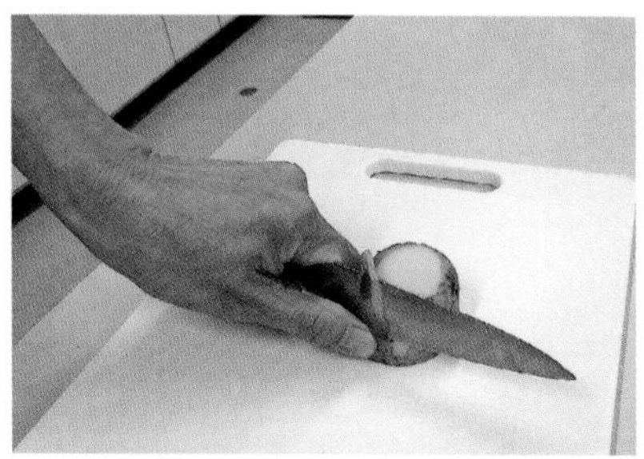

図2　半分に切ってから皮を剝く

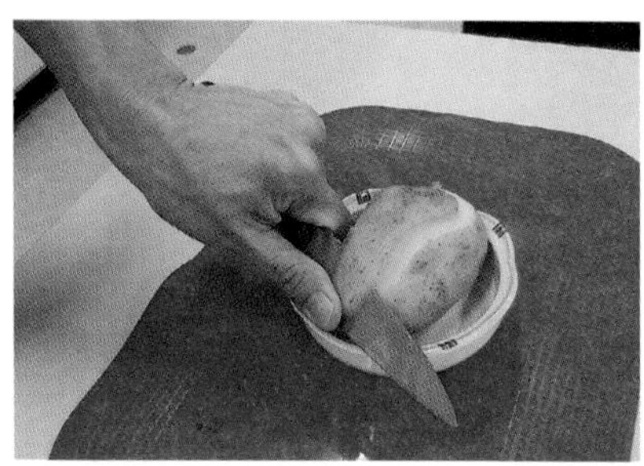

図3　碗と滑り止めマットの使用

2. 自助，互助，共助からみたさまざまな家事動作支援

LECTURE 10

食事の摂り方として，①家庭内で調理し（自炊，他の人が作る）家庭内で食べる（内食），②出前（配達）や惣菜，弁当を購入するなど家庭外で調理された食品を家庭内で食べる（中食（なかしょく）），③家の外で食べる（外食）があるように，家事動作には，本人がすべて一人で行うのではなく，さまざまな支援やサービスを含め，本人をとりまく環境を活用する方法がある．以下，自助，互助，共助の視点から家事動作支援について述べる．

掃除ロボットやスーパーマーケットの買い物送迎サービスの活用，家事代行サービスなどを利用しながら，自身の生活課題を自発的に解決するのが「自助」である．特に，掃除ロボットは，効率的な家事の実施に欠かせない存在となってきている．掃除では，掃除ロボット，洗濯では，自動で洗剤を計量し投入する洗濯機や自動で判別して服を折りたたむ衣類折りたたみ機，料理では，電磁調理器や電気圧力鍋などがあり，今後も進化は加速していくと思われる．

近所の人がごみ出しを協力し合う，友人が買い物に連れて行くなど，ボランティアや近隣住民，友人による支援，お店の人や窓口の係員に依頼するなど，費用負担が制度的に裏づけされていない個人的な関係をもつ人同士が助け合い，自発的に解決し合うのが「互助」である．

介護保険制度の訪問介護で行う生活援助サービスや「障害者自立支援法」のホームヘルプサービスで行う家事援助や介助犬など，制度化された相互扶助が「共助」である．

このように，家事動作を支援する手段，つまり，目的を達成するための方法にはさまざまなものがあり，同時に，家事動作は個別性が強く多様で環境による影響も大きい．そのため，対象者のこれまでの方法や意向をふまえて環境を評価し，残存能力や機能改善の予後を的確に予測し，多職種で連携しつつ多くの支援方法のなかから最適な方法を選択していくことが求められる．

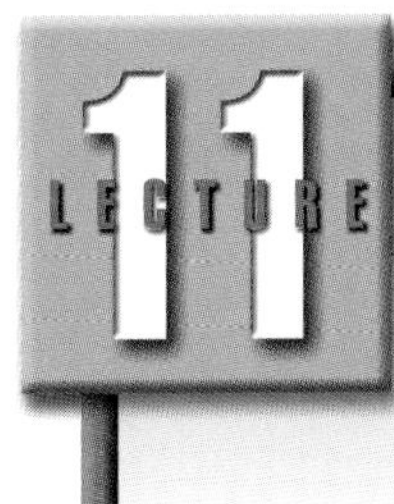

福祉・日常生活用具

到達目標

- 福祉・日常生活用具の種類，機能，構造を理解する.
- 福祉・日常生活用具に関連する制度について理解する.
- 介護保険制度で利用できる福祉・日常生活用具について理解する.
- 介護用ベッド，車椅子の使用方法や調整方法を理解する（実習）.

この講義を理解するために

この講義では，「介護保険法」や「障害者総合支援法」に関連する福祉・日常生活用具について学習します．高齢者や障害者が在宅生活でADLに障害をかかえている場合，それを改善する手立てとして，福祉・日常生活用具と住環境整備は重要なリハビリテーションアプローチの一つとなります．最初に福祉・日常生活用具に関する社会制度を理解し，適切な福祉・日常生活用具を高齢者や障害者へ提供できるように知識を深めます．次に，実習をとおして，各種の福祉・日常生活用具の特徴および使用方法を理解し，利用者に適切に使用してもらえるように知識と技術を深めます.

福祉・日常生活用具を学ぶにあたり，以下の項目をあらかじめ学習しておきましょう.

- □ 高齢者，障害者（各種疾患）の身体的特徴を学習しておく.
- □ 介護保険制度について調べておく.

講義を終えて確認すること

- □ 介護用ベッドの機能と特徴が理解できた.
- □ 車椅子の種類，各部の名称，調整方法が理解できた.
- □ 介護保険において，貸与できる福祉・日常生活用具の種類が理解できた.
- □ 介護保険において，販売対象となっている福祉・日常生活用具の種類が理解できた.

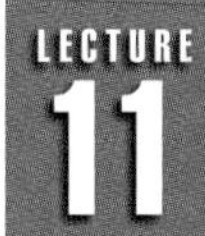

講義

MEMO
福祉・日常生活用具とは，福祉用具と日常生活用具を指す．

MEMO
● **国際標準化機構**
(International Organization for Standardization：ISO)
工業規格を策定する国際機関．ネジなどの部品から，宝石，ナノテクノロジーなど，幅広い分野での標準化作業を行っている．ISO9999は，福祉用具分類に関する国際規格．
● **福祉用具法**
正式名称は「福祉用具の研究開発及び普及の促進に関する法律」．1993（平成5）年施行．
● **障害者総合支援法**
正式名称は「障害者の日常生活及び社会生活を総合的に支援するための法律」．2005（平成17）年施行．

MEMO
福祉用具と補装具の違い
福祉用具は，「福祉用具法」によって規定された用語であり，そのなかで「障害者総合支援法」で規定されている福祉用具を補装具という．

1．総論：福祉・日常生活用具

1）福祉用具の定義

福祉用具の定義には，国際標準化機構（ISO）が定めたものや，国内では「ISO9999 福祉用具の分類と用語（2016年度版）」「福祉用具法」「障害者総合支援法」「介護保険法」によるものがあり，些少な異なりはあるものの，ほぼ同様に解釈されている．

2）「障害者総合支援法」における補装具と日常生活用具の分類

(1) 補装具とは

以下の3つの要件をすべて満たすものとされる．

①障害者等の身体機能を補完し，または代替し，かつ，その身体への適合を図るように製作されたものであること．
②障害者等の身体に装着することにより，その日常生活においてまたは就労もしくは就学のために，同一の製品につき長期間にわたり継続して使用されるものであること．
③医師等による専門的な知識に基づく意見または診断に基づき使用されることが必要とされるものであること．

(2) 補装具の種類

● 障害者，障害児：義肢，装具，座位保持装置，盲人安全杖，義眼，眼鏡，補聴器，車椅子，電動車椅子，歩行器，歩行補助杖，重度障害者用意思伝達装置．
● 障害児のみ：座位保持椅子，起立保持具，頭部保持具，排便補助具．

(3) 日常生活用具とは

以下に示す要件と，用途および形状が定められている．

①障害者等が安全かつ容易に使用できるもので，実用性が認められるもの．
②障害者等の日常生活上の困難を改善し，自立を支援し，かつ，社会参加を促進すると認められるもの．
③用具の製作，改良または開発にあたって障害に関する専門的な知識や技術を要するもので，日常生活品として一般に普及していないもの．

2．福祉・日常生活用具の基本事項

1）福祉・日常生活用具の役割

(1) 日常生活の自立支援

日常生活での福祉用具の役割は，①自立を支援すること，②日常生活を活性化させること，③安全・安心な生活を提供すること，④介護負担を減らすこと，⑤介護者の安全を守ることである．

(2) 福祉用具利用時の安全性

福祉用具の使用においては，転倒やけがなど，福祉用具の使用による事故を防止する必要がある．福祉用具の使用環境において予測される危険性を見つけ，安全対策を講じて危険をできる限り小さくしなければならない．

福祉用具も，毎年新たな機能をもった製品が開発されている．福祉用具の展示会や製品説明会などを通じて積極的に情報を収集し，利用者に提案できるように福祉用具の機能や特徴を理解することが重要である．

2）福祉用具の実際

(1) 起居関連用具

起居関連用具は，臥位姿勢を確保するベッド，起き上がり，立ち上がりなどを補助

する付属品，座位保持用具などを指す．その目的として，① ADL の補完と安全性，QOL の確保，②介護負担の軽減，③廃用症候群の予防があげられる．

QOL (quality of life；生活の質)

介護用ベッド（図 1～3）

介護用ベッドの利点と欠点を**表 1** に示す．

介護用ベッドの機能には，以下のものがある（**図 1**）．

- **背上げ機能**：背ボトムが起き上がりを補助する．
- **膝上げ機能**：背上げをしたときに，ハムストリングスの伸張を軽減し，安定した姿勢を確保する．身体が足側に滑ることを防ぐ．
- **昇降機能**：立ち上がりを補助する，端座位を安定させるために下腿の長さに合わせる，介護をしやすい高さに合わせる．
- **踵上げ機能**：足部，下腿の浮腫軽減のために，脚ボトムを挙上できる．

(2) 移乗関連用具（図 4）

ベッドから車椅子へ移乗することが困難な場合などで，移乗を補助するための用具をいう．移乗者本人の身体機能レベル，介助者の介助力，移乗環境の違いにより使用するものが異なる．

a. 介助用ベルト（図 4a）

座位や立位保持が困難なときに使用する．移乗者の腰に装着する．介助用ベルトには取っ手が複数付いており，把持することで移乗者の姿勢を安定させ，身体的負担や介助量を軽減することができる．

b. スライディングボード（移乗ボード）（図 5）

移乗者を座位のままで移乗させることができる．車椅子とベッド間の隙間を埋めたり，車椅子と乗用車の座席間の隙間を埋めるときなどに使用される．座面は滑りやす

表 1　介護用ベッドの利点と欠点

利点
● 布団の上げ下ろしをしなくてよい ● 背上げ機能があり起き上がりやすい ● 昇降機能があり立ち上がりやすい ● 付属品の手すりを利用することで立ち上がりやすい ● 座位からの移乗がしやすい ● 昇降機能を利用して介護を行うことで介護者の腰痛を予防できる
欠点
● 生活習慣が変わる ● 布団に比べて狭く感じる ● 常時設置となるため部屋が狭くなる

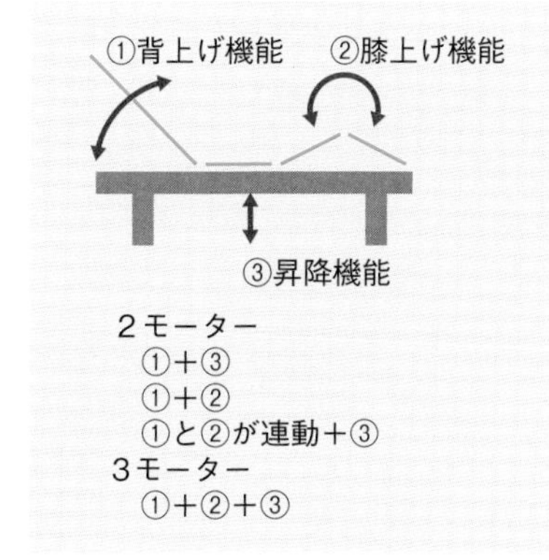

図 1　介護用ベッドの機能

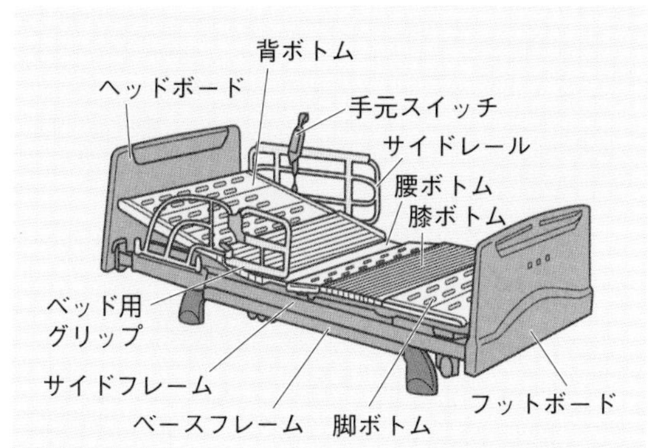

図 2　介護用ベッドの構造

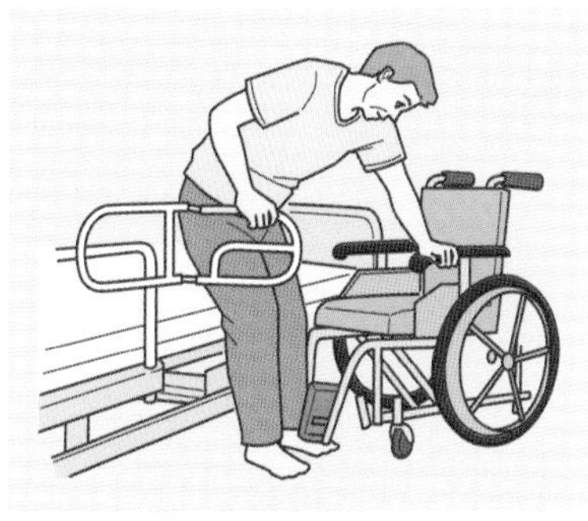

図 3　スイング機能付きベッド用グリップの使用例

MEMO

介護用ベッドの構造（図 2）

- **ベースフレーム**：ベッド本体を支える部分で昇降しない．ベースフレーム下部の高さは，床走行式リフトなどの脚部が入るスペースを考慮する．
- **ボトム**：ボトムの分割枚数や素材にはいろいろな種類がある．分割枚数は 4 分割が最も多く使用されており，背ボトム，腰ボトム，膝ボトム，脚ボトムに分かれている．材質は，金属やプラスチックなどがあり，この上に敷くマットレスの通気性を考え，メッシュ状になっていたり，穴が開いている．
- **ヘッドボード，フットボード**：つかまって伝い歩きの際に利用できる．外してシーツ交換や洗髪などを行うこともある．ボードの固定性，構造（着脱のしやすさ）を確認する．
- **手元スイッチ**：背上げ，膝上げ，高さをボタンで調整する．背上げの角度，座面の高さを表示できるものや，離床センサーのスイッチが付いているものなどがある．

介護用ベッドの付属品

- **サイドレール（ベッド柵）**：寝具や身体の落下を防ぐ役割がある．寝返りや起き上がり動作に利用できる．手足や頸部などが挟まらないように，隙間のない板状のものがある．
- **ベッド用グリップ**：端座位の保持や，立ち上がるときの補助として使用する．サイドフレームに差し込むタイプと固定するタイプがある．スイング機能をもつタイプもある（図 3）．
- **マットレス**：寝心地として適度な柔らかさ，通気性が求められる．寝返り，起き上がりのしやすさ，端座位の安定性も必要である．素材としては，ウレタン，スプリング，エアー，ウォーターなどがある．

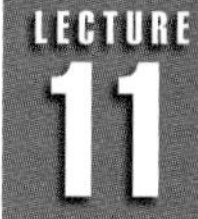

い素材でできているため，殿部を移動させやすい反面，バランスを崩しやすく注意が必要である．

気をつけよう！
スライディングボード
製品によってサイズ，適応する隙間の大きさ，耐荷重が異なるため，取扱説明書で確認しておく．

c. スライディングシート（図6）

筒状のものとシート状のものがある．シート状のものは折り重ねて使用する．シートと身体に密着している部分は滑らず，内側のシートとシートが滑ることで移動を補助する．スライディングボードのように座位移乗で使用することもできるが，ベッド上で身体の下に敷くことで，身体を頭側や尾側，左右に容易に移動させることができる．

d. ターンテーブル（回転板）（図4b）

座位移乗や立位移乗において，両足部を乗せることで，身体の方向を変えやすくする．立ち上がる際には，介助者が爪先で回転板を踏み，固定する必要がある．

e. 段差解消機（図4c）

日本家屋は，「建築基準法」で地面から床を45 cm上げることが決められているため，上がり框（かまち）のような段差がある．段差解消機は，スロープが設置できないときなどに有効である．動力には手動型と電動型があり，設置形態は据え置き型と固定型がある．

f. 簡易スロープ（図4d）

取り外し可能なスロープであり，車椅子の左右の車輪幅に合わせて使用するレール型と板状のフラット型がある．レール型では介助者がレールの間を歩くため，段差が大きいと床面とレールの高さの違いが大きくなり車椅子が過剰に上方へ上がり，介助負担が大きくなる．

MEMO
簡易スロープ
スロープを貸与・販売する企業が適切としている勾配は1/6（9.5度）以下であり，限界として示している勾配は1/4（14度）である．
▶ Lecture 5・表2参照．

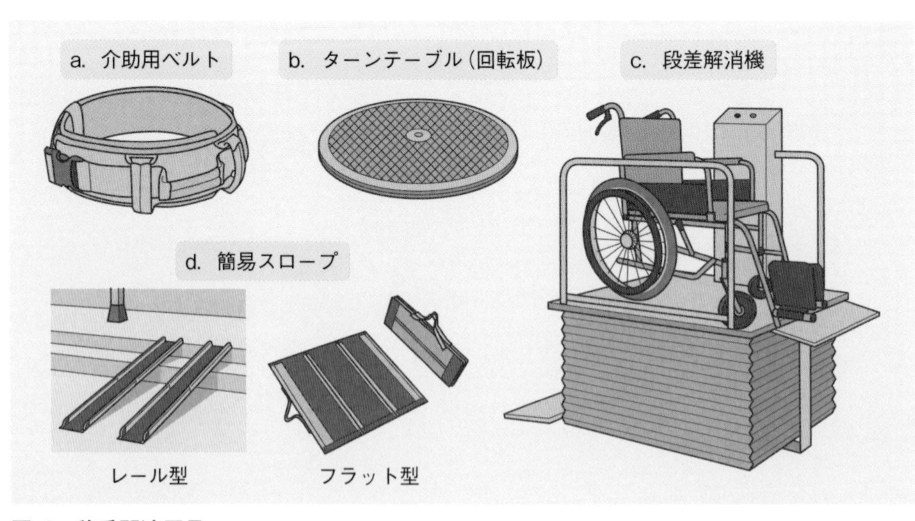

図4　移乗関連用具

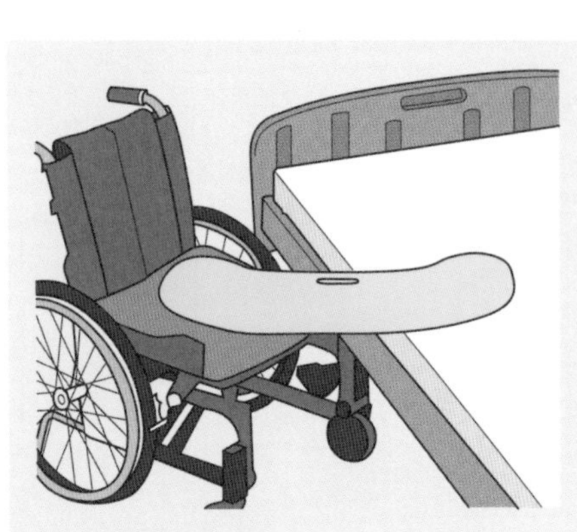
図5　スライディングボード（移乗ボード）

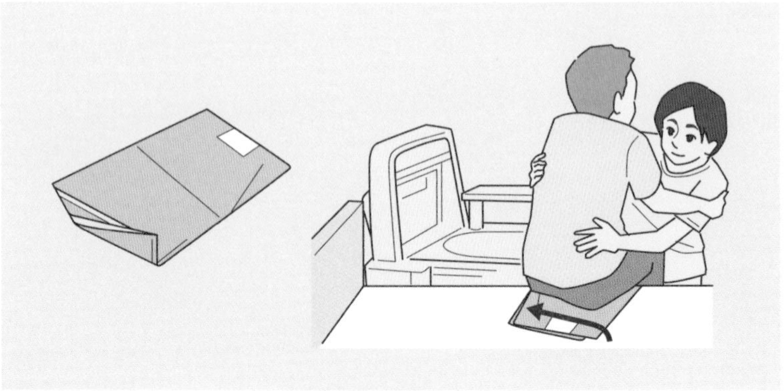
図6　スライディングシートとその使用例

LECTURE 11

g. リフト（図7）

使用条件や環境によって床走行式，固定式，据置式から選択する．

a）床走行式リフト（図7a）

吊り具を使用して人を持ち上げ，キャスターなどで床を移動し，目的の場所に人を移動させる．アームをアクチュエーターで昇降させる比較的単純な構造である．

b）固定式リフト，据置式リフト

ベッド，浴室内，トイレ，玄関の上がり框（かまち）などに設置し，アームの可動範囲内で使用する．

- **ベッド固定式リフト（図7b）**：リフトのフレームがベッドの下にあるため，ベッドの重量を利用して固定する．移動できる到達範囲はアームの長さによって決まるが，アームの途中に関節があると，移動範囲の自由度が上がる．
- **住宅固定式リフト**：移乗を行うさまざまな場所の天井や壁，床などにリフト本体の支柱などを固定し使用する．設置には，固定箇所周辺の壁や天井，床などへ下地補強工事が必要な場合がある．
- **据置式リフト（図7c）**：リフト本体と吊り具をかけるハンガー，走向レールの枠組みから成る．設置するだけで使用できるため工事を必要としない．2本の支柱による線移動タイプと，4本の支柱を部屋の四隅に設置し自由に移動できる面移動タイプがある．

c）吊り具（図7d，8，9）

リフトを使用する際に身体に装着するベルトやシートをいい，スリングやスリング

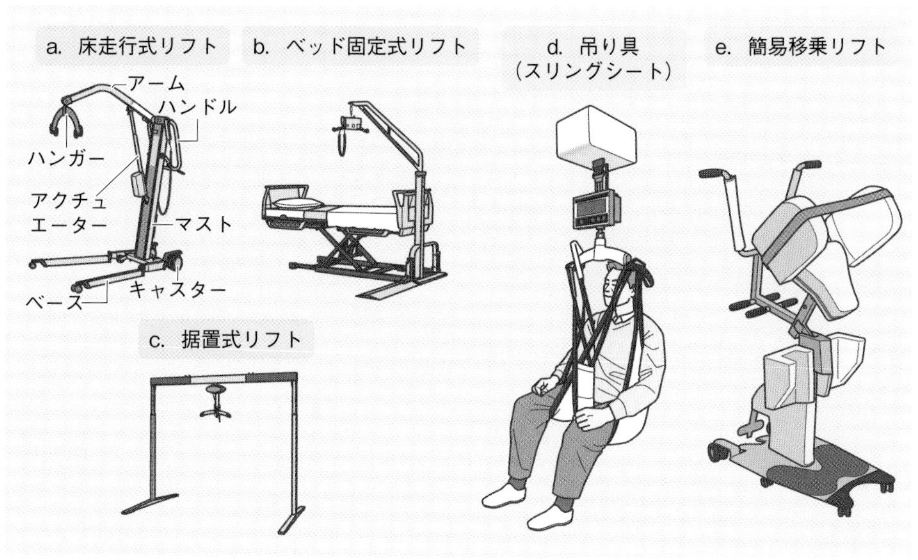

図7　リフト

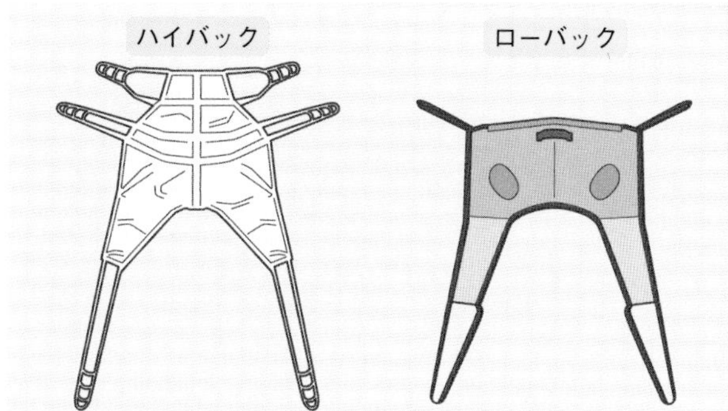

図8　脚分離型吊り具

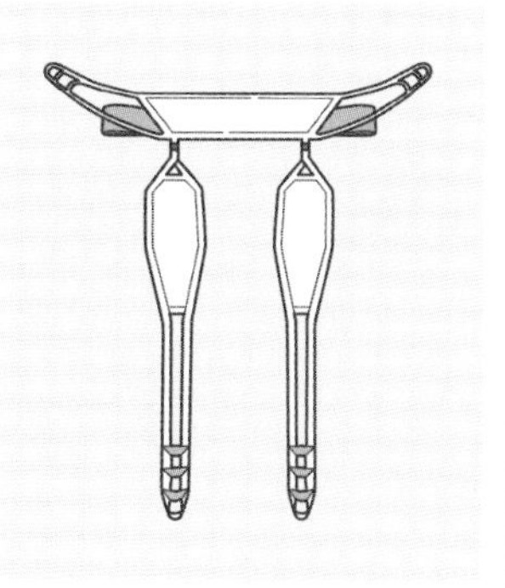

図9　トイレ用吊り具

MEMO

床走行式リフトの構造（図7a）
- **ベース**：床支持部．マストを支え左右に脚部が可動する．移乗先（元）がベッドの場合，ベースがベッドの下に入るか確認する．
- **マスト**：ベースに接続する柱．
- **キャスター**：四輪が一般的であり，リフト自体を移動することができる．介助者を吊り上げた後，方向転換する場合には回転できるスペースが必要であり，床の素材によっては移動が困難となる．
- **ハンドル**：床走行時に操作するためのハンドル．
- **アーム**：マストに接続する腕部で，昇降する部分．
- **ハンガー**：吊り具をフックにかける部分．
- **アクチュエーター**：マストとアームの間に接続された伸縮する棒状の部品．手動油圧式や電動式があるが，電動式が一般的である．バッテリー式のものは充電が必要である．

MEMO

吊り具の種類
- **脚分離型吊り具（図8）**：多くの身体機能に適応できる最も標準型の吊り具である．座位のまま着脱でき，頭部まで支持するハイバックと腰部までを支持するローバックがある．
- **ベルト型吊り具**：背部を支える体幹ベルトと大腿部を支える脚部ベルトの2本から成る．着脱は最も簡単だが，身体との接触面積が少ないため，局所的な圧迫が生じやすい，装着位置がずれやすいなど注意する必要がある．
- **トイレ用吊り具（図9）**：脚分離型吊り具の殿部周辺の覆いを小さくした吊り具である．身体を吊り上げたまま衣服や下着の着脱が可能であり，殿部も洗浄できる．
- **シート型吊り具**：1枚のシートで体幹を大きく覆うように装着する吊り具である．接触面積が一番大きく快適性が高いが，装着時は身体の下に引き込む必要があり，座位では着脱できない．
- **椅子・座面型吊り具**：椅子型あるいはシャワーキャリーの座面部分のみが分離したもので，浴槽に入るときに使用する．

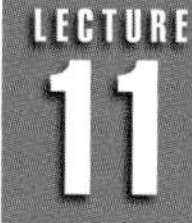

シート（**図7d**）ともよばれる．移乗場面や用途，目的に合わせて適切なタイプの吊り具を選定する．

d）その他の移乗介助用具

- **簡易移乗リフト（図7e）**：リフトのように吊り上げるのではなく，殿部を浮かせるようにして使用する．膝を支点にして殿部を持ち上げる用具や，胸部と腹部で体重を支えて持ち上げる用具がある．

（3）移動関連用具

生活範囲の拡大，QOLの向上には，目的に合わせて移動形態を使い分けることが必要である．移動動作の主目的が訓練であるのか，移動そのものが目的なのかに分けて考える．

車椅子

車椅子は，人を移動させる用具としてだけでなく，障害者の脚であり，長時間座るための椅子としての機能も求められる．車椅子は，身体機能，能力，駆動方式によって手動型と電動型に分けられる．手動型車椅子は，自走用と介助用に大別でき，介助用は主輪が小さめでハンドリムが付いていない．

a）構造（図10）

①**シート（座面）**：通常はクッションを乗せて使う．長期の使用で徐々にたわみが生じる．

②**バックサポート（背もたれ）**：シート（座面）と角度が変化しない固定式と後方へ傾斜角度が変えられるリクライニング式に分かれる．リクライニング式は，頭部までの高さが一般的で，車に載せやすいように，肘かけの高さ付近で折りたためるものが多い．

③**アームサポート（肘かけ；図11）**：肘を置いたり座位のバランスを補助したりする．車椅子への移乗の際の支えにもなる．標準タイプとデスクタイプ（**図11a**）がある．どちらも固定型，取り外し型，跳ね上げ型（**図11b**）がある．デスクタイプは前方が低くなっており，机やテーブルに近づきやすい．

④**レッグサポート**：下肢がフットサポートから後方に落ちないようにするもので，ベルトタイプが一般的である．不要であれば，ベルトは容易に取り外せる．

⑤**フットサポート（足台，足乗せ）**：利用者の足部を支える台であり，車椅子のフレームと一体になっているもの，スイングアーム式，取り外し式，エレベーティング式などがある．移乗の際の介護負担や屋内での操作性を考えると，取り外し式のものがよい．

バックサポートの高さ
肩甲骨下角を一つの目安とする．上半身が安定し活動的な対象者の場合や，ハンドリムを操作し自走する場合は，少し低めに設定する．

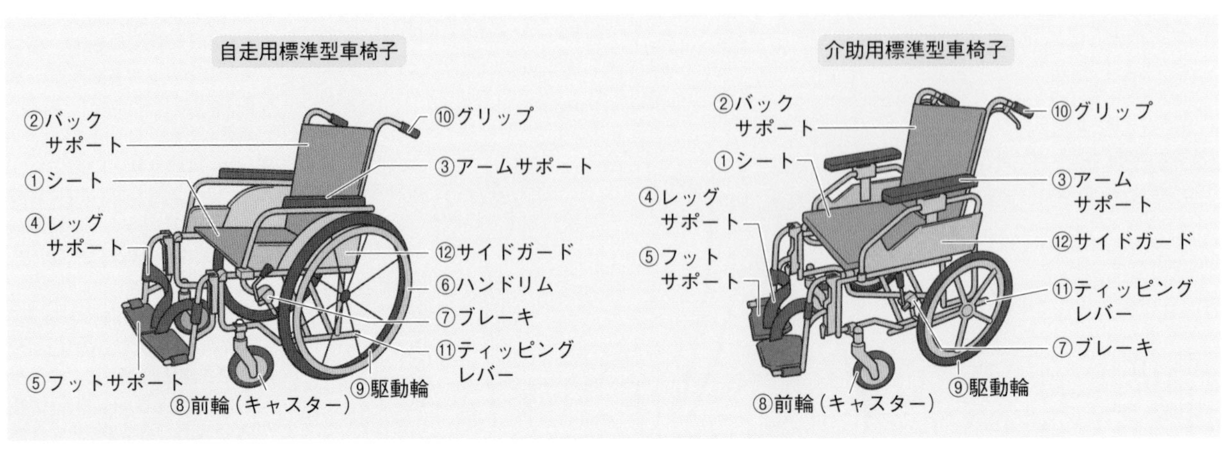

図10　車椅子の構造

a. デスクタイプ　b. 跳ね上げ型

図 11　アームサポート（肘かけ）

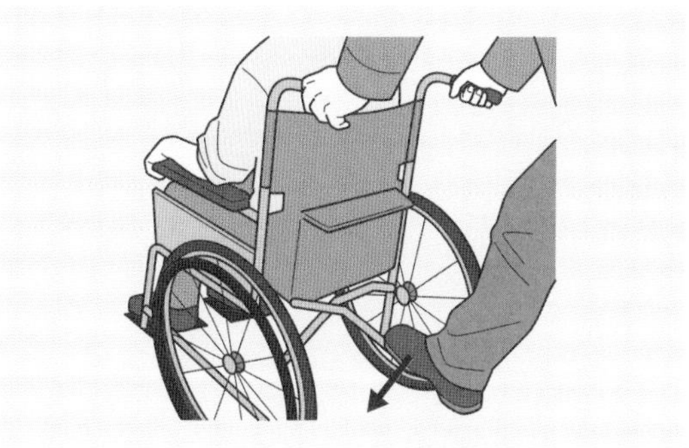

図 12　ティッピングレバー（前輪昇降バー）

⑥**ハンドリム（駆動握り）**：駆動輪の外側に固定されたタイヤより小さい輪であり，手で回して駆動する．握力が低下している場合は，ゴムが巻いてあるものやゴムコーティングを施したもの，波型に加工されたもの，ノブ付きのものなどを用いる．

⑦**ブレーキ**：左右の駆動輪に付いており，通常はタックル式（トグル式）である．基本的に駆動輪（タイヤ）を直接押さえつける構造になっているため，タイヤの空気圧が下がると利きが悪くなることに注意する．

⑧**前輪（キャスター）**：車椅子の前輪はキャスター（自在輪）で，ソリッドタイヤが使われている．不整地などでは乗り心地が良い空気入りのタイヤを用いるものもあるが，路面抵抗が大きくなる．

⑨**駆動輪**：自転車のタイヤと同じ太さのものが多く，空気入りタイプとパンクをしないソリッドタイヤがある．屋内などの平らな場所での使用は，空気補充作業の不要なソリッドタイヤがよい．

⑩**グリップ（握り）**：車椅子を押すときに介助者が握る．坂道が多い所で使用する場合は，介助者用の手元ブレーキを付けることが望ましい．

⑪**ティッピングレバー（前輪昇降バー；図 12）**：段差を越えるときなどに，介助者がこのレバーを踏んでキャスターを持ち上げる．このレバーに後方転倒防止用の車輪が付けられているものもある．

⑫**サイドガード**：アームサポートのフレームに取り付けられている板状のもの．衣類が駆動輪や車軸に巻き込まれたり，汚れたりしないように設置されている．

b) 自走用車椅子の種類（図 13）

- **自走用標準型車椅子（図 13a）**：後輪に付けられたハンドリムを両手で回すことで進む．フレーム材質には，ステンレス製やアルミ合金製で軽量化したものなどがある．
- **レバー駆動型車椅子（図 13b），片手駆動型車椅子（図 13c）**：片麻痺患者を対象とした車椅子で，レバー駆動型は駆動操作をレバーで行う．片手駆動型は，片方の駆動輪に2本のハンドリムがあり，内側のハンドリムは反対側の駆動輪を回転させる．
- **モジュール型車椅子（図 13d）**：使用条件や身体機能に合わせて，あらかじめ設定された部品（モジュール）を組み合わせて作製する車椅子である．
- **六輪型車椅子（図 13e）**：駆動する主輪を座席直下に配置し，その前後にキャスターを備えて六輪になっている．駆動輪の車軸が中央にあるため，回転半径が小さく標準型の 2/3 程度になる．狭い幅の通路でも直角に曲がることができる．また，重心を後方にすれば容易にキャスター上げができ，数 cm の段差でも越えられる．
- **スポーツ用車椅子（図 13f）**：スポーツで用いることを目的としているため，キャンバー角の調整などさまざまなスポーツに特化した形状をしている．

c) 介助用車椅子の種類（図 15）

- **介助用標準型車椅子（図 15a）**：介護者が操作することを前提とした車椅子で，駆

MEMO
ソリッドタイヤ
空気の代わりに樹脂がつまっているパンクしないタイヤのこと．乗り心地はエアタイヤに劣るが，転がり抵抗が小さく，平らな床に適している．

MEMO
キャンバー角
後方から見た車輪の傾き．容易な方向転換（旋回性）の向上のために，車輪を「ハの字」に設定する（図 14）．

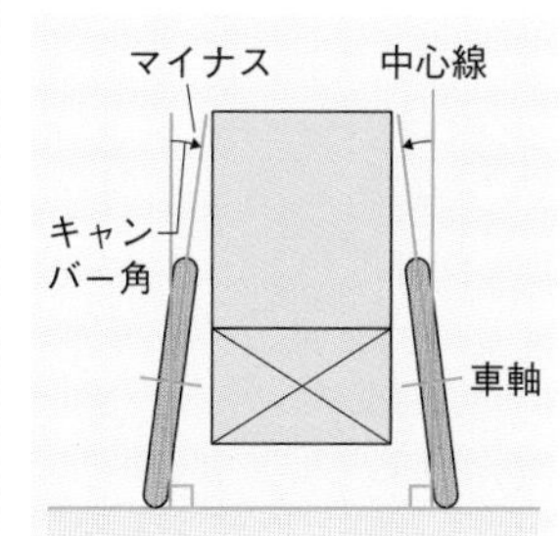

図 14　キャンバー角

MEMO
パラリンピックでは，スポーツ用車いすを使用した競技が多くある．バスケットやラグビー，テニス，陸上競技レース用など，競技の内容に合わせてさまざまな工夫が施されている．

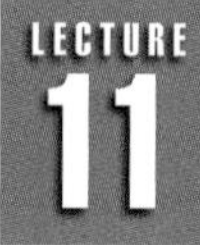

a. 自走用標準型車椅子
b. レバー駆動型車椅子
c. 片手駆動型車椅子
d. モジュール型車椅子
e. 六輪型車椅子
f. スポーツ用車椅子

図 13　自走用車椅子

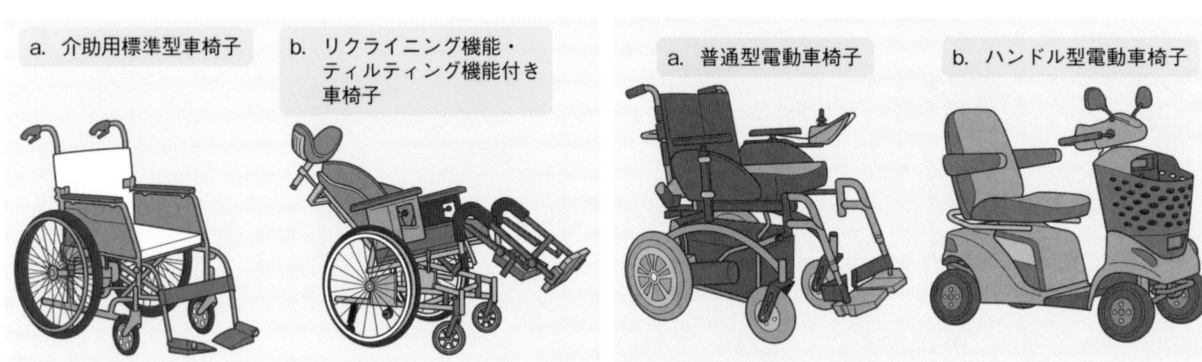

図 15　介助用車椅子

図 16　電動車椅子

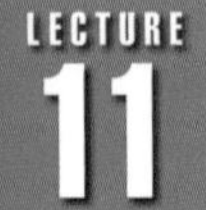

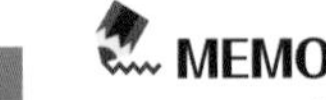

MEMO

リクライニング機能があれば，背もたれを後方へ倒すことができる．座位保持が困難な重症者に対して使用されることが多い．ティルティング機能があれば座面に傾斜をつけることができる．

MEMO

普通型電動車椅子の構造

- **車体**：基本的に標準型車椅子と同様の構造で，通常は２つが駆動輪，もう２つがキャスターとなっている．後輪が駆動する後輪駆動方式のものがほとんどである．
- **制御装置**：車椅子の進行方向，スピードをコントロールする．スイッチ，操縦用のジョイスティックレバー，バッテリー残量メーターなどが配置されている．

動輪は小さくハンドリムはない（**図 10**参照）．車椅子幅も小さく，軽量化されている．

- **リクライニング機能・ティルティング機能付き車椅子（図 15b）**：比較的，重症者に用いられることが多いが，重症者の生活範囲を広げるために非常に有用である．部品数が多く，重くて寸法も大きいため，利用空間を十分にとるよう配慮する．

d) 電動車椅子の種類（図 16）

- **普通型電動車椅子（図 16a）**：駆動モーター，バッテリーなどにより重くなりやすく，総重量が 80 kg を超えるものもある．使用に際しては，保管，格納，清掃，整備，充電などの作業について，十分検討しておく必要がある．
- **ハンドル型電動車椅子（図 16b）**：電動カートとして用いられ，生活範囲を大きく広げられる．さまざまな道路で扱えるようになるには操作練習が必要である．

e) 付属品

- **車椅子用クッション**：①殿部から大腿部にかかる圧力を分散させる，②骨盤の傾きを防ぐなど姿勢を調整する，③動作を補助するという３つの目的がある．目的によって素材を使い分ける必要があり，使用には注意が必要である．
- **褥瘡予防用クッション**：機能として，座面の除圧・分散能力の高いものが求められる．姿勢調整・保持用クッションと併用し，姿勢の崩れを防ぐことも必要である．ゲル状のものは圧力の分散能力に優れているが，重く，冷たく感じる．エアー式は圧力の分散能力に優れているが，空気圧の管理を徹底する必要がある．

- **姿勢調整・保持用クッション**：座位姿勢で骨盤を安定させるには，ボトムアンカー（アンカーサポート；**図 17**）にかかる圧を分散させることが重要となる．坐骨部の前滑りを防ぐために，座面に角を付けたり前側を厚くしたものもあるが，膝の位置が高くなることで起立動作や足こぎでの駆動が困難となるため，車椅子の座面高の設定に配慮が必要である．

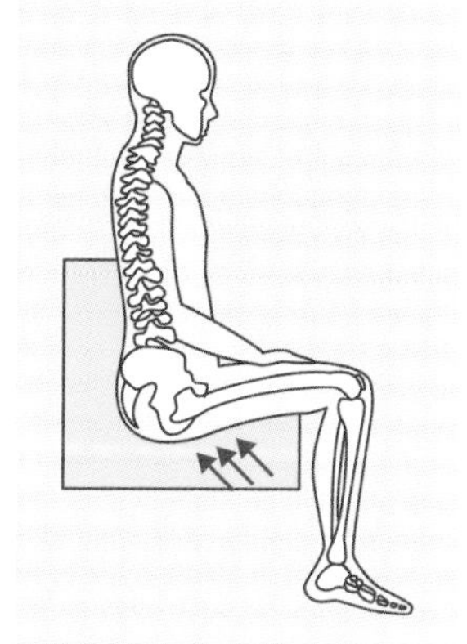

図 17　ボトムアンカー
座骨部の前滑りを防ぐために，前後の厚みを変えている．

3. 障害・疾患における特徴

福祉用具サービスの目的は，高齢者や障害者の自立を支援するだけでなく，日常生活におけるより高い「活動」と「参加」を促すものである．

福祉用具の選定には，利用者の「心身機能・身体構造」への適合，利用者の操作能力，使用する環境，介助者の能力，継続使用について，十分に検討する．

脳卒中片麻痺の場合は，患側の機能をサポートし ADL が行えることが機能の維持に重要となる．脊髄損傷では，特に褥瘡への配慮が重要となることが多く，起居・移乗動作でのずれ応力や，車椅子使用時の圧迫により皮膚トラブルが生じないようにする．慢性進行性の疾患であるパーキンソン病では，on-off 現象に十分留意し，off 時においても ADL が行えるように，福祉用具を選定する．関節リウマチにおいても，心身の状態（疼痛，こわばりなど）の日差が生じることに配慮し，下肢の関節を保護（免荷）できる福祉用具を選定する．

MEMO
パーキンソン（Parkinson）病の on-off 現象
L-ドパ（レボドパ）の服用時間や血中濃度に関係なく，症状が急激に軽快と増悪を繰り返すこと．

4. 福祉用具の導入

福祉用具は，高齢者や障害者の生活を改善するために有用であるが，場面や場所によって誰にでも適合するわけではない．個々の生活や状況に合わせて最適な福祉用具を選択し，その使い方を支援する．

1）評価項目

福祉用具の必要性を判断するための情報は，利用者や家族，介護支援専門員などの他職種からの聞き取りと，住環境の調査から得る．

- **身体機能，ADL**：年齢，性別，身長，体重，現病歴，既往歴，障害の状況，認知症の程度，日常生活自立度，介護保険情報（認定日，認定機関，介護度），主治医からの禁忌事項，今後の生活機能の変化予測．
- **意欲，意向**：本人の希望，家族の希望，過去の生活状況，現在困っていること，生活意欲，精神的負担．
- **介護環境**：家族構成，主介護者（キーパーソン）と協力度，利用している/していた福祉用具，経済状況，利用している社会資源（介護保険サービス）．
- **住環境**：持ち家/賃貸，エレベーターの有無，屋内外の段差，居室・廊下・トイレ・浴室の状況，動線，自宅周辺の環境，交通手段とその利用頻度．

ここがポイント！
福祉用具の導入は，住宅改修と密接な関係にあり，それぞれが補完し合うことで相乗効果をもたらす．例えば，手すりやトイレなどでは，住宅改修で対応するか，福祉用具で対応するか評価を十分に行い，検討する必要がある．

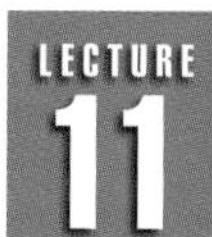

2）福祉用具の利用目標の設定

福祉用具導入の目的は，利用者の自立支援と介護負担の軽減である．買い物が一人でできるようになる，食堂で家族と一緒に食事ができる，習い事に通うために公共交通機関が利用できるなど，利用者が福祉用具を活用して生活をイメージでき，その目標に向かって意欲的に取り組めることが重要である．

目標設定のポイントは，①生活範囲を拡大する，②意欲を引き出す，③日常生活の自立度を向上する，④人的・社会的交流を広げることである．

3）福祉用具の選定

福祉用具の利用目標を設定した後，アセスメントした利用者の状態や住環境などの条件を照合しながら，各種福祉用具から目標達成に最適と思われるものを選定する．

この場合，利用者ができないことだけの視点で福祉用具の利用計画を立てないことである．国際生活機能分類（ICF）の視点から，「生活機能と障害」と「背景因子」の関係性に目を向けて総合的に判断する[1]．①ADLの状況に応じた福祉用具を選択する，②支援なしでできるADLに過剰な福祉用具を選択しない，③福祉用具を使用することで「しているADL」につなげるなどを検討して選定する．

国際生活機能分類
(International Classification of Functioning, Disability and Health：ICF)

MEMO
ADLには，評価・訓練時の「できるADL」と実生活で実行している「しているADL」の2つがある．この差の原因としては，環境条件，体力，習熟度，心因的要素などがある．
▶ Lecture 1 参照．

4）介護保険

介護保険の対象者である要支援・要介護者へは，身体状況や介護度の状況に応じて適切な福祉用具が選定されることが望ましく，「貸与」（レンタル）を基本として福祉用具が提供される．一部，直接肌に触れるものなどが「販売」として取り扱われる．

(1) 介護保険における福祉用具

以下に，基本的な介護保険における福祉用具の範囲の考え方を示す．

①要介護者等の自立の促進または介助者の負担の軽減を図るもの．

②要介護者等でない者も使用する一般の生活用品でなく，介護のために新たな価値づけを有するもの（平ベッドなどは対象外）．

③治療用等医療の観点から使用するものではなく，日常生活の場面で使用するもの（吸入器，吸引器などは対象外）．

④在宅で使用するもの（特殊浴槽などは対象外）．

⑤起居や移動など基本的動作の支援を目的とするものであり，身体の一部の欠損または低下した特定の機能を補完することを主たる目的とするものではないもの（義手義足，眼鏡などは対象外）．

⑥ある程度の経済的負担感があり，給付対象となることにより利用促進が図られるもの（一般的に低い価格のものは対象外）．

⑦取り付けに住宅改修工事を伴わず，賃貸住宅の居住者でも一般的に利用に支障のないもの（天井取り付け型天井走行リフトは対象外）．

住宅改修
▶ Lecture 13 参照．

(2) 福祉用具貸与対象の種目

介護保険下では，厚生労働省告示によって「貸与13種目」が定められている（**巻末資料・表3**参照）．介護保険制度のたび重なる改定に伴い，要支援1・2，要介護1の人は，車椅子および車椅子付属品，特殊寝台および特殊寝台付属品，床ずれ防止用具，体位変換器，認知症老人徘徊感知器，移動用リフト（吊り具の部分を除く）の貸与が原則認められていない．また，要支援1・2，要介護1〜3の人は，尿のみを自動的に吸引するタイプを除く自動排泄処理装置の貸与が認められていない．ただし，一定の条件に該当する人は，例外的に利用が認められる（**表2**）．

MEMO
体位変換器
ポジショニングツールともよばれ，寝返りなどの姿勢変換の介助を容易にするための福祉用具である．動力で動くものとして，体位変換機能付きのエアマットなどがある．クッションタイプのものは，持ち手を引っ張るだけで体位変換でき，そのまま姿勢保持（ポジショニング）ができる．

福祉用具を正しく適正に選定するため，2004（平成16）年に標準的なガイドラインとして厚生労働省により「介護保険における福祉用具の選定の判断基準」が作成された．2007（平成19）年には，**表2**に加えて，医師の意見（医学的な所見）に基づき判断され，サービス担当者会議等を経た適切なケアマネジメント結果をふまえていることを市町村が「確認」している以下のような事例についても利用が認められるようになった．

- 疾病その他の原因により，状態が変動しやすく，日によってまたは時間帯によって，頻繁に告示に定める福祉用具が必要な状態に該当する者（例：パーキンソン病の治療薬によるon・off現象，重度の関節リウマチで朝方にこわばりが強い状態）．
- 疾病その他の原因により，状態が急速に悪化し，短期間のうちに告示に定める福祉用具が必要な状態になることが確実に見込まれる者（例：がん末期の急速な状態悪化）．

表２ 対象外種目の貸与が認められる人の状態とその判断

種目	機能または構造
車椅子および車椅子付属品	1. 日常的に歩行が困難な人（要介護認定時の基本調査で，歩行ができないとされた人） もしくは， 2. 日常生活範囲における移動の支援が特に必要と認められる人
特殊寝台および特殊寝台付属品	1. 日常的に起き上がりが困難な人（要介護認定時の基本調査で，起き上がりができないとされた人） もしくは， 2. 日常的に寝返りが困難な人（要介護認定時の基本調査で，寝返りができないとされた人）
床ずれ防止用具および体位変換器	日常的に寝返りが困難な人（要介護認定時の基本調査で，寝返りができないとされた人）
認知症老人徘徊感知機器	1. 意思の伝達，介護者への反応，記憶，理解のいずれかに支障がある人（要介護認定時の基本調査で，それらができないとされた人） かつ， 2. 移動において全介助を必要としない人（要介護認定時の基本調査で，移動が「全介助」以外とされた人）
移動用リフト（吊り具の部分を除く）	1. 日常的に立ち上がりが困難な人（要介護認定時の基本調査で，立ち上がりができないとされた人） もしくは， 2. 移乗が一部介助または全介助を必要とする人（要介護認定時の基本調査で，移乗が「一部介助」または「全介助」とされた人） もしくは， 3. 生活環境において，段差の解消が必要と認められる人
自動排泄処理装置（尿のみを自動的に吸引する機能のものを除く）	1. 排便が全介助を必要とする人（要介護認定時の基本調査で，排便が「全介助」とされた人） かつ， 2. 移乗が全介助を必要とする人（要介護認定時の基本調査で，移乗が「全介助」とされた人）

- 疾病その他の原因により，身体への重大な危険性または症状の重篤化の回避など医学的判断から告示に定める福祉用具が必要な状態に該当すると判断できる者（例：ぜんそく発作などによる呼吸不全，心疾患による心不全，嚥下障害による誤嚥性肺炎の回避，脊髄損傷による下半身麻痺での褥瘡の回避，人工股関節術後の脱臼の回避）．

(3) 特定福祉用具販売対象の種目

介護保険下では，厚生労働省告示によって「販売５種目」が定められている（**巻末資料・表４**参照）．以下に，特定福祉用具購入費の対象用具の考え方を示す．

- 介護保険制度では，福祉用具の給付については，対象者の身体の状況，介護の必要度の変化などに応じて用具の交換ができることなどの考え方から原則貸与によることとされている．
- 特定福祉用具購入費の対象用具は，次のような点を判断要素として対象用具を選定することとされている．
  - 他人が使用したものを再利用することに心理的抵抗感が伴うもの（入浴・排泄関連用具）．
  - 使用により，もとの形態・品質が変化し，再度利用できないもの（吊り上げ式リフトの吊り具）．

MEMO
呼吸不全や心不全では，起座呼吸（臥位で症状が増強し，起座位で軽減する症状）をみとめることがある．この場合，特殊寝台が必要と判断できる．重度の逆流性食道炎では，胃内容物が食道を逆流し，誤嚥性肺炎を起こすことがある．対策として，食後1〜2時間，上体を起こすことが重要である．この場合も特殊寝台が必要と判断できる．

MEMO
特定福祉用具購入費は，一人につき同一年度10万円以内である．

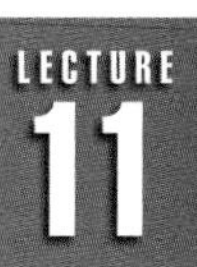

気をつけよう！
さまざまな制度や保険による貸与や販売の対象となっている品目は，追加や取り消しなどが行われる．対象者への導入を検討する場合に，変更されていないか確認する．

■引用文献

1）障害者福祉研究会編：国際生活機能分類（ICF）―国際障害分類改定版．中央法規出版；2002．p.171．

■参考文献

1）シルバーサービス振興会編：新訂 福祉用具専門相談員研修テキスト．第２版．中央法規出版；2018．p.4．
2）日本福祉用具供給協会：福祉用具の利用に関する効果研究事業 報告書．2018．
http://www.fukushi-guide.rgr.jp/2018rouken_houkokusyo.pdf

実習

1．介護用ベッドの使用方法の確認

実習目的

介護用ベッドの正しい使用方法を理解し，ベッドの利点，欠点を学ぶ．ベッド付属品を正しく使用できる．

準備物品

介護用ベッド（3モーター），マットレス，サイドレール，ベッド用手すり．

手順

①手元スイッチを操作し，各ボトムの動きを確認する．また，ベッドの昇降機能を確認する（**図1**）．

②実際に，ベッド上に臥床し，各ボトムの機能を使用する．

③サイドレール，ベッド用手すりを使用し，起き上がりと立ち上がりの動作を行う．

ここがポイント！
ベッドの昇降は，フレームの構造によっては，円弧状に動くことを確認する．

気をつけよう！
円弧上にベッドが昇降するため，壁の近くに設置するとぶつかる．

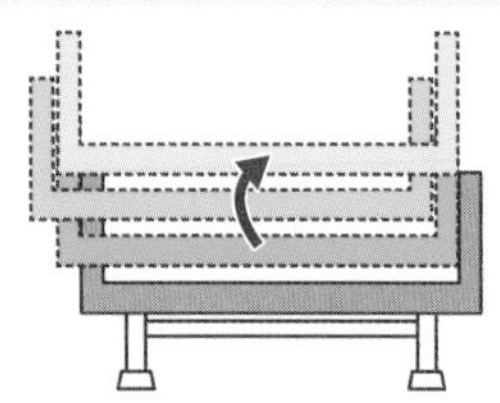

図1　ベッドの昇降

実習課題 1

- 介護用ベッドの各構造の名称，可動部分の動き方，付属品の使用方法，取り付け方法を確認する．
- 背上げ機能の使用時に，サイドレールへの体（頭部，頸部，上肢）の挟み込みのリスクを検討し，まとめる．
- ベッドの各ボトムの可動部分に，体の位置が合っていることを確認する．
- 各ボトムを動かす手順を確認し，殿部がずれないように使用する．
- ベッドに臥床状態で背上げ，膝上げを行い，背中に感じる摩擦力，圧迫感を経験する．その逆に，各ボトムを下げたときの摩擦力，圧迫感を経験する（**図2**）．これらの摩擦力，圧迫力を解放する介助動作（背抜き）を経験する（**図3**）．

試してみよう
人の代わりにクッションなどを用いて，どのような環境でサイドレールへの挟み込みが起こりうるか，危険予知のトレーニングを実施する．

ここがポイント！
圧迫力を解放する介助動作として，背部だけでなく，下肢や骨盤部分も同様に行う．

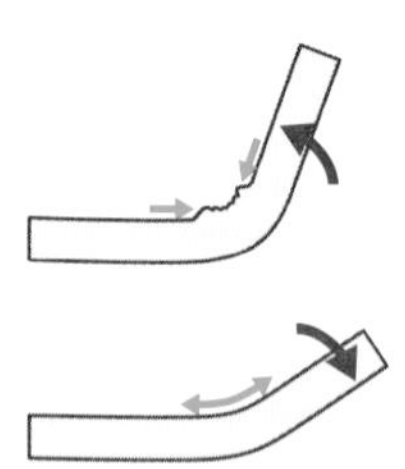

図2　ボトムアップの圧迫

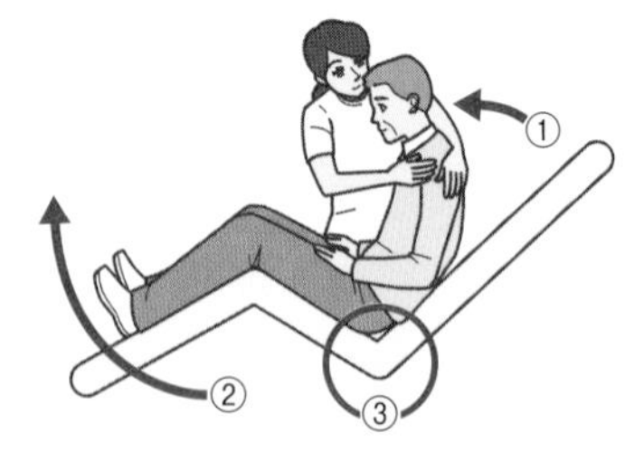

図3　背抜き
背中をベッドから離したあと，両大腿部を浮かせる．

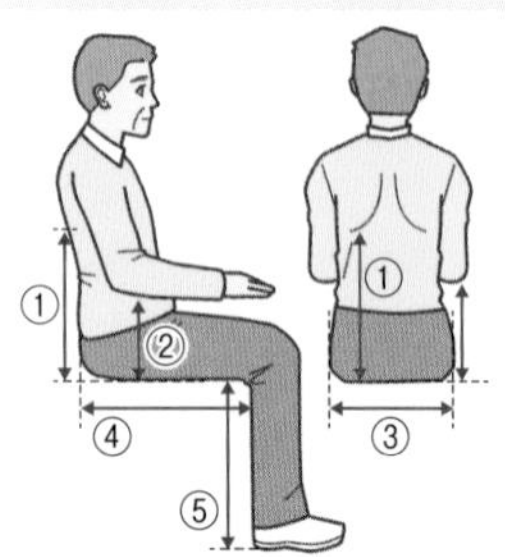

図4　車椅子の調整のための身体計測
①座面から肩甲骨下端までの高さ
②座面から肘関節までの高さ
③殿幅（でんふく）：大転子間の長さ
④大腿長：殿部から膝窩部までの長さ
⑤下腿長：足底から膝窩部までの長さ

2．車椅子の調整方法の確認

実習目的

車椅子での正しい姿勢を考えるためのシーティングの知識と技術，車椅子の選定と調整を習得する．

準備物品

モジュール型車椅子，メジャー，工具．

手順

1）身体計測

図4の①～⑤を計測する．

2）車椅子の調整

①座幅を決める（**図5**）：「殿幅（でんふく）＋2 cm」とする．駆動のしやすさ，移乗介助のしやす

ここがポイント！
車椅子の座幅
大転子とサイドガードの隙間に，手掌が入るスペースができる程度とする．

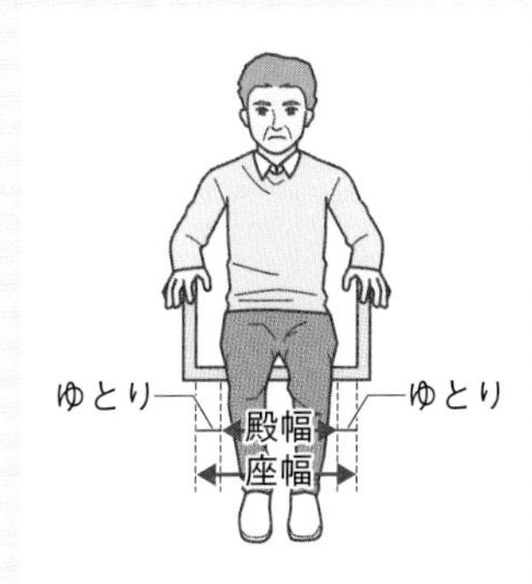

図５　車椅子の座幅

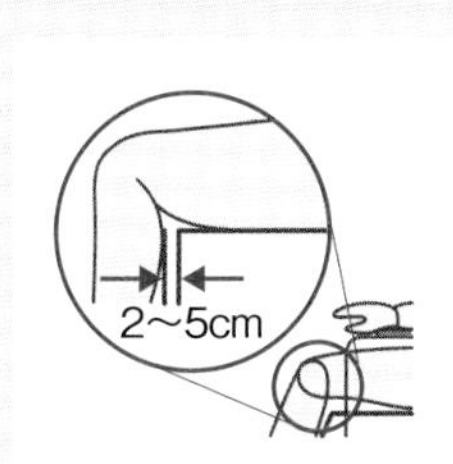

図６　座面の奥行

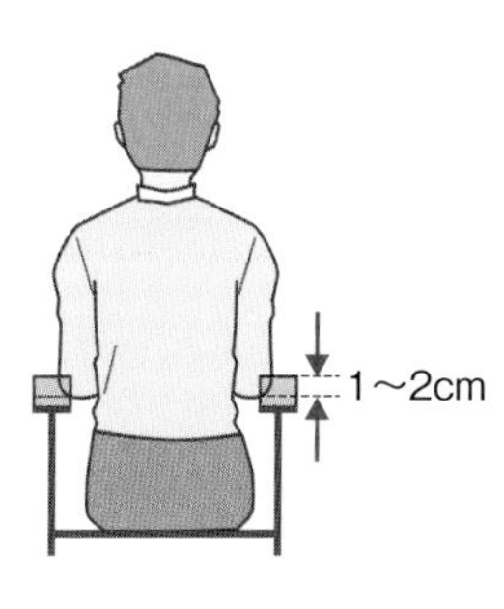

図７　バックサポートの高さ

図８　アームサポートの高さ

さ，骨盤の安定性，上体の左右の崩れに影響する．

②座面の奥行を決める（**図６**）：「大腿長－2〜5 cm」とする．自走する場合は奥行を小さめに設定する．大きくしすぎると，膝窩部を前方に押す作用が発生し，仙骨座りの原因となる．

③座面の高さを決める：「下腿長＋6〜8 cm」，自走する場合は「下腿長＋クッション高」とする．移乗のしやすさ，自走のしやすさ，座りやすさに影響する．低すぎると立ち上がりにくく，また仙骨座りを生じやすい．

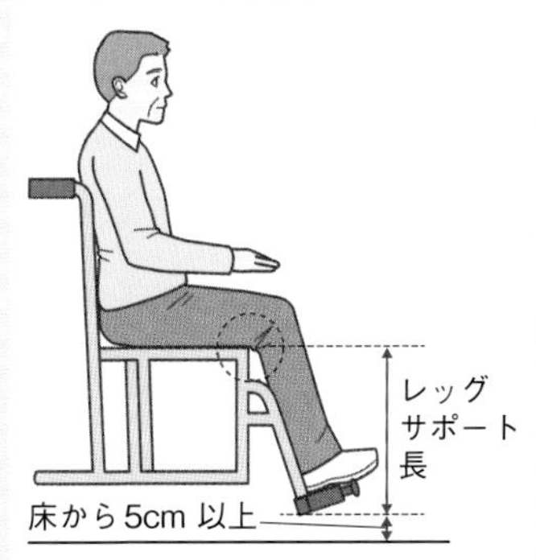

図９　レッグサポート長とフットサポートの高さ

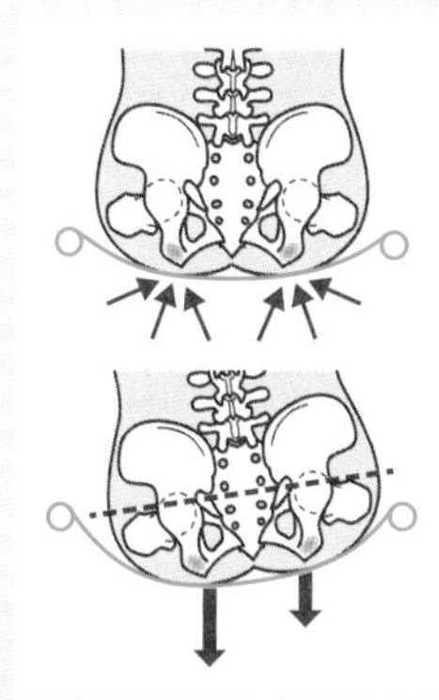
図10　シートの張り

④バックサポートの高さを決める（**図７**）：「座面から肩甲骨下端の長さから 2〜3cm 引いた高さ」とする．もしくは「座面から腋窩の長さから 5〜10cm 引いた高さ」とする．肩甲骨の動きを妨げないようにする．高すぎると，上肢でハンドリムを駆動するときに，肩関節の伸展をさまたげる．

⑤アームサポートの高さを決める（**図８**）：「座面から肘関節までの高さ＋1〜2 cm」とする．低すぎると上体が左右に傾きやすく，屈曲姿勢をとりやすい．高すぎるとハンドリムに手が届きにくくなる．

⑥車輪の大きさを決める

- **後輪**：座位での重心の位置は骨盤腔内あたりにあり，後輪の車軸の位置が重心に近いほど，操作力が少なくてすむ．一方，後方に転倒しやすくなる．
- **前輪**：屋内使用に限るものを除き，6 インチ以上を使用する．直径の 1/6 の高さが段差越えできる目安となる．前輪の大きさや幅が大きいほど，屋外に向く．

⑦レッグサポート長とフットサポートの高さを決める（**図９**）：レッグサポート長は，大腿部後面が均一に接触するように調整する．フットサポートは床から 5 cm 以上の高さにする．

⑧シートの張りを調整する：シートの張りが大きくたるんでいる場合，姿勢の安定性が保てない．バックサポートは通常，後方へ 90〜100 度の傾きがあるが，シートの張りが大きくたるんでいる場合は，左右に骨盤が傾いたり，骨盤の後傾が生じ円背を生じたりする（**図10**）．

⑨押し手のグリップの高さを決める：介助者にとってグリップの高さは重要で，「介助者の股関節から臍部のあいだの高さ」とする．

実習課題２

- 利用者の能力を最大に引き出すことができるように，車椅子の各部の寸法を，利用者の体の状態に合わせることができるかを検討し，まとめる．

試してみよう

バックサポートの高さを標準より低くしたり高くしたりして，上肢の可動性，特に肩関節の動きを確認する．

アームサポートの高さを標準より低くしたり高くしたりして，体幹の左右の傾きの違いを確認する．

MEMO

車椅子の駆動輪は通常，20・22・24インチのいずれかが使用される．肩関節の可動域制限がある場合，小さい車輪のほうが操作しやすい場合がある．また，使用環境によって，小さい車輪が好まれる場合もある（運搬のしやすさなど）．

ここがポイント！

レッグサポート長は最低でも地上高を確保しなければ，スロープに近づく際に，フットサポートが底つきし突っかかるため，前方へ勢いよく転落することが考えられる．

試してみよう

シートの張りにたるみのある状態で座り，坐骨への荷重や大腿後面にかけての圧迫感を経験してみよう．

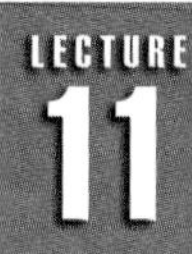

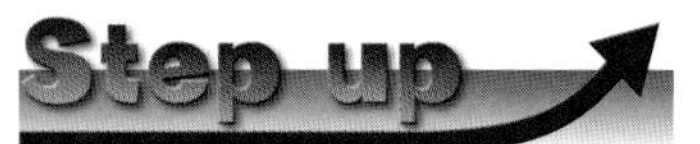

1．車椅子のシーティング

厚生労働省は，2017（平成 29）年に日々のリハビリテーション業務のなかで，シーティングのみのアプローチでも「疾患別リハビリテーション料」を診療報酬として算定できることを，疑義解釈通知において明記した．この場合のシーティングとは，車椅子上での姿勢保持が困難なため，食事摂取などの ADL 能力の低下をきたした対象者に対し，セラピストが，車椅子や座位保持装置上の適切な姿勢保持や褥瘡予防のため，対象者の体幹機能や座位保持機能を評価したうえで体圧分散やサポートのためのクッションや付属品の選定や調整を行うことをいい，単なる離床目的で車椅子上での座位をとらせる場合は該当しない，というものである．

臨床においてセラピストがシーティングを行う機会を増やし，車椅子を利用することで QOL を向上し，結果的に医療費の削減につながり，さらにはエビデンス獲得に向けた研究が進むことが期待されている．

ここがポイント！
クッションを用いる場合は，座面の高さをクッションの上面に置き換えて計測するが，クッションの沈み込み分を考慮する．

2．移動支援用具の選定のタイミング

移動支援用具は，使用する高齢者や障害者の身体機能や介護環境の変化，活動範囲の拡大などのタイミングに合わせて対応することが重要である（図 1）[1]．

- **急性期・回復期**：移動能力や生活のニーズを評価し，福祉用具の選定と見直しが積極的に行われる時期．リハビリテーションによる運動機能の改善，ADL 拡大，生活行動範囲の拡大に合わせて，追加・交換する．
- **維持（生活）期**：利用者の状況に適した福祉用具が選定され，生活のなかでその使用が定着し生活が安定している時期．部品の故障，劣化，消耗に注意し，交換をするために定期的にモニタリングする．
- **下降期**：疾病の進行や再発など，移動能力の低下をきたす時期であり，介護者の体調変化なども起こりうる時期．できる限り QOL を維持するために，状況に応じて福祉用具を速やかに追加・交換する．

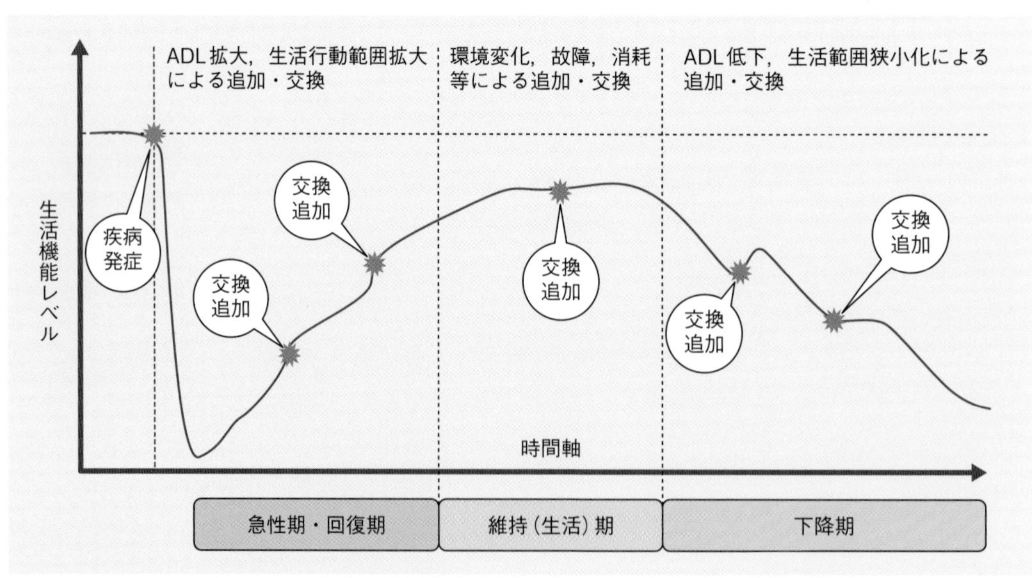

図 1　移動支援用具の選定のタイミング
（日本福祉用具供給協会：状態像等に合った移動支援用具の選定マニュアル―つえ・歩行器・車いす．p.3-6[1]）

■引用文献

1）日本福祉用具供給協会：状態像等に合った移動支援用具の選定マニュアル―つえ・歩行器・車いす．p.3-6.

LECTURE 11

LECTURE 12

自助具

到達目標

- 自助具の定義と種類を理解する.
- 自助具を検討するに至るまでの評価を理解する.
- 自助具を使用するまでの流れを理解する.
- 自助具の作製における注意事項を理解する.
- 自助具を作製し，使用してみる（実習）.

この講義を理解するために

自助具は対象者の生活を支援する道具ですが，その種類は非常に多く，使用方法がわかりづらい自助具も多く存在します．この講義では，最初にどのような自助具があるのか把握します．また，自助具は一連のリハビリテーションの過程を行っていくなかで，その使用を検討することが多いため，ADL の評価，ADL トレーニングの流れについて理解します.

自助具を学ぶにあたり，以下の項目をあらかじめ学習しておきましょう.

□ 活動分析について復習しておく.

□ ADL の評価，ADL トレーニングについて復習しておく.

講義を終えて確認すること

□ 自助具とは何かが理解できた.

□ どのような自助具があるのか理解できた.

□ 自助具の使用における評価の流れが理解できた.

□ 自助具の使用までの流れが理解できた.

□ 自助具を作製し，作製における注意点が理解できた.

講義

1. 総論：自助具

自助具は，「人間工学的な考え方を応用し，機能を補完・代行することで目的動作を可能にする道具・機器」[1)]とされている．また，自助具は道具だけでなく，「素材の工夫やデザインを改良することも自助具の範疇にとらえられる」[2)]といわれるように，既存の日常生活用品に手を加えて使いやすくすることや，缶のプルトップをマイナスドライバーで開けるなど，本来の使用方法と異なった道具を使用して目的動作を可能にすることも自助具の範囲ととらえられている．

近年，自助具は書籍やインターネットで数多く紹介されている．これまでは，作製するしかなかった自助具も低価格で購入できるようになった．加えて，1995年にPL法（製造物責任法）が施行されて以降，「セラピストが自助具を作らなくなった」との声も多く聞かれる．低価格で購入できる自助具が増え，破損時の製作者責任が強く問われるようになったことで，セラピストが作らないという流れが加速した．

自助具の作製機会は減ったが，その道具のもつ特性や特徴を理解するためには，作製・使用してみることが一番よい．既存の製品の改良や，少し手を加えるなどの際に，材料の特性を理解しておくことも重要である．

自助具は，使用することでこれまでできなかった目的動作をすぐに行えるかもしれないという可能性をもっている．一方，安易に自助具を用いるのではなく，本人や家族の意見をもとに十分に評価・検討したうえで用いる．

MEMO
PL法（product liability act；製造物責任法）
製造物の欠陥により損害が生じた場合の製造業者などの損害賠償責任について定めた法律．

ここがポイント！
自助具は数多く存在し，常に新しいものが考えられている．知識がない状態から想像することは難しいため，多くの自助具の種類や使用方法を知っておくことは重要である．

2. 自助具の基本事項

現在，数多くの自助具が市販されている．種類もさまざまであり，安価なものも多い．多くの自助具について知識をもっていることは，対象者に自助具を提供するときの一助となる．そのため，セラピストは，どのような自助具があるかを知っておく必要がある．

1）利用頻度の高い自助具

（1）片麻痺でよく用いられる自助具（図1）

片手で操作することが多くなるため，すくいやすい変形皿（図1a）の使用頻度は高い．利き手が麻痺した際は，ピンセット式箸（図1b）も多く使用される．車椅子を使用している場合は，リーチャー（図1c）もよく用いられる．

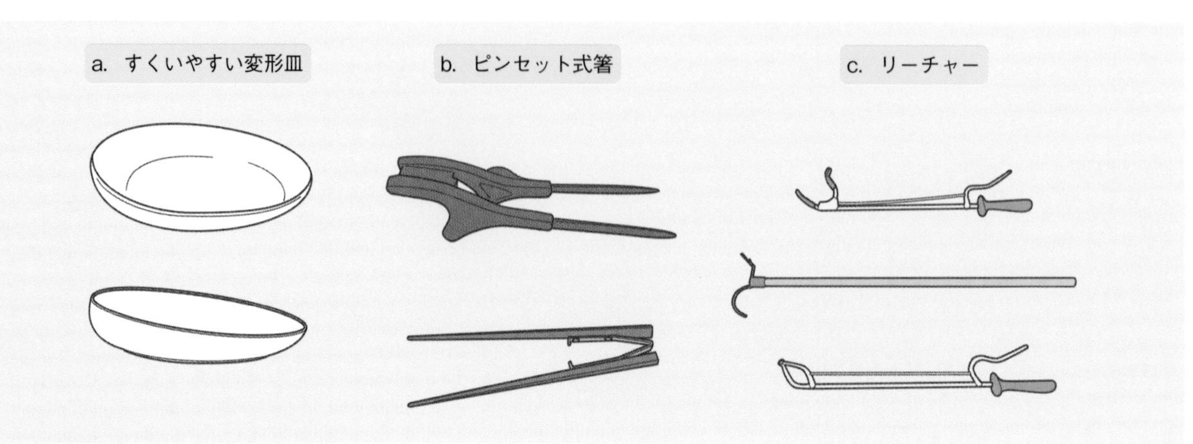

図1　片麻痺でよく用いられる自助具

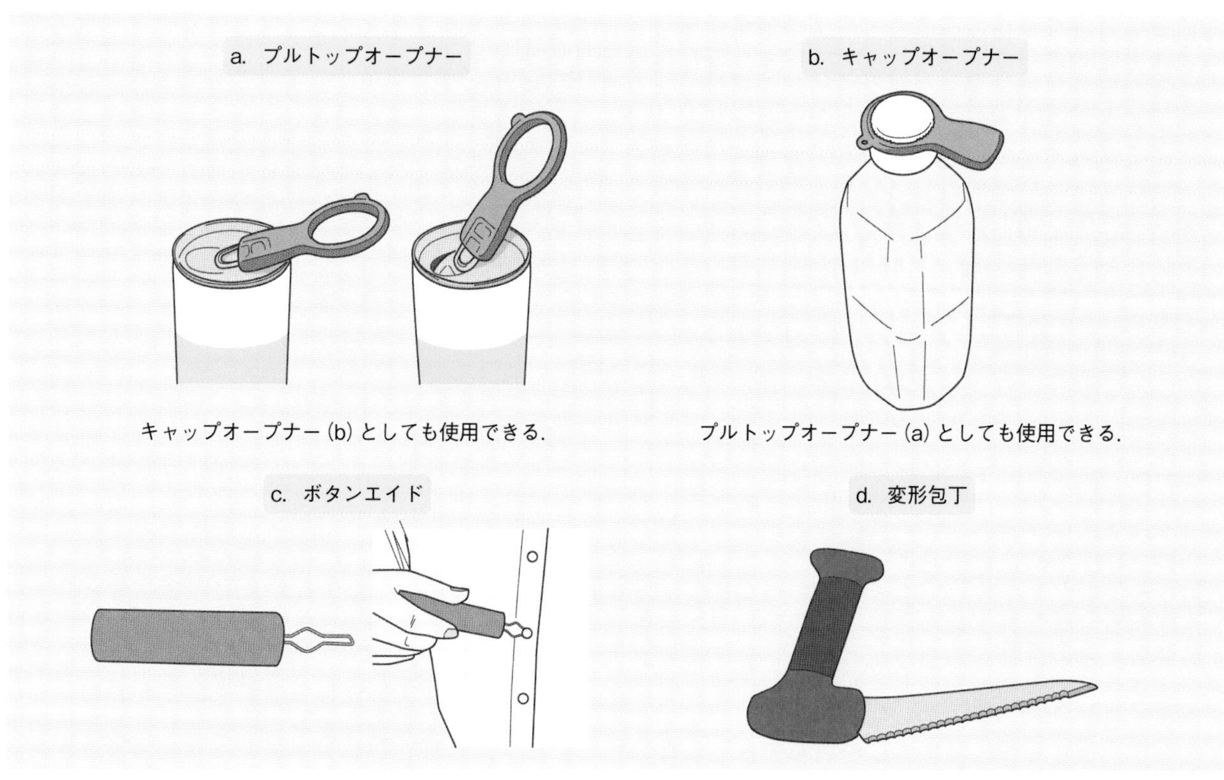

図２　関節リウマチでよく用いられる自助具

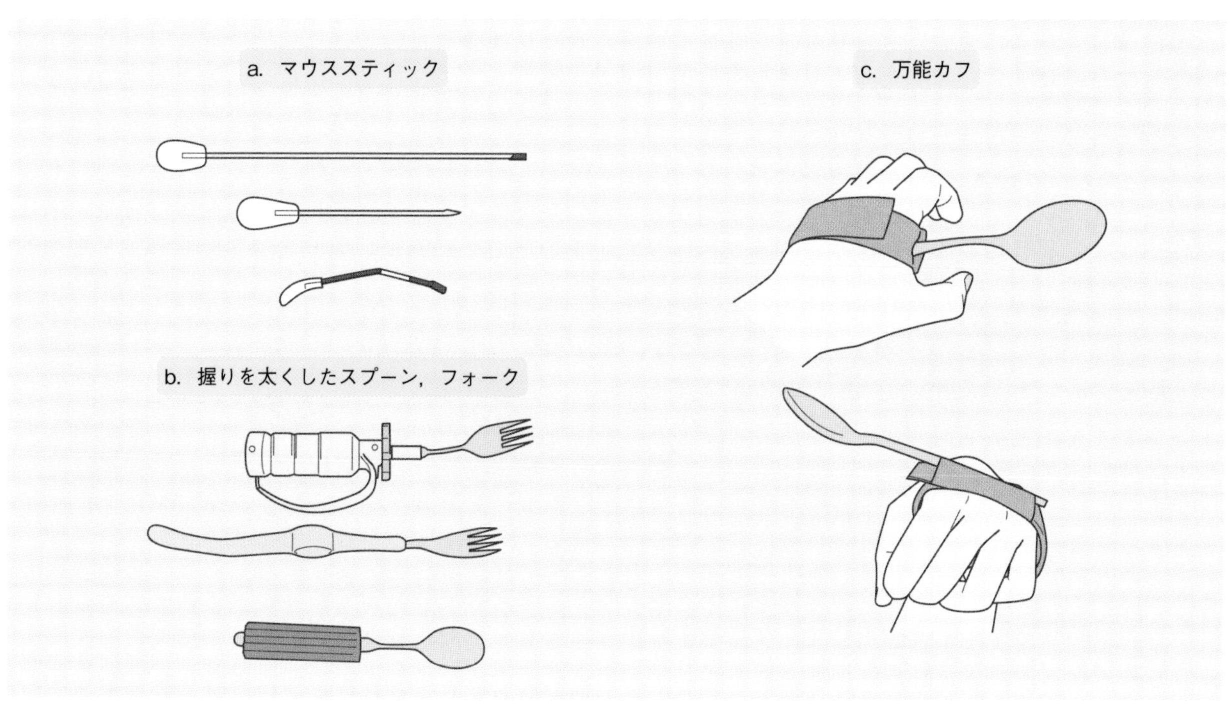

図３　脊髄損傷でよく用いられる自助具

(2) 関節リウマチでよく用いられる自助具 (図 2)

炎症など急性症状が強い時期か，炎症は落ち着いているものの多関節に変形を生じている時期かによって，使用する自助具は異なる．手指関節の変形を増強させないことを目的とした自助具としては，プルトップオープナー (図 2a)，キャップオープナー (図 2b)，リーチャー (図 1c)，ボタンエイド (図 2c)，変形包丁 (図 2d) などを使用することが多い．

(3) 脊髄損傷でよく用いられる自助具 (図 3)

障害レベルにより使用する自助具は異なってくる．C4 レベルであればマウスス

MEMO
マウススティック
口にくわえてパソコンやタブレット端末のタッチパネルを操作する棒状の自助具．

ここがポイント！

評価によって対象者ができないことを十分に把握することが重要である．筋力の低下がみられれば，てこなどを利用して能力を補完する．可動域が問題であれば届かない部分を道具の長さで補完する．「どの能力が」「どの程度」不足しているのかを明らかにしておく必要がある．

MEMO

脊髄損傷では，上肢の運動機能や感覚に障害があるため，排便反射を誘発するための座薬や浣腸が必要となる．手に持って挿入することが困難な場合は，座薬挿入器（図4）を利用する．

▶ Lecture 8・図 11 参照．

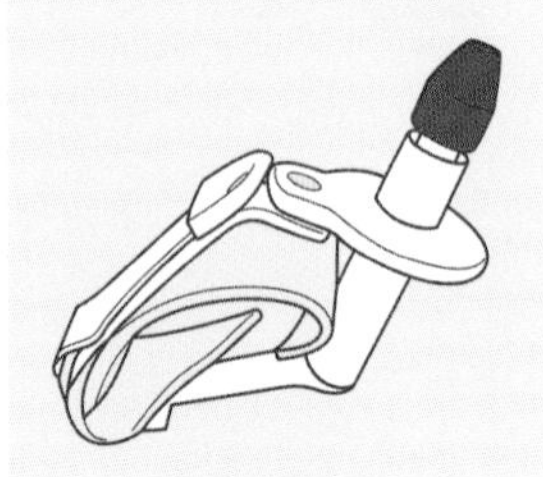

図4　座薬挿入器

表1　代表的な自助具

活動名	自助具	対応する疾患	対応する障害
食事	箸 スプーン 皿	片麻痺，関節リウマチ，脊髄損傷 片麻痺，関節リウマチ，脊髄損傷 片麻痺，関節リウマチ，脊髄損傷	巧緻性，筋力 巧緻性，筋力 巧緻性，筋力
整容	長柄ブラシ 爪切り	関節リウマチ，脊髄損傷 片麻痺，脊髄損傷	可動域 両手の協調性
更衣	ボタンエイド ソックスエイド	関節リウマチ，脊髄損傷 関節リウマチ，脊髄損傷，股・膝関節障害	巧緻性 可動域
入浴	長柄ブラシ 吸盤付きブラシ	関節リウマチ，脊髄損傷 片麻痺，脊髄損傷	可動域 可動域，両手の協調性
排泄	座薬挿入器	脊髄損傷	麻痺
その他	ドアノブレバー リーチャー 万能カフ BFO 釘付きまな板 キャップオープナー プルトップオープナー 点眼補助具 包丁	関節リウマチ，脊髄損傷 片麻痺，関節リウマチ，脊髄損傷 脊髄損傷，関節リウマチ 脊髄損傷 片麻痺，脊髄損傷 関節リウマチ，脊髄損傷 関節リウマチ，脊髄損傷 関節リウマチ 関節リウマチ，脊髄損傷	筋力 可動域 筋力，巧緻性 筋力 両手の協調性 筋力 筋力 筋力 可動域

BFO：balanced forearm orthosis（バランス式前腕補助具）．

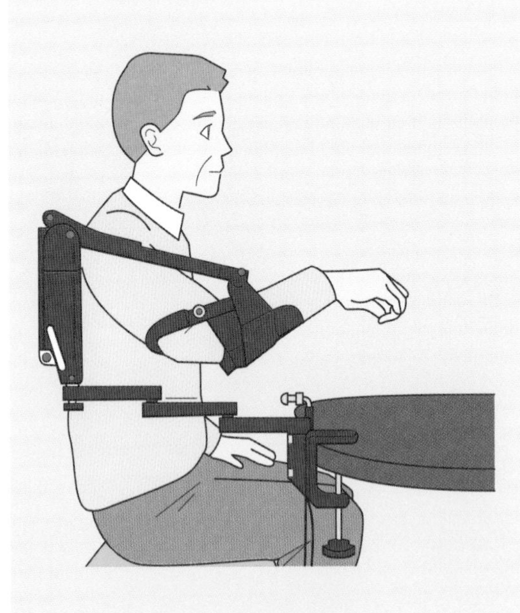

図5　BFO（バランス式前腕補助具）

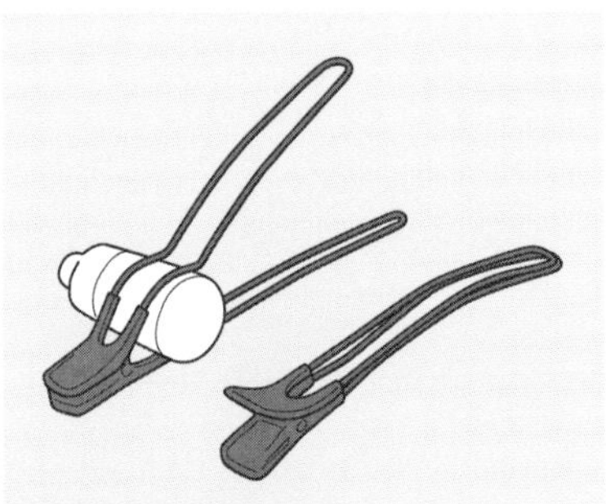

図6　点眼補助具

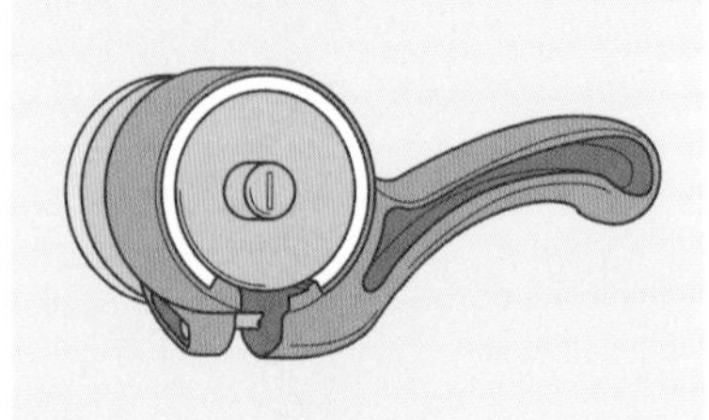

図7　ドアノブレバー

ティック（**図 3a**），C5，C6 レベルであれば，食事や書字，キーボード入力を補助する自助具が必要になる．食事の自助具としては，握りを太くしたスプーンやフォーク（**図 3b**），万能カフ（**図 3c**）の使用が多い．車椅子を使用している場合は，姿勢変換や保持が困難になることが多く，リーチャー（**図 1c**）を使用していることが多い．

2）自助具が補完する能力

自助具にはそれぞれ特性がある．自助具が必要となる能力の低下は，筋力の低下，関節可動域の低下，巧緻性の低下，両手の協調性の低下，コミュニケーション能力の低下に分類することができる．どのような能力を補完するかを理解しておくことは，自助具を提供するうえで非常に重要である．**表1**に代表的な自助具を ADL 別に示す．

覚えよう！

自助具がどの疾患で使用されるものかを理解するためには，該当疾患で低下する能力を知ること，自助具がどの能力を補完するものかを知ることが重要となる．

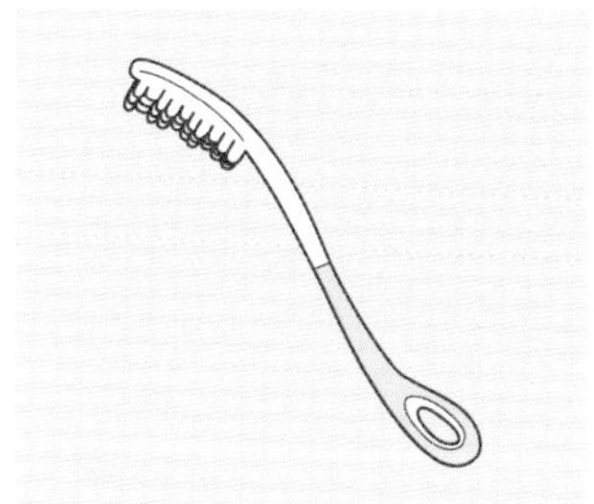

図８ 長柄ブラシ

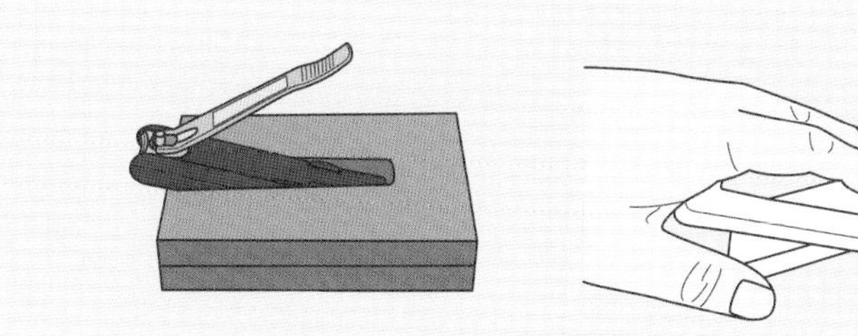

図９ 爪切り

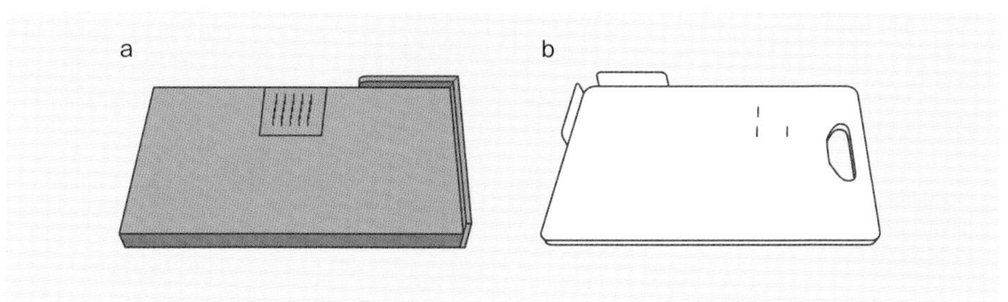

図１０ まな板

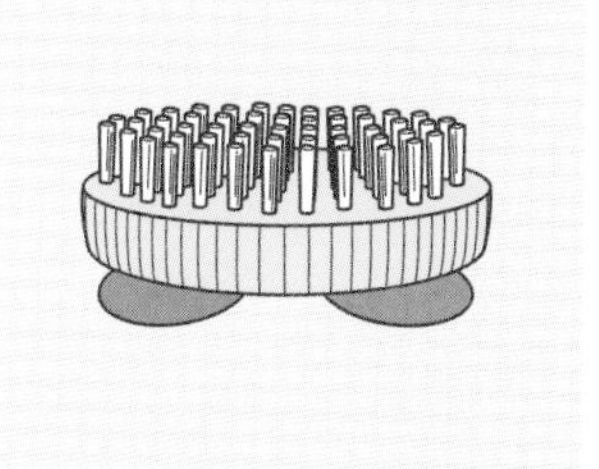

図１１ 吸盤付きブラシ

（1）筋力の低下を補完する自助具

筋力の低下により，握ったりつまんだりする動作が困難になり，主に食事動作が障害される．これらを補完する自助具として，スプーンの握りを太くして握りやすくしたもの（**図3b**）や，万能カフ（**図3c**）など握らずに道具の使用を補助する物，BFO（**図5**）のような前腕を支えることで筋力の不足を補うものなどがある．

プルトップオープナー（**図2a**）や点眼補助具（**図6**）のような，てこの原理を利用したものやドアノブレバー（**図7**）もある．

（2）関節可動域の低下を補完する自助具

関節可動域の低下により困難になることとして，届いていた部位に手が届かなくなるリーチ範囲の不足があげられる．これらを補完する自助具として長柄ブラシ（**図8**）やリーチャー（**図1c**）がある．リーチャーは，文字どおりリーチを補完する道具であり，その利用方法は多岐にわたる．

関節リウマチなどの疾患では，関節を保護する目的で自助具を使用することがある．さらなる関節の変形を防ぐために用いるもので，ボタンエイド（**図2c**）やキャップオープナー（**図2b**），変形包丁（**図2d**）などがある．

（3）巧緻性の低下を補完する自助具

巧緻性の低下により，食事動作が困難になることは多い．それらを補完する道具としてピンセット式箸（**図1b**）や，箸の代用としてスプーンを使用すると問題が解決する場合がある．食物がうまくすくえない対象者には，すくいやすい変形皿（**図1a**）を利用する．関節リウマチでは，ボタンエイド（**図2c**）も用いられる．

（4）両手の協調性の低下を補完する自助具

日常生活において，両手を使用して作業を行うことは非常に多い．麻痺や切断など一側の上肢の使用が困難になったときは，片手でそれらの動作を行う必要がある．代表的なものとして，片手で爪を切るための爪切り（**図9**）や釘付きまな板（**図10a**），固定用具付きまな板，その両方の機能を兼ね備えたまな板（**図10b**），吸盤付きブラシ（**図11**）などがある．

（5）コミュニケーション能力の低下を補完する自助具

失語の場合に用いられる自助具として，コミュニケーションボードがある（**図12**）．

試してみよう

爪切りは，患側の操作が必要なもの（図9）と完全に片手の操作で爪切りができるものがある．患側の操作が必要なものは，どの程度の動きがあれば使用可能か，実際に試してみよう．

試してみよう

ピンセット式箸は，あまり練習をしなくても使用することができる．しかし，箸動作の前段階として利用しても，箸動作は自立しない．使用してみればわかるが，持ったときの構えが異なるため，箸を使用するときとピンセット式箸を使用するときでは，異なる動作になる．

▶ Lecture 6 参照．

調べてみよう

自助具を検討するとき，どのような自助具があるのかを知っておく必要がある．この他にも数多くの自助具がある．どのような自助具があり，筋力の低下，関節可動域の低下，巧緻性の低下，両手の協調性の低下，コミュニケーション能力の低下のどれを補完するのか当てはめてみよう．

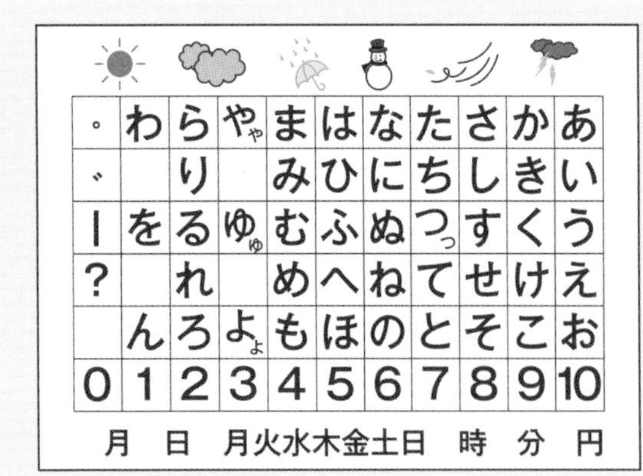

図 12　コミュニケーションボード

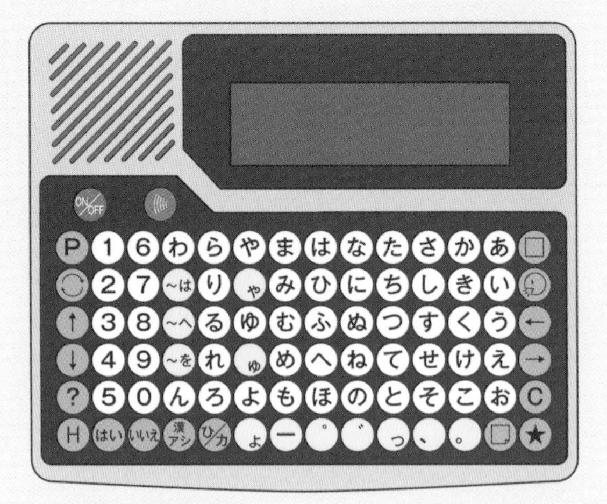

図 13　会話補助装置

また，キーボードを打ち込むことで音声に変換してくれる会話補助装置（**図 13**）もある．対象者の能力に合わせて使いやすいほうを選択する．

ここがポイント！
コミュニケーションボードは，安価であり，比較的簡単に作製できる．介助者が目の前に持っていき，指差ししやすい位置に保持することで，どのような姿勢でも使用できる．座位が安定しない場合や上肢の操作が不十分な場合でも利用は可能である．しかし，介助者が文字を目で追う必要があるため，見落とすともう一度文字を指示してもらう必要があったり，どの位置で見てもらうのがよいのかを判断したりする必要があるため，介助者側には負担がある．

3. 障害・疾患における特徴

いずれの障害・疾患においても，対象者の残存機能を十分に把握する必要がある．十分に残存機能を把握していない場合，その自助具は使えないものとなる．

1) 片麻痺

ADLの自立度によって，使用する自助具は大きく異なるが，いずれの自助具も「両手で行っていた動作を片手で行う」という目的が大きく，道具を使用するだけでなくいかに片手で行うかという工夫も重要である．「歯ブラシに歯磨き粉をつける」という動作も片手では行えないが，歯ブラシを置いて歯磨き粉をつけることにより片手で行える．

2) 関節リウマチ

炎症など急性症状が強い時期か，炎症は落ち着いているものの多関節に変形を生じている時期かにより，使用する自助具は異なる．関節の変形を防ぐ自助具，関節の変形により低下した可動性を補う自助具，筋力の低下を補う自助具の使用が想定される．

3) 脊髄損傷

障害レベルによって，必要な自助具は異なる．上位頸髄損傷においては，食事や書字，キーボードの入力のための自助具が必要になるなど，残存機能によって自助具は異なる．床に落ちたものを拾うリーチャーや排泄後に殿部を拭くためのリーチャーなど，姿勢変換を補助する道具も必要になることが多い．

表 2　自助具使用の流れ

1. ニーズの把握
2. 対象者の能力の把握
3. 目的動作の分析
4. 改善方法の検討
5. 自助具の検討
6. 自助具の作製
7. 試行，効果判定
8. フォローアップ

LECTURE 12

4. 自助具による介入

自助具を使用するときの流れを**表 2** に示す．自助具を使用するとき，治療開始前から「自助具を使用する」と決めて介入することはない．評価のなかで解決が必要な課題が見つかり，解決策を模索していくなかで，自助具の使用が最適であると判断したときに自助具を使用する．

1) ニーズの把握

面接により対象者のニーズを把握する．以下の 3 点について，聞き取りにより明らかにする．

①対象者の希望，価値観．

ここがポイント！
自助具使用のときだけでなく，ニーズの把握は重要である．対象者の生活において，何に困っているのか，何ができないのかを明らかにすることが，その解決につながる．

②対象者はADLのどの場面で困難を感じているのか.
③対象者のライフスタイル.

2) 対象者の能力の把握

(1)「活動」の評価

国際生活機能分類（ICF）の「活動」を評価する際，その動作を行う環境，1日にどの程度その動作を行うか，1回の所要時間を確認する．また，ADLの質の評価として，安全に，正確に，失敗せず確実にその動作を遂行しているかを確認する．

国際生活機能分類
(International Classification of Functioning, Disability and Health：ICF)

(2)「心身機能・身体構造」の評価

心身機能面でどのような問題があるかを知ることは，自助具の選定においても重要である．心身機能の障害の違いによって治療方法が異なるように，使用する自助具も異なる．身体面だけでなく，高次脳機能障害についても評価する．

3) 目的動作の分析

対象となる動作（目的動作）が明らかになれば，その動作を分析する．この分析は，リハビリテーションにおいて重要である．ADLのどの工程が困難であるかを明らかにしなければ，その動作を自立させることは困難である．できない工程が明らかになれば，さらにその工程を阻害する因子を特定して，検査に結びつける．

①評価によって明らかになった動作をさらに分析する．

「活動」は，工程に分けて分析する．食事動作では工程を**表3**のように分けた後，工程ごとに動作を分けて，それぞれの動作に必要な要素を考える．

②目的動作のどの部分が困難かを分析する．

工程を分析することで，どの工程が困難かを知ることができる．困難な工程がどのような心身機能面の障害により阻害されているかを分析する．

③目的動作のどの部分を改善するかを決定する．

困難な工程がわかれば，改善方法を検討する．このとき，安易に自助具を用いるのではなく，方法の変更や代償動作によって置き換えが可能か十分に検討する．

気をつけよう！
自助具には，練習が必要なものもある．対象者に渡す前に使用してみて，使用しにくい点がないかチェックする．

気をつけよう！
対象者の希望を最優先する．練習により自立するとわかっている動作でも，本人が望まないのであれば，練習を強要しない．

4) 改善方法の検討

評価の終了後，困難な動作の改善について，改善方法を検討する（**表4**）．

表3 動作分析の例

大工程	中工程	小工程	運動	関連する能力
箸で食べる	箸を持つ	箸に手を伸ばす	肩の屈曲，外転 肘の伸展	関節可動域 筋力 巧緻性 感覚 視覚
		箸をつまむ	手指の屈曲	
		箸を構える	肘の屈曲 手指の屈曲	
	箸を食べ物に近づける	食べ物に箸を持った手を伸ばす 箸を開く	前腕の回外，回内 手指の屈曲，伸展	
	箸で食べ物を挟む	箸を閉じる	手指の屈曲，伸展	
	口に運ぶ	手を体に近づける	肘の屈曲	

表4 改善方法の検討

①機能回復の可能性	疾患と障害の特性をふまえて，練習により心身機能の回復が見込めるか検討する
②動作の変更	目的動作を遂行するための方法は一つではない．動作や手順の変更，代償動作の活用により目的動作が遂行できるか検討する
③自助具の適応	機能回復や動作の変更では問題が解決しないとき，自助具の導入を検討する

LECTURE 12

5）自助具の検討

(1) 自助具を使うにあたっての確認事項

自助具を検討・導入する前に，以下の3点について確認しておく必要がある．自助具や福祉用具を使用することは，対象者に金銭的負担が伴う．購入したが使わないということがないよう十分に確認する．

①**すぐに使用できるか**：自助具は，渡されてすぐに使用できることが望ましい．繰り返しの練習が必要となる自助具は避ける．

②**使用を望んでいるか**：対象者は，自立してADLを行う方法が自助具しかないとしても，その使用を望むとは限らない．セラピストが「この自助具を使用すれば問題は解決する」と評価しても，対象者の気持ちを重視し，押し付けにならないように注意する．

③**障害の特性を考える**：障害が固定化されている場合と変動する場合では，自助具の適応が異なる．脳卒中による障害の場合，ある程度の期間が過ぎればその障害は大きく変動しないため自助具は適応しやすい．一方，関節リウマチなど進行性の疾患の場合，障害は変化するため，自助具の変更も視野に入れておく．

(2) 自助具検討のポイント

どのような自助具が想定されるか，価格やデザインも含めて対象者に提示し，了解を得る．その際，セラピストはどのような自助具があるのかを十分に把握しておく必要がある．どのような自助具があるのかを知らないと，必要な自助具を紹介することができない．

また，対象者が自助具を使いこなせるかどうかも重要である．能力に合っていない自助具では，使いこなすまでに多大な練習を要する．

調べてみよう

インターネットで「自助具」を検索すると，さまざまな自助具が検索される．障害されているADLも併せて検索すると，さらに絞り込むことができる．

a. 市販の自助具

自助具は作製するだけでなく，数多く販売されている製品のなかから問題を解決するものがないか検討する．多くの時間をかけてその人に適合する自助具を作製するより，すでに販売されている自助具のほうが安価な場合がある．

ユニバーサルデザインとして販売されているもののなかで目的とする道具がないかも検討する．別の目的で開発された道具を代用するなどの方法も検討する．

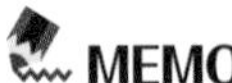

MEMO

ユニバーサルデザイン
(universal design：UD)
年齢や障害の有無にかかわらず，すべての人が使いやすいように工夫された建物や製品などのデザイン．

b. 市販の自助具の改良

市販されている自助具によって問題が解決できない場合，その道具の改良を検討する．その際，PL法を確認しておく．

c. 自助具の作製

上記の方法で問題が解決しなかった場合，自助具の作製を検討する．

6）自助具の作製

(1) 自助具の設計

自助具は，これまでに得られたニーズや使用目的に合わせて設計する．設計においては，使いやすさの追及はもちろんであるが，見た目の良いデザイン，できるだけ安価であること，耐久性，安全性を考慮する．以下に自助具の設計におけるポイントをあげる．

MEMO

インターネット上で多くの自助具の作製方法が紹介されているので，それらを参考にしてもよい．

気をつけよう！

設計の際は必ず設計図を作成しておく．設計図には，寸法だけでなく材料や使う工具も記載しておくとよい．図にすることで作製時にミスを防ぐことができ，対象者へも具体的な説明ができる．後に同じような自助具を作製する際にも役立つ．

a. 必要な性能を列挙する

解決すべきことが何かを明確にする．届かない部分に届くようにするためリーチを補完する，手指で握ることができない場合に弱い力で握れるようにするなど，目的動作に対する解決策を明らかにする．

b. 自助具を具体化する

必要な解決策から，自助具を具体化する．その際，重さ，長さ，太さなど対象者の身体能力に合わせて具体的にしていく．リーチャーを作製する際，短くて対象物に届かない，持ち手の部分が太すぎてつかみにくいなどがないように設計することが重要である．

c．使用する材料を決める

自助具は使用頻度の高い物が多いため，材料選びは重要である．できるだけ安易に加工できて，耐久性の高いものが望ましい．段ボールなどは加工しやすいが耐久性にやや問題がある．木材は丈夫な反面，加工の難しさがある．その他，針金などの金属，ゴム，接着剤，塗料など必要に応じて使用する．

(2) 作製

作製にあたって，工具を理解しておくことは重要である．材料の加工の際，その材料の特性を知っておくことも必要である．繰り返し加工し，技術を高めることで質の高い自助具の作製が可能となる．

また，要求される性能を満たすことに加え，すぐに変形したり，使用時のけがががないようにするため，見た目や安全性，耐久性は重要である．容易に破損・変形しないように，細部に注意を払う．木を加工するときは，切り口を丁寧にやすりがけし，塗料を塗ることで見た目は格段に良くなり，安全性も高まる．

7) 試行，効果判定

新たな自助具の使用によって，これまで行ってきた動作と異なる動作になるため，練習期間が必要である．しかし，練習に多大な時間がかかるようであれば，自助具の適応自体を見直す必要がある．以下の項目を確認する．

①安全性：動作を行うとき，危険はないか．
②正確性：正しく目的とする動作が行えるか．
③確実性：繰り返し行っても失敗しないか．
④時間：適正な時間で動作を終了できるか．

上記の項目を確認し，問題があれば以下を検討する．

①練習によって解決する．
②自助具を修正する．
③自助具の導入を再検討する．

8) フォローアップ

日常生活での使用が可能と判断されれば，実際に使用を開始する．以下の項目をフォローアップする．

①日々の使用のなかで微調整する．
②身体能力の変化により変更する．
③日々の使用による自助具の破損や変形に対応する．

■引用文献

1) 上田任克：手作り自助具設計指南．作業療法ジャーナル編集委員会，内田正剛編：テクニカルエイド―生活の視点で役立つ選び方・使い方．三輪書店；2014．p.345-9.
2) 林 正春：自助具総論．作業療法ジャーナル 2018；52 (1)：54-9.

■参考文献

1) 中村春基：自助具の概念と設計の考え方．作業療法ジャーナル 1995；29 (7)：524-30.

MEMO
自助具の作製は設計図のとおりにできないこともある．木材の加工などは専用の道具を使用しても失敗やイメージどおりにいかないことも多い．あまりに複雑な設計は避けてできるだけ簡単な加工でできるように工夫することも重要である．

MEMO
針金を使用するときは，切断部の取り扱いに注意する．木材に使用する際は，切断面と同程度の穴をあけて差し込む，針金と同程度の溝を加工し養生テープで補強するなど，切断面で怪我をしないように注意する．

MEMO
ADL の自立を考えるときも，安全性，正確性，確実性，時間を考える．

実習

1．ソックスエイドの作製・使用と調整

実習目的

自助具を作製する際，その構造を理解することは重要である．自助具を作製・使用してみることでその構造を理解する．

ソックスエイドは，簡単に作製できる自助具の一つである．関節リウマチや脊髄損傷，下肢の人工関節置換術後など，足部へのリーチが足りなくなったときに使用する．ソックスエイドは作製は簡単であるが，使用が思いのほか難しい．実際に作製・使用し，その調整方法を学ぶ．

MEMO
練習しないと使いにくい自助具は，この他にもいくつかある．ボタンエイドなどもそれに該当する．

準備物品

プラスチック製の下敷き，クリアファイル，段ボールなど，ひも．

手順

1）素材を選ぶ

ソックスエイドの作製方法はインターネット上で数多く紹介されている．素材についても，プラスチック製の下敷き，クリアファイル，段ボールなど，さまざまなものが紹介されている．素材の硬さは靴下の足を入れる部分の開き方に影響し，表面の滑りやすさは踵の部分の滑りやすさに影響する．いろいろな素材で作製し使用してみる．

MEMO
最近では電子カルテの普及により，手に入りにくいかもしれないが，レントゲンフィルムは使用しやすい素材の一つである．

2）形を作る

図1のような形に切り，上部に穴をあけてひもを通す．**図1**の①は靴下の大きさにより異なるが15～20 cm程度にする．**図1**の②は靴下を引っかける部分になる．この部分の深さや角度が靴下を引き上げたときの靴下の外れやすさに影響する．深くしすぎたら上まで上がっているのに外れず，浅いと途中で外れてしまう．**図1**の③は靴下の大きさにより幅を調整する．ひもは長すぎれば使いにくく，短いと届かないので膝より少し上にくるくらいの長さに調整する．

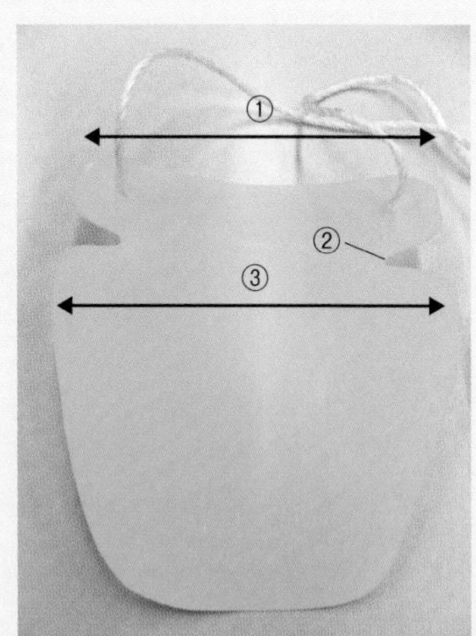

図1　ソックスエイド

3）使用する

作製したものを実際に使用してみる．使用には何度か練習が必要な場合がある．

①ソックスエイドの本体部分を靴下の中に入れる．**図1**の②の部分に靴下の口をひっかける（**図2a**）．

②椅座位で，足先を靴下の口の部分に入れる（**図2b**）．

③ひもの部分を引き上げる（**図2c**）．

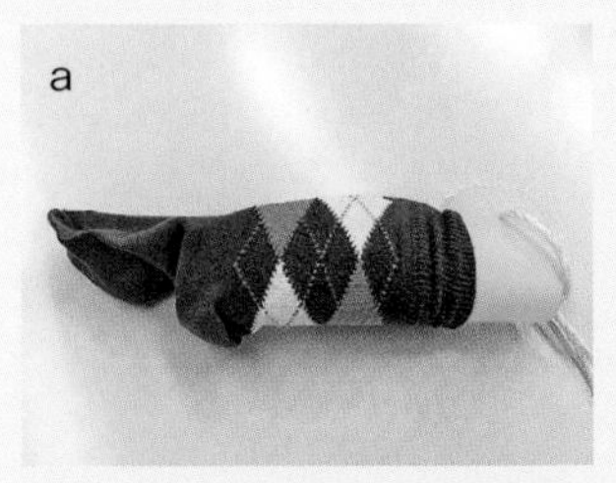

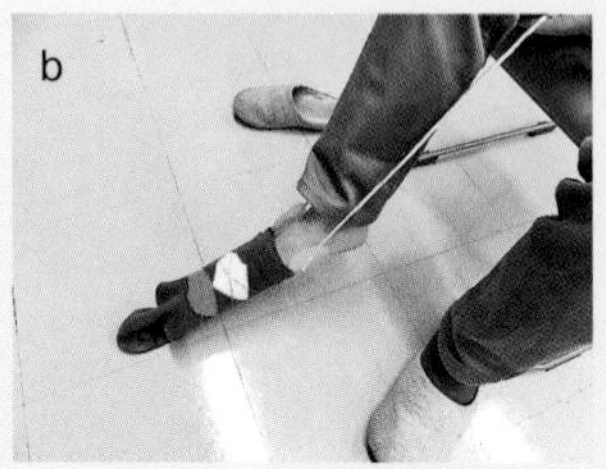

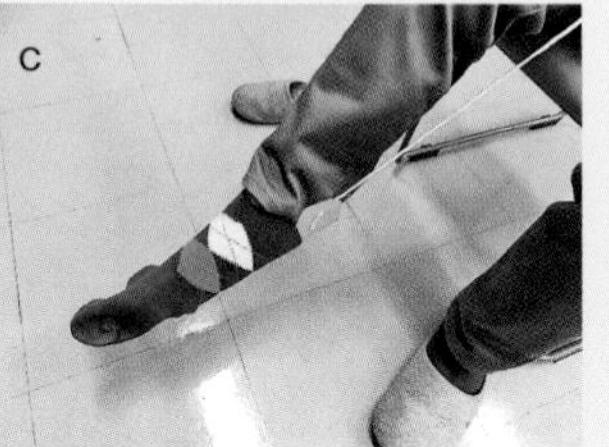

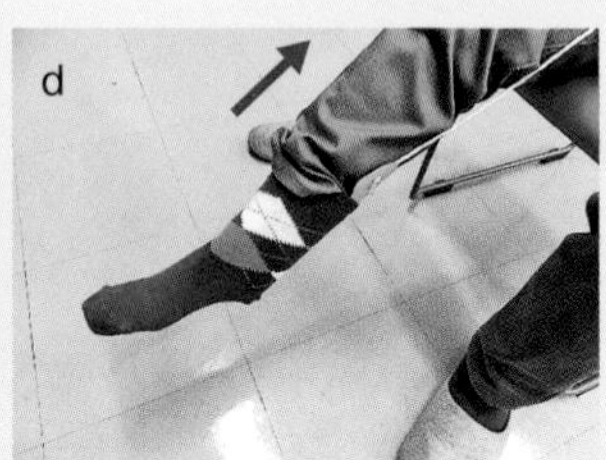

図2　ソックスエイドの使用

LECTURE 12

④最後まで引っ張り上げ，そのままソックスエイドを引き抜く（**図 2d**）.

4) よくある失敗と調整方法

実際に使用すると，以下のような失敗がよくみられる．それぞれの調整方法も紹介する．

- 足先を入れた後，ひもを引っ張ると，完全に履ける前にソックスエイドが抜ける．
  →**図 1** の②の部分を深くする．もしくは角度を直角に近くする．
- 完全に引き上げたのにソックスエイドが抜けない．
  →**図 1** の②の部分を浅くする．もしくは角度を 60 度程度にする．
- 踵の部分が滑らず引っ張り上げることができない．
  →本体の素材を滑りやすいものに変更する．
- 靴下が硬く，ソックスエイドが入らない．
  →**図 1** の③の部分を切って本体を小さくする．もしくは本体を軟らかい素材に変更する．

実習課題 1

- 1 つの素材だけで作製・使用するのではなく，別の素材でも作製・使用してみる．
- 素材によってどのように違うかを比較する．

試してみよう
短い靴下や長い靴下など，靴下の種類によっても履きやすさが変わってくる．また，ある程度使用した靴下と新しい靴下でも履きやすさは変化する．ソックスエイドの違いだけでなく，様々な靴下でも試してみる．

2. 片麻痺用爪切りの工夫

実習目的

片麻痺では，患側の爪を切ることは可能であるが，健側の爪を普通の爪切りで切ることは，困難な動作である．爪切りは片手で完全に行えるもの（講義・**図 9** 参照）と，健側の使用が必要になるものの 2 種類ある．いずれも商品として売られているが，ここでは通常販売されている爪切りを加工せずに使用するにはどのような方法があるかを考える．併せて，実際に使用してみて対象者への指導の際，どのように伝えればよいかも考える．

準備物品

爪切り，クリップなど．

手順

1) 構造を理解する

爪切りはてこの原理で，上刃（**図 3** の①）と下刃（**図 3** の②）を合わせて爪を切る．このとき，上刃と下刃は動かないように固定されていないといけない．そのため，土台部分（**図 3** の③）を動かないように固定する必要がある．てこの部分（**図 3** の④）も力を加えやすいように大きくする必要がある．

2) 固定の工夫をする

土台部分（**図 3** の③）を固定するための方法として，木などの板に固定する方法が一般的である（講義・**図 9** 参照）．木を加工してもよいし，硬い布などで固定してもよい．取り外しができない固定ではなく，土台部分だけを固定する方法を考えるとよい．

実習課題 2

- 実際に工夫した爪切りを使って，爪を切ってみる．
- 土台部分の固定方法として，他にどのような手段があるか検討し，まとめる．

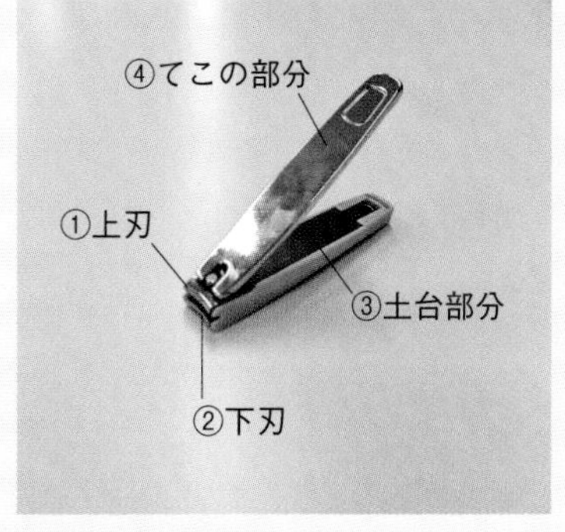

図 3　爪切り

MEMO
土台部分の安定性を高めるために，クリップを使ってみる（**図 4**）．クリップを爪切りに付ければ，加工したものと同様の効果が得られる．

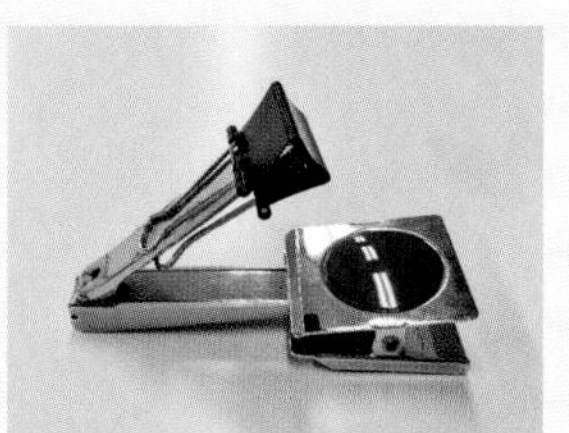
図 4　クリップを付けて安定性を高めた爪切り

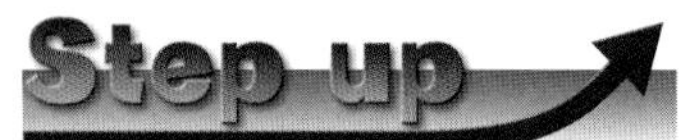

1．自助具の知識を得るために

セラピストとして，自助具を提供するには，自助具の知識が必要となる．道具を見ても何の道具かわからない，症状はわかっているがどんな自助具があるか知らないというのでは，対象者に自助具を提供することができない．しかし，数多くある自助具をすべて把握することは困難である．必要に応じて調べ，知識を得るためのウェブサイトを以下に紹介する．

- **福祉用具相談支援システム（日本作業療法士協会）**[1]：日本作業療法士協会会員の福祉用具選定および適応技術の向上のために開設されている．日本作業療法士協会の会員であれば，相談アドバイザーの助言を受けることができる．
- **必見！OTのすご技・アイデア集—作業療法士による訓練道具・自助具のオリジナルアイデア集（神奈川県作業療法士会）**[2]：神奈川県に所属する作業療法士が考案した自助具が紹介されている．簡易に作製できるものが多く，臨床の現場で使用・応用されたものが紹介されている．
- **福祉用具ニーズ情報収集・提供システム（テクノエイド協会）**[3]：福祉用具の紹介が目的ではなく，使用した結果や感想などを蓄積し，今後の自助具の開発に役立てることを目的としている．自助具が活動別に分類されており，使用した結果などが記載されている．また，「生活便利用具データシステム」では，市販品と自作例に分けて自助具を紹介している．

2．自助具の記録

対象者に提供した自助具を記録しておくと，後に同じような症状の人に役立てることができる．以下の点を記録していると他者とも共有しやすい．しかし，退院や転院などで追跡調査ができないことも多いため，すべてを記録に残すことは難しい．設計図と疾患・障害だけでも残しておく．

1）設計図

作製時に用いた設計図はそのまま保存する．

2）疾患・障害

障害については障害されている「活動」の名前だけでなく，「心身機能・身体構造」面で低下している部分も記載する．例えば，どの程度の筋力低下があったか，可動域はどの程度制限されていたか，麻痺はどの程度かなど具体的に記録する．

3）使用状況

①**練習の有無**：自助具の使用にあたって練習が必要であったか，どの程度の期間を要したのか，それによって自助具を改良する必要があったかを記録する．

②**改良の有無**：設計図どおりではうまくいかず，改良する必要があった場合，改良した部分を設計図に記載しておく．なぜ改良が必要であったか理由も併せて記載する．

③**使用状況**：自助具の使用により，活動がどのように変化したか，使用期間はどの程度か，不具合は起こらなかったかを記録する．不具合が起きた場合は，どのように対処したかを，使用できなくなった場合は，その理由を記録しておく．可能であれば，使用状況の写真などを撮影させてもらい，保存する．

LECTURE 12

■引用文献

1）日本作業療法士協会：福祉用具相談支援システム．
https://www.jaot.info/

2）神奈川県作業療法士会：必見！OTのすご技・アイデア集—作業療法士による訓練道具・自助具のオリジナルアイデア集．
https://kana-ot.jp/wpm/

3）テクノエイド協会：福祉用具ニーズ情報収集・提供システム．
https://www7.techno-aids.or.jp/

LECTURE 13

住環境整備

到達目標

- 住宅改修における障害者や高齢者の身体的な特性を理解する.
- バリアフリー住宅とハンディキャップ対応住宅を理解する.
- 建築に関する基礎知識を理解する.
- 住宅改修の目的，流れ，留意点を理解する.
- 介護保険で利用できる住宅改修制度を理解する.
- 模擬患者に対する住宅改修への介入方法を理解し，平面図を作成する（実習）.

この講義を理解するために

障害者や高齢者の在宅生活支援のため，種々の住環境整備が導入されるようになってきました．住環境整備とは，住環境に存在する多岐にわたる障壁を取り除くことが前提であり，一般的には住宅改修とよばれます．これからのセラピストは，障害者や高齢者の住宅改修に積極的にかかわっていかなければなりません.

この講義では，住宅改修の目的，流れ，留意点を理解することが主な目的です．そのために不可欠な建築学の基礎知識を学習します．また，実習をとおして，基本的な住宅の平面図を描けるようになりましょう．加えて，介護保険で利用できる住宅改修制度についても学習しましょう.

住環境整備を学ぶにあたり，以下の項目をあらかじめ学習しておきましょう.

- □ 脳血管障害や整形外科疾患によって障害される身体機能の特徴を学習しておく.
- □ 加齢に伴う身体機能の変化について学習しておく.
- □ 介護保険について学習しておく.

講義を終えて確認すること

- □ 障害者や高齢者の身体的な特性を理解し，住宅改修に活かすことができた.
- □ バリアフリー住宅とハンディキャップ対応住宅の違いが理解できた.
- □ 建築に関する基礎知識を理解し，基本的な住宅の平面図が描けるようになった.
- □ 住宅改修の目的，流れ，留意点が理解できた.
- □ 住宅改修制度のなかで介護保険で利用できる制度が理解できた.

講義

1．総論：住環境整備

1）概要

障害者や高齢者の在宅生活支援のため，種々の住環境整備が導入されるようになってきた．障害者や高齢者に対する住環境整備とは，住環境に存在する多岐にわたる障壁（バリア）を取り除くことが前提となり，一般的には住宅改修と称される．住環境における障壁としては，段差や階段などがある．これは，目に見えるバリアともいわれ，四肢や体幹に麻痺などを有する患者や心疾患や呼吸器疾患などの内部障害のある患者の日常生活へ制限を加えている．

住宅改修の実施には，その対象者が障害者であるか，一般の高齢者であるかによって内容や対応が若干異なる．特に住宅への対応では，新築時に考慮しなければならない点と，必要に応じて対応すべき点が異なる．さらに，住宅改修への公的扶助も，時期や対象者，保険などによって異なる．

本講義では，主に高齢者を対象者とし，介護保険制度による補助を前提とした住宅改修について説明する．

MEMO
障壁（バリア）
視覚障害や聴覚障害においては情報伝達のバリアもあり，目に見えないバリアともよばれる．また，障害への偏見など，心のバリアもある．

MEMO
- ユニバーサルデザイン（universal design：UD）

障害の有無や能力の違いなどを問わず，すべての人が利用可能であるように工夫されたデザインのこと．

- ユニバーサルデザイン7原則[1)]

①公平な利用：どのような人でも公平に使えること．
②利用における柔軟性：使ううえでの柔軟性があること．
③単純で直感的な利用：使い方が簡単で自明であること．
④認知できる情報：必要な情報がすぐにわかること．
⑤偶発的または意図しない失敗に対する寛大さ：単純ミスを許容できること．
⑥少ない身体的な努力：身体への過度な負担を必要としないこと．
⑦接近や利用のためのサイズと空間：利用のため十分な大きさと空間が確保されていること．

国際生活機能分類（International Classification of Functioning, Disability and Health：ICF）

2）目的

住宅改修の導入を推進するには，その目的を確認することが必要である．住宅改修を実施する第一の目的は，障害者や高齢者における日常生活自立の促進，また介護量の軽減である．これは，障害者や高齢者本人および介護者の身体的負担の軽減につながる．さらにそれらは，介護を受けている，あるいは介護をしなければならないという，障害者や高齢者本人だけでなく介護者の精神的負担の軽減にも結びつく．

一方，導入に関する留意点では，安全性や利便性の確保と向上が第一であるが，その環境整備がさりげなく実施されていることが大切であり，温かさや優しさが感じられるものが望ましい．障害者や高齢者に限らず妊婦や子どもなど，すべての人にとって使いやすいものが有効であり，ユニバーサルデザインの概念にも共通する．

3）国際生活機能分類（ICF）からとらえた住環境整備

住環境整備は，住環境に存在する障壁に対する介入である．この住環境に存在する障壁は，ICF において「環境因子」に含まれ，「心身機能・身体構造」「活動」「参加」と密接に関係している．

脳血管障害による片麻痺患者で，T 字杖により歩行可能であっても，住居に段差などがある場合，「活動」の制限を受け，結果的に「参加」の制約が生じやすい．一方，玄関に 20 cm の上がり框（かまち）があった場合，「心身機能・身体構造」において脳血管障害による片麻痺患者と脊髄損傷で車椅子を使用する患者では，その上がり框により生じる活動制限は異なる．

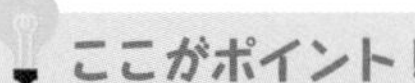
ここがポイント！
20 cm の上がり框があった場合，片麻痺患者では手すりを設置し上がり框に座って靴の着脱を行うことが多く，車椅子利用者では上がり框にて屋外用と屋内用の車椅子を交換するか，段差解消機を設置することが多い．

以上の関係は，逆説的に住環境整備の重要性を示している．ある「心身機能・身体構造」の対象者に対し，適切な住環境整備を実施することにより，その対象者の「活動」の制限が緩和され，結果的に「参加」の制約が少なくなることがみられる．「活動」や「参加」に関し，間接的な介入である住環境整備が有効にはたらくことが多い．

2．住環境整備の基本事項

1）住宅改修における障害と身体的な特性のとらえ方

住宅改修を進めるうえで，障害者や高齢者の身体的な特性を理解することが必要である．

LECTURE 13

(1) 障害のとらえ方

障害者では，障害あるいは原疾患が進行性であるか，一時的なものか，今後改善するのか，あるいは症状が固定されているのかなどが重要である．進行性であれば，進行の程度についての確認が不可欠であり，それによって住環境整備を実施する時期や規模が決定される．

一方，疾患や障害に固有な特徴も理解する．住宅改修の導入に際し，多く接する疾患や障害には，脳血管障害による片麻痺，神経筋疾患，頸髄損傷による四肢麻痺，また関節リウマチ，大腿骨頸部骨折などの整形外科疾患がある．このなかで，脳卒中などの脳血管障害では，麻痺の程度によって差はあるが，一般的に発症後6か月以上で症状がほぼ固定し，その後の著明な改善は期待できず，加齢に伴い徐々に機能低下が予想される．麻痺の他に感覚障害や高次脳機能障害を合併していることも多い．これらの特徴を理解したうえで，住宅改修を実施しなければならない．

MEMO
進行性疾患であってもその進行の速度は疾患や個々の症例によって異なることが多い．

(2) 高齢者の身体的な特性のとらえ方

高齢者の身体的な特性では，加齢に伴う機能低下を理解する．加齢に伴い，筋力や平衡感覚の低下があり，これが高齢者の転倒の原因になっていることが多い．転倒には視力の低下も関与しており，加えて聴覚や嗅覚などの低下にも注意すべきである．泌尿器の問題として，夜間の頻尿への対応も必要となる．

高齢者に対しては，身体機能の低下だけでなく，心理的側面への配慮も重要である．高齢者の多くは過去への愛着が強く，新しいものの導入が困難なことが多い．毎日の生活パターンが自宅やその周囲に限定されていることが多いため，大規模な住宅改修や引越しなどには，十分な配慮が必要となる．

ここがポイント！
高齢となり地方から子どもの住む都心へ引っ越した場合，新しい生活環境で友人も少なく，閉じこもりがちになる高齢者もみられる．

2) 建築学的基礎知識

(1) バリアフリー住宅とハンディキャップ対応住宅

住環境整備が実施されている住宅は，バリアフリー住宅やハンディキャップ対応住宅などと称される．障害者や高齢者に対する住環境整備は障壁を取り除くことが前提であるため，そのような住環境整備が施された住宅は一般にバリアフリー住宅とよばれている．高齢者対応の住宅をバリアフリー住宅，障害者対応の住宅をハンディキャップ対応住宅とよぶ場合もある．これは，バリアフリー住宅とは共通的な配慮を前提とし，建築時の基本構造において整備するものであるのに対し，ハンディキャップ対応住宅とは障害に応じて個別的に配慮し，可変的な整備を実施するものという違いがある．

(2) 基本事項

a. 図面

a) 種類

建築において，建物の意匠（デザインなど），構造，設備の3つの観点から図面が作成される．このうち，意匠図は建物の間取りや仕様など建物の完成後の姿を表現する図面で，配置図，平面図，断面図，立面図などがある．

- **配置図**：建物の敷地の状態や敷地のどこに建物が配置されているかを表す図面．
- **平面図**：建物の各階を真上から見た間取り図面．
- **断面図**：建物を垂直に切断し，内側を真横から見た図面．
- **立面図**：建物の外観を東西南北から見た図面．

b) 尺度（スケール）

図面を作成する場合，建築物を紙におさめるため，実際の長さを縮小する．この実際の長さに対する，図面に示した寸法の比を尺度（スケール）という．配置図では1：200または1：500，平面図では1：50または1：100，立面図では1：100または1：

ここがポイント！
尺度の表記方法は，「○：○」が現在の決まりになっている．一方，20年以上前は，「○/○」という表記をしていた．現在は1：100との尺度が，以前は1/100と記載されていた．

MEMO
尺度と縮尺は意味が異なる．縮尺とは，実寸大の大きさに対して，実寸大の大きさを縮小して表示した大きさの比率を意味する．

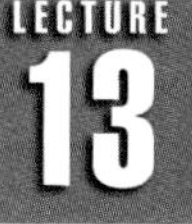

気をつけよう！
精密機器の図面で，原寸の100倍で表記する場合，尺度は100：1となるが，縮尺として100：1と記載することは誤りである．

スケール（scale）

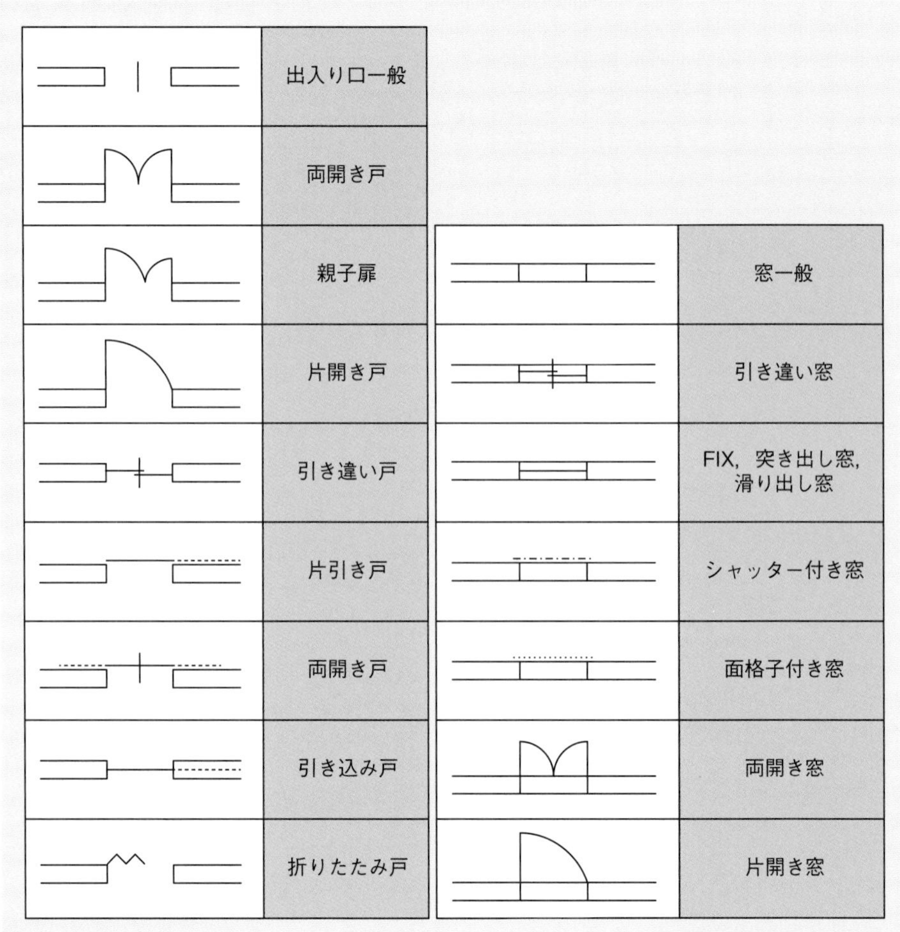

図 1　代表的な建具の記号
FIX：はめ殺し窓．

表 1　建築で主に用いられる尺貫法

1．基本的な寸法
1 寸＝3.0303 cm
1 尺＝10 寸＝30.303 cm
1 間＝6 尺＝181.82 cm（約 1,820 mm）
2．面積
1 坪＝1 間×1 間＝3.3058 m^2（約 3.3 m^2）

200 が一般的である．

c) 建具の記号

扉や窓を総称して建具という．平面図には，種々の建具を示す記号が用いられる．代表的な建具の記号を**図 1** に示す．

モジュール（module）

b．モジュール

モジュールとは，建築において設計するうえで基準となる寸法のことである．主に，尺モジュール，メーターモジュール，インチモジュールの 3 種類がある．

a) 尺モジュール

日本で古来から用いられてきた計量法である尺貫法を基本とし，長さは尺，面積は坪などを用いて表す．近年ではメートル法や国際単位系が使用されるようになったが，建設関係では現在も使用されている単位である（**表 1**）．

従来，日本の一般的な住宅では柱と柱の間隔に関し，3 尺（910 mm）を基本とした尺モジュールが使用されてきた．これは畳の大きさ（1 畳＝910 mm×1,820 mm）を基準とする日本独自の習慣によるものである．

尺モジュールの場合，廊下では柱と柱の中心が 3 尺（910 mm）となるため，実際の柱や壁の厚さの分だけやや狭くなる．この幅を有効幅といい，尺モジュールでは 700～760 mm 程度となる．車椅子で直進する場合は通行可能であるが，直角に折れる廊下や部屋の出入り口を通行することは困難な場合があり，住宅改修では注意を要する．

b) メーターモジュール

1 m（1,000 mm）が基本単位となる．尺モジュールに比べ廊下の有効幅が 90 mm 広

MEMO

● **尺貫法**
尺は 1 m の 10/33（1 尺〈10 寸〉＝30.303 cm）と定義されている．質量は「貫」，体積は「升」などが用いられる．

● **国際単位系（International System of unit：SI 単位）**
1960 年の国際度量衡総会で採択された単位系．メートル（m），キログラム（kg），秒（s），アンペア（A）など．

調べてみよう
自分の部屋の大きさを確認してみよう．

くなるため，車椅子利用などを前提とした場合，利点がある．近年は大手ハウスメーカーの多くがメーターモジュールを採用している．

一方で，畳や障子，襖，和家具などの既製品は，多くが尺モジュールに合うように作られているため，状況に合わせて対応する．

c) インチモジュール

4 フィート (1,219.2 mm) が基本単位となる．アメリカなどで用いられており，日本においても輸入住宅を手がけるメーカーなどで採用されている．

MEMO
1 フィート=304.8 mm=12 インチ

c．建築工法

住宅の工法は，木造 (軸組工法，枠組壁工法など)，鉄骨造，鉄筋コンクリート造 (RC 造) の大きく 3 つに分類される．

RC (reinforced concrete) 造

日本における代表的な木造住宅は，比較的自由度が大きく，増改築は容易である．これに対し，鉄筋コンクリート造の増改築は木造より難しく，特に浴室，便所，洗面所などの水まわりの増改築が困難で，実施する場合は大規模な改修となることが多い．

a) 木造

軸組工法と枠組壁工法に大別され，軸組工法は在来工法，枠組壁工法はツーバイフォー (2×4) 工法ともよばれる．

- **軸組工法**：伝統的な工法で，木の柱と梁で骨組を組み，筋交いという斜めの材で地震などの横からの荷重に耐える構造であり，一般的な工法である．柱のない大空間や壁全面窓などの設計は困難である．
- **枠組壁工法**：柱と梁の骨組で支えるのではなく，2 インチ×4 インチなどの木の間柱と合板の板材で壁を作り，壁で建物を支える構造である．

MEMO
枠組壁工法
材料寸法や釘の規格化により，コストダウンにつながりやすい．

b) 鉄骨造

鉄の柱や梁で骨組みを作る工法で，基本的な構造は，木造軸組工法と同じである．鉄は木よりも強度があるため，柱のない大空間や壁全面窓などの設計も可能となる．

c) 鉄筋コンクリート造

鉄筋を網目状に組み，周りを板材で囲み，そこにコンクリートを流し込み，柱，梁，壁，床などを作る工法である．

MEMO
一般的な分譲マンションは，鉄筋コンクリート造が多い．

3．障害・疾患における特徴

住宅改修を行う場合，対象者が高齢者で加齢に伴う運動機能の低下なのか，なんらかの疾患や障害を有しているのかによって，対応は異なる．

高齢者の場合，段差の解消や手すりの設置など一般的な対応が主となる．配慮事項として，時間の経過とともに徐々に運動機能が低下してくることである．したがって，現時点の運動機能に加えて，今後予想される状況も考慮することが重要となる．

疾患や障害への対応では，それらの予後を考慮することが重要である．脊髄損傷など障害のレベルがほぼ固定された患者か，関節リウマチなど進行性疾患の患者なのかでは，介入時期や改修規模などが異なる．障害が固定された患者であっても，加齢による機能低下は生じるため，配慮が必要である．

4．住環境整備の実施

1) 住宅改修の流れと留意点

(1) 住宅改修の流れ

医療者側からみた住宅改修の流れと確認事項を**表 2** に示す．

最初に，種々の方針を検討するまでの情報収集として，対象者 (特に在宅か入院中かの確認，入院中の場合は外泊時の情報を入手)，家族，障害 (疾患)，家屋，社会福

表２　住宅改修の流れと確認事項

①方針を検討するまでの確認事項	●対象者：年齢，性別，家族構成（対象者の役割），理解力，障害の受容，身体障害者手帳の有無，自宅での基本動作（物につかまるなど），歩行能力（物につかまる，杖の使用の有無），ADL（自助具などの使用の有無），住宅改修の目的とニーズなど ●家族：介護者，キーパーソン，経済面，障害（疾患）についての理解，住宅改修の目的とニーズなど ●障害（疾患）：特徴，病歴，予後（治癒，進行性，症状の固定など）
②家屋調査の確認事項	●周辺環境 ●家屋状況：持ち家/借家，一戸建/集合住宅，構造，築年数など ●実地調査：図面，実測，その他
③社会福祉（公的融資，給付）などに関する確認事項	●経済面 ●物品面（日常生活用具）など
④方針を決定するまでに必要なこと	●福祉機器，日常生活用具などの紹介 ●バリアフリー住宅/ハンディキャップ対応住宅の見学 ●工務店などの見積り
⑤方針の決定	
⑥改修工事中の確認事項	●改修内容，工期など ●対象者の身体状況
⑦改修工事終了後の確認事項	●対象者：使用状況（短期，長期），使用感（満足度など） ●家族：使用状況（短期，長期），使用感（満足度など） ●改修費用など

祉（公的融資，給付）などに関することが必要である．

次に，方針を決定するまでに実施すべきこととして，福祉機器や日常生活用具などの紹介，バリアフリー住宅あるいはハンディキャップ対応住宅の見学，工務店の見積りなどである．特に，実際の住宅見学や工務店の見積りにより，より住宅改修が具体化され，現実的な判断が可能となる．

以上から住宅改修の方針が決定され，増改築の工事が開始される．

工事中の確認事項としては，改修内容や工期などと，対象者の身体状況を確認する．これは，工事期間が予定より延長し，その間に対象者の身体機能に変化が生じ，最終的に適合が不十分になることを防ぐ．

最後に，改修工事終了後の確認事項として，対象者の使用感，家族の使用感，改修費用などを確認する．これは改修工事後に不都合があった場合に対処法を検討するためと，今後の同様なケースに対する資料として活用するためである．

ここがポイント！
対象者と家族の使用感は時間の経過とともに変化することがある．使用開始直後だけでなく，ある程度，時間が経過したあとにも使用感を確認することが重要である．

(2) 家屋調査

a. 家屋調査の目的

対象者が自宅で生活をするうえでの環境を整えるため，対象者宅への訪問調査を実施する．調査する内容として，自宅の構造や自宅での対象者の動作を確認し，さらに自宅周辺の環境を確認する．そして，自宅復帰に向けた今後の理学療法や作業療法介入の内容を再検討し，自宅退院に向け住宅改修や環境調整の必要性を提案し，サービスの利用を検討・確認する．家屋調査には，リハビリテーションスタッフの他，看護師，医療ソーシャルワーカー，ケアマネジャー，工事施工業者，地域包括支援センターの職員，保健師などがかかわる．

b. 家屋調査の実際

家屋評価には，デジタルカメラ，方眼紙，メジャーなどを持参する．あらかじめ家族に家屋の図面を依頼しておくと，調査が容易となる．

家屋の周辺環境，玄関，居間，寝室，トイレ，浴室などの段差や大きさを実測する．日本家屋は畳のサイズを基準としていることが多く，畳には縦横比が２：１の長方形の１畳サイズと，これを横半分にした正方形の半畳サイズの２種類があり，３尺

×6尺（910 mm×1,820 mm）が基本となる．したがって，1 cmの方眼紙に記録する場合は，1：90のスケールで記入すると，2マスが1畳となる．

2）住宅改修の実際

(1) 介護保険で利用できる住宅改修制度

a. 給付対象者と支給限度基準額

給付対象者は，要介護または要支援認定を受けている被保険者となる．

支給限度基準額は，要介護状態区分（要介護，要支援）にかかわらず20万円であり，住宅改修に要した費用の7～9割が介護保険から支給される．分割での利用も可能である．要介護状態区分が3段階以上上がった場合は，再度20万円の住宅改修費を利用できる．20万円を超えた場合は，その差額は自己負担となる．

b. 工事種別

①**手すりの取り付け**：廊下，便所，浴室，玄関，玄関から道路までの通路などに，転倒予防もしくは移動・移乗動作を目的として設置するもの．

②**段差の解消**：居室，廊下，便所，浴室，玄関などの各室間の床の段差や，玄関から道路までの通路などの段差または傾斜を解消するため，敷居を低くする，スロープを設置する，浴室の床をかさ上げするなど．

③**滑りの防止や移動の円滑化のための，床または通路面の材料の変更**：居室での畳敷きから板製床材やビニール系床材などへの変更，浴室での滑りにくい床材への変更，通路面での滑りにくい舗装材への変更など．

④**引き戸などへの扉の取り替え**：開き戸を引き戸，折り戸，アコーディオンカーテンなどに変更，扉の撤去，ドアノブの変更，戸車の設置など．

⑤**洋式便器などへの便器の取り替え**：和式便器から洋式便器への取り替え，既存の便器の位置や向きを変更など．

⑥**その他**：①～⑤の住宅改修に付帯して必要となる住宅改修．①では，手すりの取り付けのための壁の下地補強，②では，浴室の床の段差解消に伴う給排水設備工事やスロープの設置に伴う転落や脱輪防止を目的とする柵や立ち上がりの設置，③では，床材の変更のための下地の補強や根太（ねだ）の補強または通路面の材料の変更のための路盤の整備，④では，扉の取り替えに伴う壁または柱の改修工事，⑤では，便器の取り替えに伴う給排水設備工事や便器の取り替えに伴う床材の変更など．

(2) 介護保険以外で利用できる住宅改修制度

介護保険の給付対象外で利用できる住宅改修制度には，「身体障害者福祉法」による住宅設備改善費給付事業などがある．これらの事業による助成や補助の条件や金額は各自治体により異なり，さらに年度ごとに異なる場合もある．そのため，各自治体や補助金の事業主体などに確認する．

在宅の重度身体障害者（児）または難病患者に対する住宅改修は，種目，対象者，給付限度額が分類されていることが多い．

種目では，小規模改修，中規模改修，屋内移動設備（階段昇降機）などに分類される．対象者は6歳以上65歳未満で，小規模改修では下肢または体幹の障害が3級以上と補装具として車椅子の交付を受けた内部障害者，中規模改修では下肢または体幹の障害が2級以上と補装具として車椅子の交付を受けた内部障害者，屋内移動設備では上肢，下肢または体幹の障害が1級と補装具として車椅子の交付を受けた内部障害者とされていることが多い．

■引用文献

1）NC State University：The Center for Universal Design. 1997.

ここがポイント！
給付対象者は，要介護状態区分（要介護，要支援）にかかわらない．

ここがポイント！
住宅改修費が15万円の場合，利用者が改修費用の全額を工事施行業者へ支払い，後日役所などへ申請し，13万5千円（15万円×9割支給の場合）が支給される．残りの5万円分で，改めて住宅改修を行うことができる．

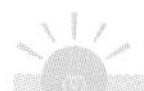

ここがポイント！
要介護状態区分が3段階以上上がった場合とは，要支援1から要介護3になった場合や，要支援2または要介護1から要介護4になった場合など．

MEMO
段差の解消
昇降機，リフト，段差解消機など動力により段差を解消する機器を設置する工事は除外される．

MEMO
洋式便器などへの便器の取り替え
和式便器から，暖房機能や洗浄機能が付加されている洋式便器への取り替えは可能であるが，すでに洋式便器の場合，これらの機能などの付加はできない．

MEMO
根太
木造建築において床板を受けるために床下にわたす横木．

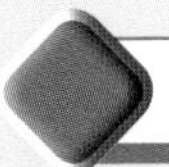

実習

1．平面図での住環境の評価

実習目的

一般的な住居の平面図（**図1**）より，高齢者における住環境の障壁（バリア）を考える．

手順

図1に示した平面図の家屋に，80 歳の高齢者が生活していたと仮定する．

実習課題 1

- どのような住環境の障壁が生じると予想されるか検討し，まとめる．
- その障壁に対しどのような対応が適切か検討し，まとめる．

2．自宅平面図の作成

実習目的

家屋調査の報告書に必要となる平面図を作成する．

準備物品

方眼紙（課題用図面：1 cm × 1 cm；**巻末資料・図 6**），定規．

MEMO

方眼紙は 10 mm×10 mm で，1：90 のスケールで記入すると畳は方眼紙 2 マスとなる．

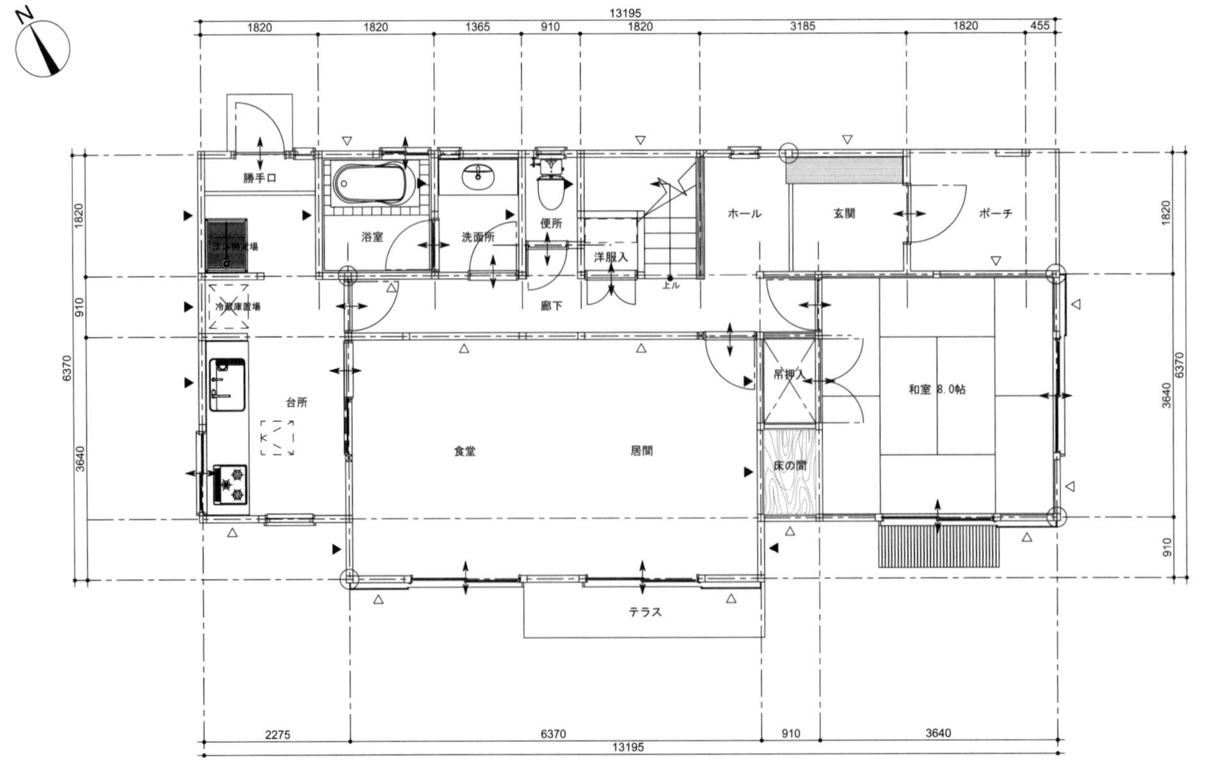

手順

①自宅の平面図を方眼紙に 1：90 のスケールで記入する．2 階建ての場合は，原則 1 階部分とする．

②トイレや浴室のサイズをイメージする．

実習課題 2

- 自宅平面図を，寸法と居室や台所などがわかるように方眼紙に記入する（**図 2**）．

1 F平面図（現況）　S＝1：100

図 1　平面図

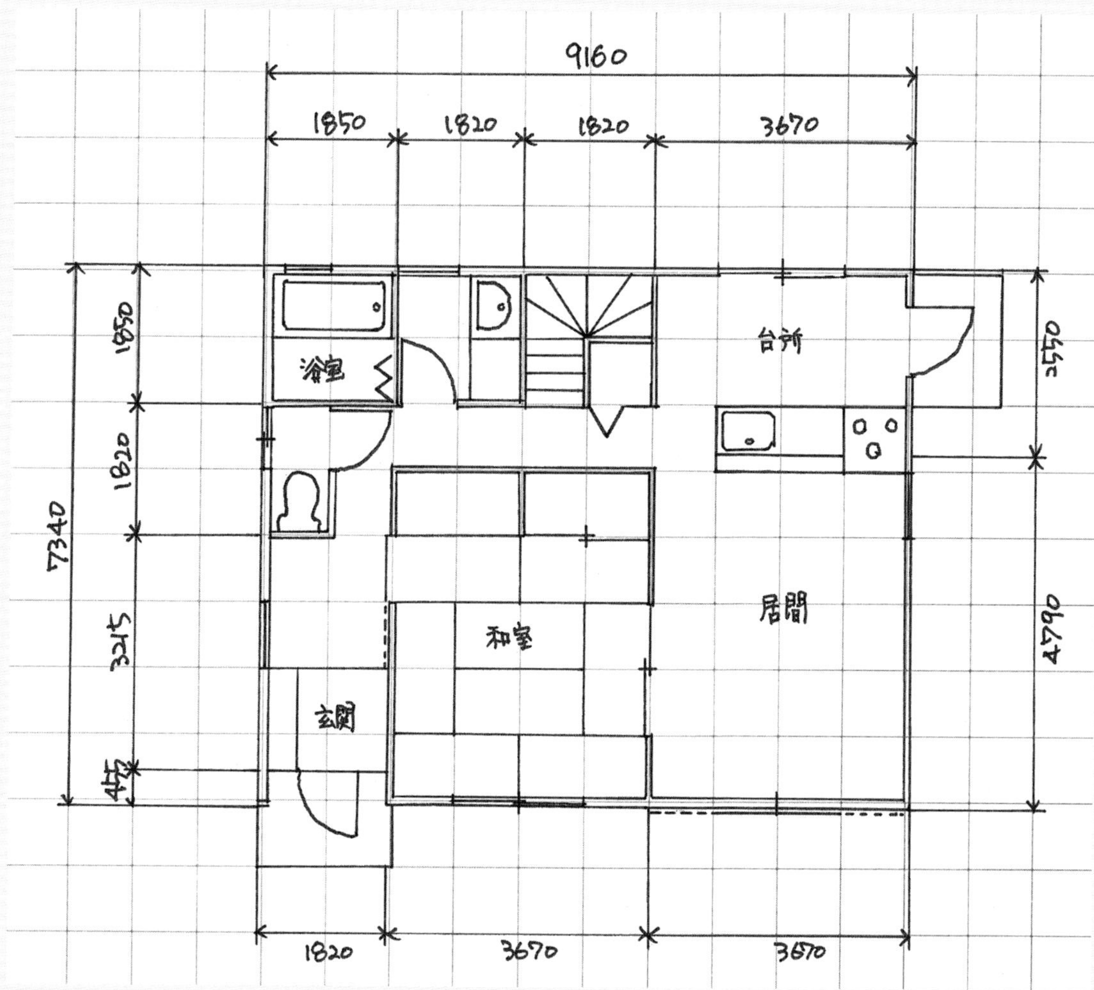

図２　自宅平面図の記入例（1：90）

3. 模擬患者による住宅改修

実習目的

模擬患者を想定し，住宅改修を検討する．

準備物品

2. で作成した自宅平面図．

手順

2. で作成した平面図の家屋に，以下の模擬患者が退院する場合，どのような対応が必要か，問題となる点をあげる．

- **模擬患者１**：78歳，男性．脳梗塞，右片麻痺，2か月前発症．急性期病院に搬入後，回復期リハビリテーション病棟を経て，自宅へ退院．室内はプラスチック製短下肢装具着用でＴ字杖歩行が自立．妻（76歳）と２人暮らし．
- **模擬患者２**：65歳，女性．両側変形性膝関節症．152 cm，66 kg．整形外科病院にて２年前に右側人工膝関節置換術施行．今回，左側人工膝関節置換術施行，理学療法，作業療法実施後に自宅へ退院．室内はＴ字杖歩行が自立．夫（71歳）と２人暮らし．

実習課題３

- 模擬患者１が自宅退院する場合，どのような対応が必要か検討し，まとめる．
- 模擬患者２が自宅退院する場合，どのような対応が必要か検討し，まとめる．

ここがポイント！
木造の軸組工法の場合，浴室の広さは１坪（２畳）の場合が多い．

試してみよう
模擬患者に脊髄損傷，関節リウマチなどを想定してみよう．

LECTURE 13

Step up

福祉住環境コーディネーター

福祉住環境コーディネーターとは，高齢者や障害者が安全かつ快適に暮らせるように，住みやすい環境を提案するアドバイザーで，東京商工会議所が主催している民間の検定資格である．医療・福祉・建築について学習し，各種の専門職と連携をとりながら，依頼者に対し適切な住宅改修案の提示や福祉用具，諸施策の情報などについてアドバイスをする．

これまでは，高齢者や障害者の住環境に関しては，建築に関しては建築士，介護に関しては主に介護福祉士，医療は医師や保健師，また理学療法士や作業療法士などの専門職がそれぞれに担当することが多く，包括的に住環境整備に携わる人材がいなかった．その問題に対して，1999 年に福祉住環境コーディネーターの資格ができた．階級は 1 級から 3 級まである．

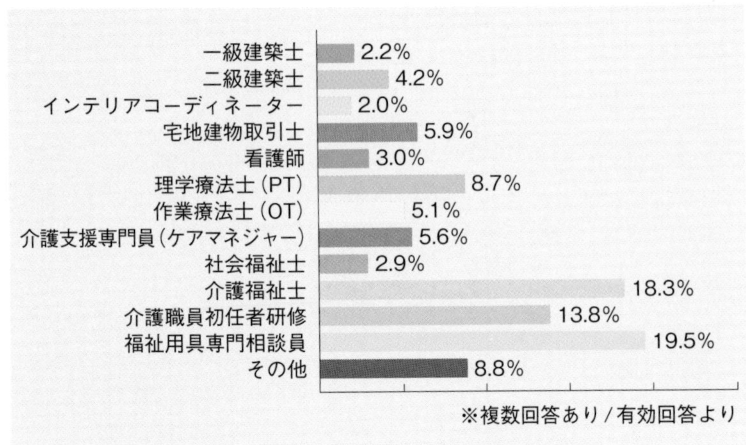

図 1　受験者の保有資格（2・3 級アンケート集計結果）
（東京商工会議所 検定試験情報：福祉住環境コーディネーター検定試験®1)）

1）福祉住環境コーディネーターと関連職種

2019 年度の 2 級受験者の業種では，医療業，建築業，社会保険・社会福祉関連が多く，学生も約 25%を占めている．また，2・3 級の受験者の保有資格（図 1）[1) では，福祉用具専門相談員や介護福祉士が多く，多職種が受験している．このように，本資格は受験資格に職種が限定されておらず，医療・福祉・建築の総合的な知識を研鑽するところに意義がある．

2）福祉住環境コーディネーターの学習内容

本資格の学習内容（出題範囲）は各級によって異なり，1 級は 2 級の有資格者が受験資格となる．2 級の学習内容を表 1[1)] に示す．

表 1　2 級の学習内容（出題範囲）

1. 高齢者・障害者を取り巻く社会状況と住環境
2. 福祉住環境コーディネーターの役割と機能
3. 障害のとらえ方
4. リハビリテーションと自立支援
5. 高齢者・障害者の心身の特性
6. 在宅介護での自立支援のあり方
7. 高齢者に多い疾患別にみた福祉住環境整備
8. 障害別にみた福祉住環境整備
9. 福祉住環境整備とケアマネジメント
10. 福祉住環境整備の進め方
11. 福祉住環境整備関連職への理解と連携
12. 相談援助の実践的な進め方
13. 福祉住環境整備の共通基本技術
14. 生活行為別福祉住環境整備の手法
15. 福祉住環境整備の実践に必要な基礎知識
16. 福祉用具の意味と適用
17. 生活行為別にみた福祉用具の活用

（東京商工会議所 検定試験情報：福祉住環境コーディネーター検定試験®1)）

3）福祉住環境コーディネーターの職務内容

介護保険において住宅改修が必要な理由書を作成する人は，基本的には居宅サービス計画などを作成するケアマネジャーおよび地域包括支援センターの担当職員であり，理由書の作成業務は，居宅介護支援事業または介護予防支援事業の一環として位置づけられている．

一方，居宅サービス計画および介護予防サービス計画の作成にあたる介護支援専門員などがいない場合，理学療法士，作業療法士，福祉住環境コーディネーター 2 級以上の資格を有する人が理由書を作成することができる．

理学療法士や作業療法士は，円滑に住環境整備を行うための知識を得るためにも，2 級以上の取得が望まれる．

LECTURE 13

■引用文献

1）東京商工会議所 検定試験情報：福祉住環境コーディネーター検定試験®
https://www.kentei.org/fukushi/

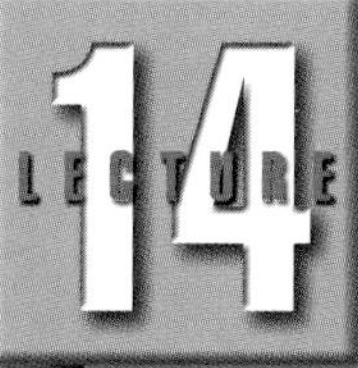

障害別支援（1）
中枢神経・内科系疾患

到達目標

- 脳血管疾患による ADL 障害とその指導方法を理解する．
- パーキンソン病による ADL 障害とその指導方法を理解する．
- 呼吸器疾患による ADL 障害とその指導方法を理解する．
- 片麻痺によって制限される動作を確認し，指導する際の注意事項を検討する（実習）．

この講義を理解するために

ADL の指導は，国際生活機能分類（ICF）の構成要素である「活動」制限や「参加」制約の改善を目的とします．この講義では，代表的な神経疾患および呼吸器疾患について，それぞれに生じやすい ADL 障害とそれに対する ADL の指導方法を学習します．

脳梗塞，脳出血を代表とする脳血管疾患は，病態は安定しますが，後遺症として残る運動麻痺や高次脳機能障害などを生涯伴って日常生活を過ごす疾患です．一方，パーキンソン病は進行性の病態であるため，進行に伴って変化する ADL 障害に対して，方法を変えながら指導する必要があります．このように，疾患による障害の特徴を理解しておくことが，この講義の前提となります．

中枢神経・内科系疾患の支援を学ぶにあたり，以下の項目をあらかじめ学習しておきましょう．

□ 脳機能と脳血管疾患の病態を学習しておく．

□ パーキンソン病の病態を学習しておく．

□ 呼吸器疾患の病態を学習しておく．

講義を終えて確認すること

□ 脳血管疾患による ADL 障害とその指導方法が理解できた．

□ パーキンソン病による ADL 障害とその指導方法が理解できた．

□ 呼吸器疾患による ADL 障害とその指導方法が理解できた．

講義

1. 脳血管疾患による ADL 障害とその指導

1) 制限される基本動作

(1) 片麻痺による影響

片麻痺の多くは，運動麻痺という筋力低下に加え，痙縮という筋緊張の異常を伴っている．そのため，動作時に筋肉の収縮のタイミングのずれ，同時収縮，共同運動が出現しやすい状態にある．

上肢の機能低下は，食事，更衣，整容，排泄などに支障をきたし，利き手の場合は影響が大きい．下肢・体幹機能の低下は，座位保持，移乗・移動動作に支障をきたす．

(2) 高次脳機能障害による影響

半側空間無視や失語，失行，嚥下障害は，ADL 改善の阻害因子になる．半側空間無視は，座位保持能力を低下させるだけでなく，食事の際に半側の皿を見落とす，横書きの文章の半側を読まないなど ADL 場面での問題が大きい．

2) ADL の指導（基本動作指導を中心に）

基本的には，健側の機能による代償を指導するが，患側の肩関節は亜脱臼や肩手(かたて)症候群などのリスクもあるため，患側の上肢の安全性に注意して行う．安全性確保のために，必要に応じて手すりや歩行補助具の使用も指導する．

(1) 寝返り

片麻痺の寝返りは，患側の肩甲帯，肩，股関節の運動が不十分となる．そのため，健側によって患側上下肢の動きを引き出す必要がある．また，半側空間無視などの影響で患側の上肢に注意が向かないこともあり，初期から患側上肢に注意を向けるよう指導することが大切である．

a. 患側への寝返り

患側への寝返りは，患側の上肢を探索・把持する練習になる．頸部を屈曲させ，視覚的にも上肢を探索できるようにする．このとき，健側の下肢は，股関節を屈曲させる方法，ベッドを蹴る方法のどちらでもよい．初期は，健側の使い方がわからない場合も多いため，介助下で行うとよい（**実習・図 2** 参照）．

b. 健側への寝返り

健側の上肢で患側の上肢を把持し，健側の下肢を患側の下肢の下に入れて交差して寝返りをする．単に交差しただけでは，患側の股関節は外旋方向に，寝返る側の健側の股関節は内旋方向に向き，正常な寝返り運動と逆を向くことになり，努力性の代償をまねく．そのため，交差した後に，健側の足関節を背屈させて，患側の股関節を内旋方向に，健側の股関節は外旋方向となるように指導する．患者には爪先の向きで説明し誘導するとわかりやすい．患側の上肢は，手関節部の把持で肩甲帯が後方に残る場合は，肘などを把持するとよい．

c. 横移動

ベッド上での横移動，上方移動は，踵，仙骨部，胸椎部，頭部を支点として行う．骨盤帯の移動は，頭部と胸椎，踵を支点に移動し，上部体幹や下肢は仙骨と腰椎部を支点に移動する（**図 1a**）．ブリッジ動作を利用する場合もある（**図 1b**）．

(2) 起き上がり

起き上がり動作は，寝返りから側臥位や半背臥位を介して行うことが多い．一般的には健側の方向に起き上がることが多いが（**図 2a**），患側の方向にも上半身が半腹臥位をとることで可能である（**図 2b**）．

MEMO
痙縮は，速い運動の切り替えを妨げるだけでなく，関節の可動性の低下をまねきやすい．

ここがポイント！
片麻痺の ADL の指導では，代償的に身の回りの動作を再獲得するために，補装具，自助具，歩行補助具を使用する場合も多く，道具を使うためには高次脳機能が必要となる．

ここがポイント！
正常な寝返り
寝返りは体幹で行うのではなく，頭頸部と上下肢（股関節，肩甲帯・肩）の運動により，体幹を回転させる動作である．下肢で蹴るように寝返れば，股関節の伸展に伴い脊柱は伸展し，下肢の重みを利用して寝返れば，股関節の屈曲に伴い脊柱は屈曲する．脊柱が伸展するパターンは，腹臥位になる過程で必要な要素であり，脊柱が屈曲するパターンは起き上がりにつながる寝返りである．どちらにも共通する点は，股関節の内・外旋方向への運動と，肩甲帯の運動方向である．

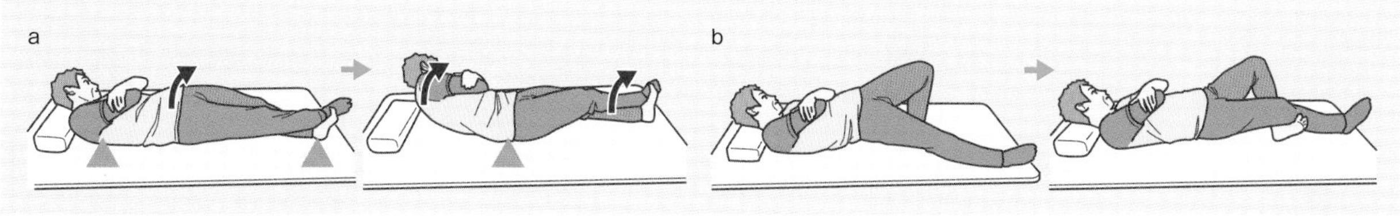

図１ 右片麻痺患者の横移動

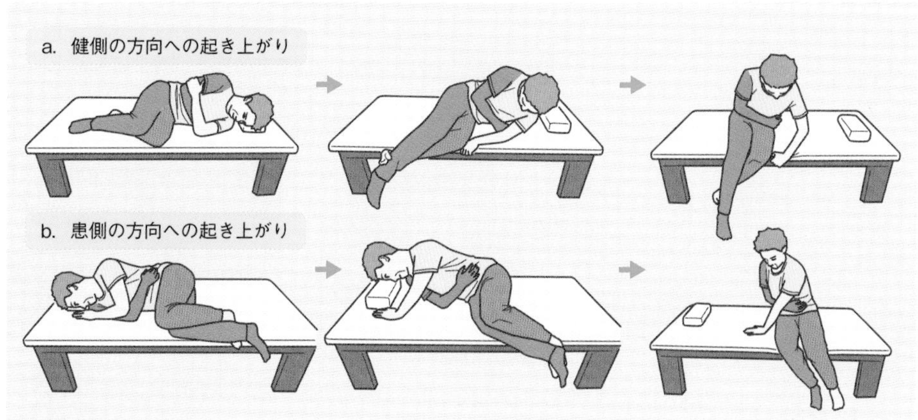

図２ 右片麻痺患者の起き上がり

(3) 端座位

座位保持能力は，食事，更衣，洗体，清拭，排泄などのADLの基本となる．左右，前後への重心移動に対応する必要がある．前下方へのリーチは，靴や装具をはじめとする下衣の更衣に必要である（**図3**）．

更衣動作では，健側の手を背中や患側に回すなど，脊柱の運動を伴う動作となる．更衣動作は，着衣の際は患側から，脱衣の際は健側から行う．

入浴では，患側の上肢が廃用手であれば，健側の上肢も洗いにくくなる．患側の上肢機能が補助手以上であれば，ループ付きタオルなどの使用が可能になる．

(4) 立ち上がり，移乗

車椅子や便座への移乗などの自立に必要な能力で，立ち上がり方がその後の立位姿勢に影響する．安全性確保のために手すりを使うことも多いが，横手すり，縦手すりともに使い方の指導が必要である．

a. 平行棒内での立ち上がり

平行棒を引っ張る，引き込むように立とうとすると，体幹の前屈が少なくなり，重心が後方に残ったままの立位となる．そのため，後方への転倒傾向が助長され，平行棒なしでの立ち上がり動作の獲得が難しくなる．平行棒を引っ張るのではなく，平行棒に向かってお辞儀をするように指導する．

平行棒の把持の位置は，体幹を前屈しながら上肢を前方にリーチし，頭部が膝上にくるあたりで把持させるとよい．

b. 床からの立ち上がり

床から立ち上がる際の指導のポイントは，最初の殿部の離床である．殿部の離床の際に横に手をつくことで殿部が持ち上がりやすくなる（**図4**）．床へ着座する際にも，着座時に横に手をつくことが安全な着座につながる．

c. 車椅子からベッドへの移乗

車椅子とベッド間の移乗動作の自立には，健側方向，患側方向の両方への移乗が必

気をつけよう！
靴下や靴の着脱時は，バランスを崩して転倒する危険性がある．
▶ Lecture 7 参照．

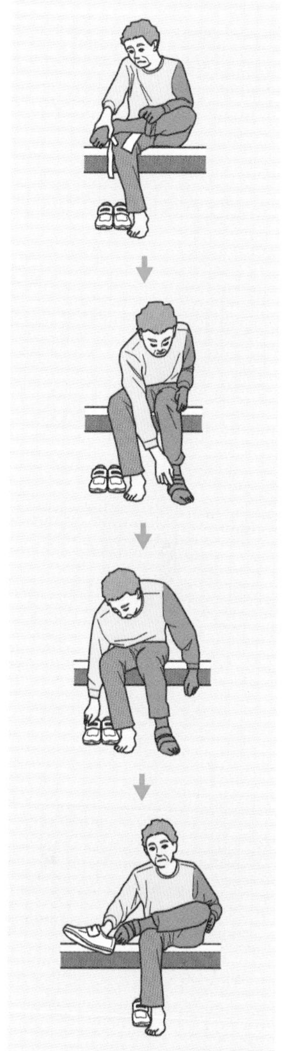

図３ 左片麻痺患者の装具および靴の装着（プラスチック製短下肢装具を装着後，靴を履く）

MEMO

● **廃用手**
重度の麻痺のため，自力では完全またはほとんど動かせない状態のこと．生活動作では，健側での代償や自助具などの使用が必要となる．利き手が患側の場合，書字や箸操作に利き手交換が必要となる．

● **補助手**
物を押さえたり，引き寄せたりするなど，部分的にでも患側上肢が補助的に使える状態のこと．

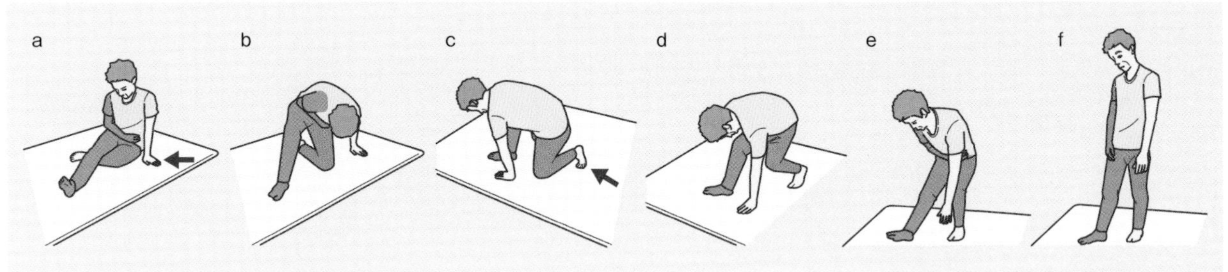

図 4　右片麻痺患者の床からの立ち上がり
床からの立ち上がりの際は，殿部の横に手をついておき（a）殿部の離床を助ける（b）．殿部の離床後は前方に手をつき，爪先を立ててから（c）立ち上がっていく（d〜f）．

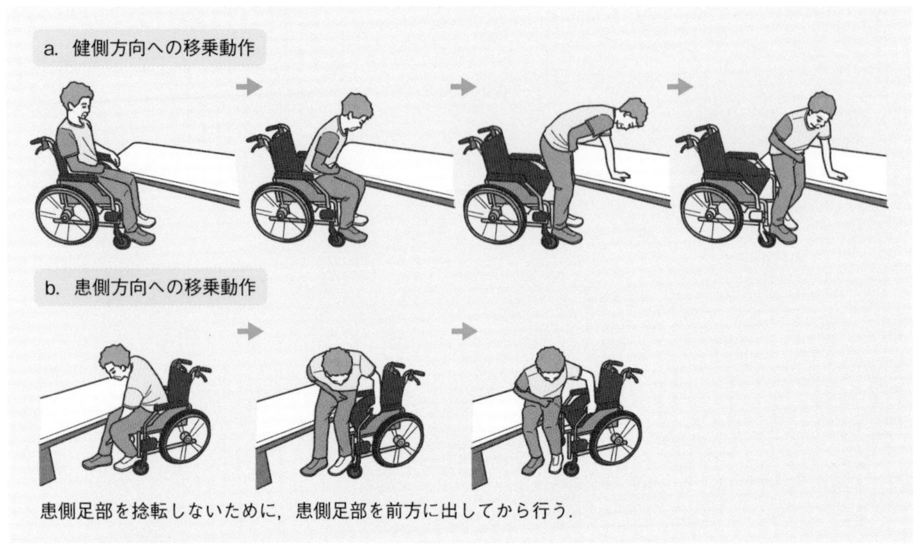

図 5　右片麻痺患者の移乗動作

気をつけよう！
患側の筋力が弱い場合，足部の捻挫を生じないように少し前方に出した位置から開始するとよい（図 6）．

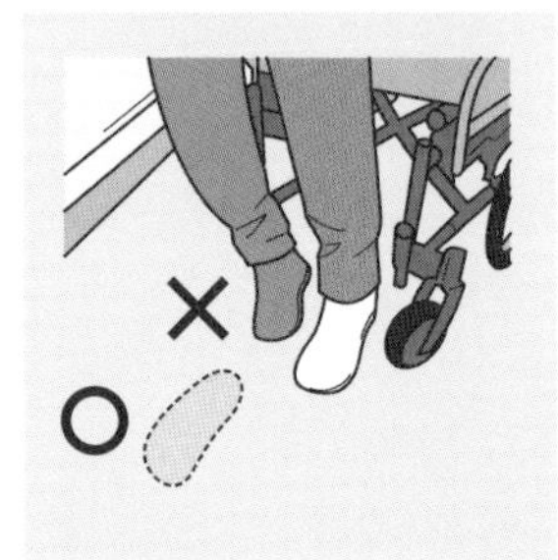

図 6　後方に位置する患側足部
このまま移乗すると捻挫するリスクが高い．

試してみよう
座っている相手の額に指を当てて，立つように指示してみよう．健常者でも，お辞儀を邪魔するだけで立ち上がりにくくなる．立ち上がりに重要なのは，膝よりも前方に頭部が移動するくらいの体幹の前屈であることが体感できる．

ここがポイント！
立ち上がりの介助の際にも，体幹の前屈を妨げないように注意する．対象者が「伸び上がる」イメージをもっている場合，「前にお辞儀をしながら立ちましょう」と声をかけて，体幹の前屈が立ち上がりのポイントであることを指導するとよい．

ここがポイント！
ドアの開閉や台所での立位動作など，できるだけ実際の場面で確認しながら指導する．

要となる．

車椅子の接近は，ベッドに対して約 30 度が目安となる．

患側の筋力が弱い場合，健側の下肢を中心に支持・回転することになる．健側方向にベッドがある場合，車椅子上で浅く座り直してから，アームサポートを把持して立ち上がり，殿部の離床後にベッドに手をつき，殿部を回転させて着座する（**図 5a**）．介助バーがあればそれを使用する．患側方向にベッドがある場合，アームサポートで支持したまま殿部を回転させて着座する（**図 5b**）．

介助バーや手すりがある場合は，健側に介助バーがくるようにする．

(5) 立位

立位保持能力は，ドアの開閉，下衣の更衣などに必要な能力である．安定した立ち上がりや立位動作が行えているかどうかは，健側の足部の反応を観察すればわかる．背屈反応が生じている場合は重心が後方にあり，後方に転倒する可能性がある（**図 7a**）．片麻痺では健側に体重を乗せている場合が多いが，前方からみて健側の足部の内側が浮く反応（回外または内がえし）が生じている場合も，立位は安定していない（**図 7b**）．

トイレでの下衣の更衣

ゆったりしたサイズの下衣を着ている場合，トイレでズボンを下ろす際にそのまま足元まで下がってしまうことがある（**図 8a**）．不潔になるばかりか，履くときに不安定な下方リーチにつながる．トイレでの更衣練習では，下衣を脱ぐ際に大腿部で折り返してとめる方法を練習するとよい（**図 8b**）．

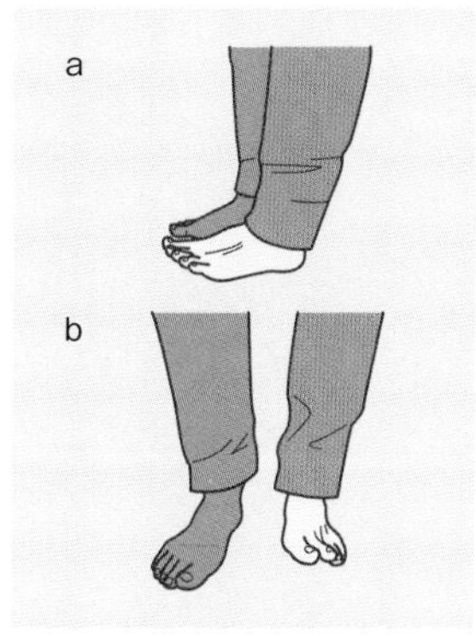

図7　右片麻痺患者の足部の反応（健側）

足部の背屈反応（a）や前方からみて足部の内側が浮くような反応（b）がみられる場合，重心が後方に残り，側方が不安定となる．片麻痺では，健側の機能が動作の安定性に影響する．

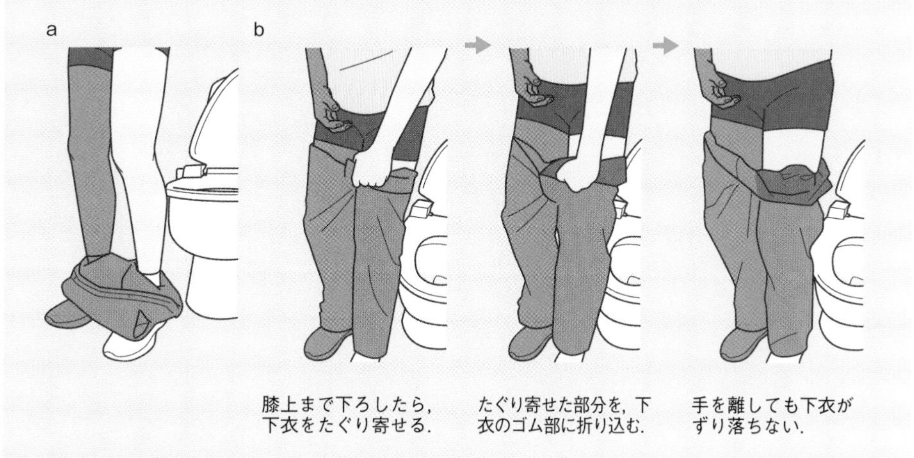

図8　右片麻痺患者のトイレでの下衣の更衣動作

a：下衣が下がりすぎると床に衣服がついて不潔になるだけでなく，不安定な下方リーチにつながり危険である．

b：ズボンが足首までずり落ちない方法．

(6) 歩行

歩行の再獲得は，対象者自身が早期から目標にしていることが多い．歩行の自立には，身体機能として閉脚立位，ステップ位，継ぎ足位，片脚立位などそれぞれに応じたバランス能力が必要となる．セラピストは，対象者のバランス能力に応じて歩行補助具や装具を選択し，歩行の修正および自立を目指す．

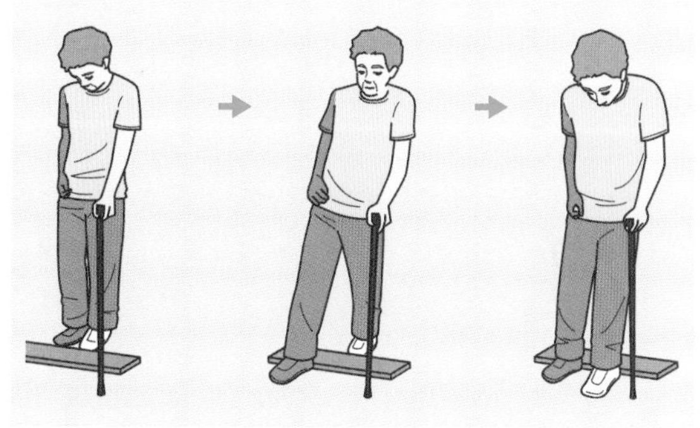

図9　右片麻痺患者の杖歩行（低い段差をまたぐ）

片麻痺に適用する杖には，安定性がよい順にサイドケイン（ウォーカーケイン），多脚杖，一本杖（単脚杖）がある．杖には免荷作用，安定性補助の効果がある．サイドケイン，多脚杖は安定性がよい反面で，階段や斜面では適応しにくい．

低い障害物をまたぐ際，三動作であれば，杖，患側，健側の順にまたぐ（**図9**）．

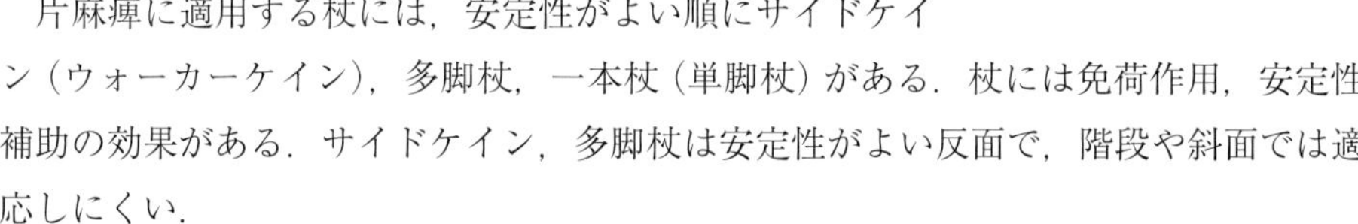

階段を上る際は健側，杖，患側の順に，下りる際は杖，患側，健側の順に行う．健側の片脚支持のバランスがよければ，二動作で行うことも可能である．エスカレーターの乗り降り，急な傾斜面やバスのステップを上る際は，健側から行う．

(7) 車椅子の自走

片麻痺の場合は健側の上下肢で操作する．車椅子上で正しく座位姿勢をとり，歩行時と同じように踵接地から蹴り出しで足こぎをするよう指導する．時折，崩れた姿勢のままで踵のみでこいでいる場合があるが，立位になったときに重心が後方に残りやすく，立位が安定しない．

2．パーキンソン病による ADL 障害とその指導

1）制限される基本動作

パーキンソン病では，筋強剛（固縮）や運動緩慢（無動），姿勢反射障害の影響で，特有の前屈姿勢を示す（**図10**）．ADL 障害には，疾患の症状による障害と薬物の副作用による障害がある．

重症度の評価としては，ホーン-ヤールの重症度分類が一般的に用いられる（**表1**）．ホーン-ヤールの重症度分類Ⅲ以上では，体幹や股関節の可動性が低下していることも多く，起居動作をはじめとする基本動作，ADL 全般に支障をきたす．

MEMO

- **ステップ位**
  片足を一歩前に出し，脚を前後に開いた立位姿勢を保つ．
- **継ぎ足位**
  足部を直線上に前後に接地し，前方脚の踵に，後方の足先が接近している姿勢．ステップ位よりも支持基底面が狭く難易度が高い．

歩行補助具
▶ Lecture 4 参照．

杖による段差昇降
▶ Lecture 4・図 11～14 参照．

試してみよう

車椅子の足こぎを体験し，そのあとの立位動作がどう変化するか観察してみよう．踵のみでこいだ後と，歩行と同じように踵接地から蹴り出しまでを使ってこいだ後に起立動作をして足部の反応をみてみよう．片麻痺の場合，健側の代償機能は動作の安定性にかかわる重要な機能である．

パーキンソン（Parkinson）病

ホーン-ヤール（Hoehn-Yahr）の重症度分類

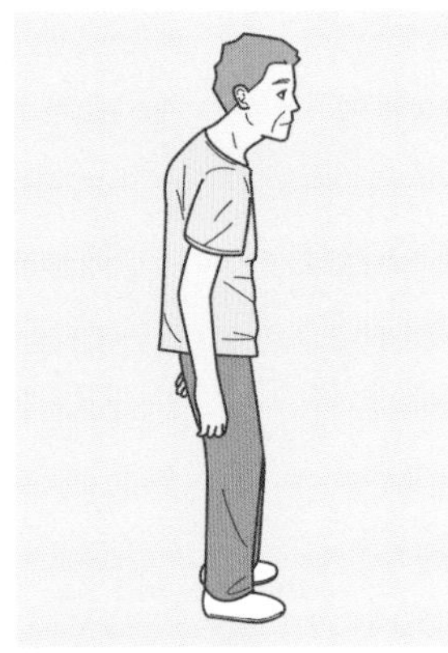

図10　前屈姿勢

気をつけよう！
パーキンソン病では，薬物の影響で幻覚や妄想を生じ，それに合わせて行動しようとして転倒することもある．

MEMO
レボドパ
代表的な治療薬．ドパミンの前駆物質で，脳内に入ってからドパミンに変化し，振戦や固縮を改善させる．長期の治療では，ドパミンの蓄積能力や再利用能力の低下によって，効果の持続時間の短縮（wearing off）が生じる．副作用には，便秘などの消化器症状や幻覚・妄想，抑うつなどの精神症状がある．

MEMO
ジスキネジア（dyskinesia）
不随意運動の一つ．

MEMO
外的手がかり
目印や目標物を設定して追視させることなどが視覚的手がかりとなり，号令やリズムが聴覚的手がかりに，介助者の誘導などが触覚的な手がかりとなる．介助者の誘導や介助は，速すぎると抵抗を感じる場合があるため，患者のスピードに合わせる．

MEMO
メンタルリハーサル
行う動作を頭のなかでイメージして何度も練習（リハーサル）すること．手すりに接近する際の足の位置や方向転換の仕方など具体的にイメージすることで，実際の動作の向上と精神的な緊張の緩和が期待できる．

表1　ホーン-ヤールの重症度分類

Stage Ⅰ	症状は片側のみで，機能障害はないか，あっても軽微
Stage Ⅱ	両側に障害があるが，姿勢保持の障害はない．日常生活，職業に多少の支障をきたすが可能
Stage Ⅲ	姿勢保持障害がみられる．活動はある程度制限されるが，職業によっては仕事が可能である．機能障害は軽度ないし中等度だが，自力での生活が可能である
Stage Ⅳ	重篤な機能障害を呈し，自力のみによる生活は困難となるが，支えられずに立つこと，歩くことはどうにか可能である
Stage Ⅴ	立つことが不可能で，介助なしではベッドまたは車椅子生活を強いられる

歩行ではすくみ足，小刻み歩行が特徴で，方向転換や障害物を避けるなど動作の切り替えが困難である．ドアやベッドなど目標物が近づくとすくみ足が出現し，十分に接近しないうちに手すりやドアノブに手を伸ばし，前方に倒れ込むこともある．

二重課題が困難になることも特徴であり，盆を持って歩くなど，2つの課題を同時に行うと，歩行速度や歩幅が低下する．

自律神経障害，消化管運動障害による頻尿，失禁，便秘など排泄機能に問題が生じる．排便に時間を要することも多く，人感センサー付きのトイレ内照明が座っている間に消灯してしまうこともある．

レボドパの薬効の短縮（wearing off）やジスキネジアによる動作障害は，患者自身が自覚できることが多いため，on-off の変動状況を服薬記録などから把握する．

症状の進行による身体機能の低下により，方向転換時や歩行開始時，動作の切り替え時などの転倒のリスクが高くなる．

2）ADL の指導（基本動作指導を中心に）

パーキンソン病に対しては，視覚，聴覚，触覚などの外的手がかり（cue）を使う，二重課題を避ける，動作を分割し意識を集中させる，開始前にメンタルリハーサルを行うことが，動作の改善や円滑化を図る方法として推奨されている[1]．

(1) 寝返り，起き上がり

ホーン-ヤールの重症度分類Ⅲ以上になると，体幹の伸展や回旋運動が難しいため，目標物を見ながら頸部を回旋させる，膝立て位から横になる，ベッド柵を利用するなど，可能な方法を検討する[2]．円背が強い場合は，電動ベッドの背もたれを上げると起き上がりやすくなることもある．

複合動作や二重課題を避けるために，一つの課題に集中できるように，膝を立てる，片側の足でベッドを蹴るなど，一つ一つの過程に動作を分解して指導する．

かけ布団が重く，かけはがしができない場合もあるため，軽いかけ布団に変更する．

(2) 立ち上がり，移乗

開始肢位の座位姿勢は，前屈や円背姿勢であるため，骨盤は後傾位，頸部は伸展位となっていることが多い．加えて，脊柱の伸展可動域がないため肩関節の自動屈曲角度が減少している．通常の手すりの高さでは，手すりに手を伸ばすために体幹を後傾して挙上するため，体幹の重心がさらに後方になってしまう．股関節を十分屈曲するために，殿部の離床の際にベッド面を手で押す，車椅子のアームサポートなど低い支持物にするなど，体幹の後傾を助長せず上肢が使えるようにする（**図11**）．この際も，足を手前に引く，お辞儀をする，ベッドを押すなどと動作を分解して練習するとよい．殿部の離床後に，伸展が行いにくい場合は，前方の壁に視覚で追える目印をつけ，追視させる（**図12**）．

ベッドに移乗する際は，その手前で足がすくみ，前に倒れ込むようにベッドに手をつく場合がある．ベッド付近の床にはしご状に線を引き，視覚的な手がかりを与える

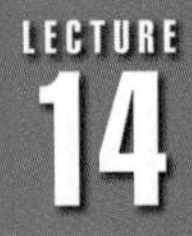

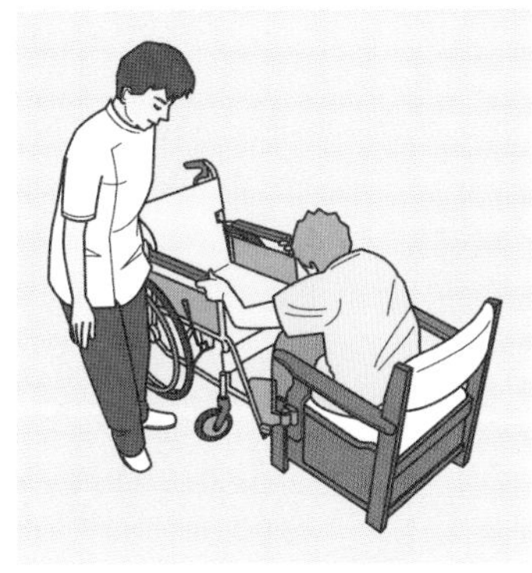

図11 低い支持物での立ち上がり
ベッドサイドのポータブルトイレ使用の練習場面．上肢を挙上しても体幹の後傾が助長されない高さの支持物を利用して移乗する．

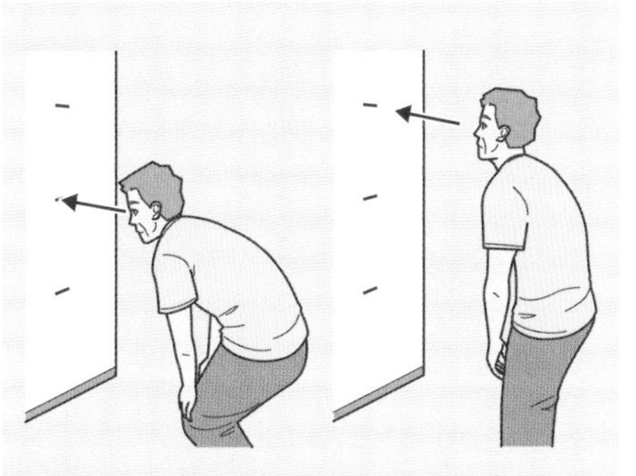

図12 壁の目印を利用して伸展を促す

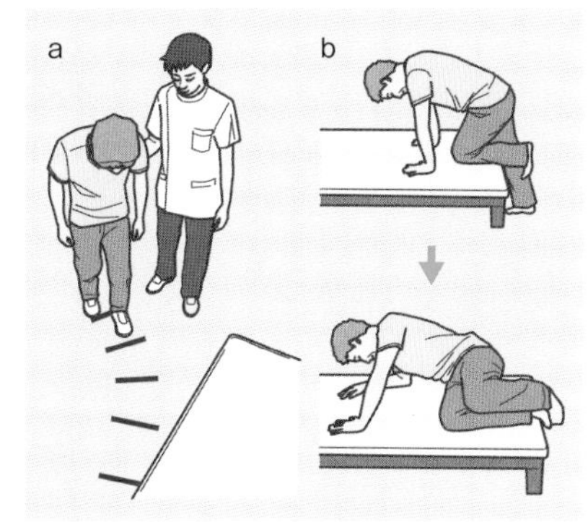

図13 ベッドへの接近方法
a：床に目印をつける．
b：ベッド端に膝をついてから四つ這いで上がる．

と接近しやすくなる（**図13**）．

(3) 歩行

ホーン-ヤールの重症度分類Ⅲ以上では，転倒回数が増える．歩行開始時や歩行時のすくみ足，方向転換時のバランス不良が転倒リスクを高める．すくみ足が生じた場合は，号令をかけたり，左右へ重心移動してから一歩を踏み出したりするとよい[2]．歩行時の方向転換を誘導する場合，「1，2，1，2」と声をかけながら歩き，胸郭に手を当て方向を触覚的に誘導すると（cue サイン），自然にその方向に歩ける場合もある（**図14**）．

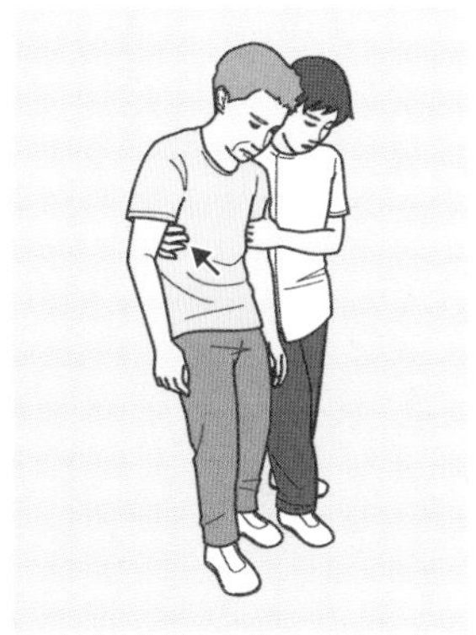

図14 胸郭からの cue サイン

MEMO
1966～2005 年までに報告された歩行に対する聴覚，視覚，触覚の外的手がかりの効果の調査[3]では，聴覚刺激が最も歩行速度を改善させたと報告されている．

COPD（chronic obstructive pulmonary disease；慢性閉塞性肺疾患）

QOL（quality of life；生活の質）

3. 呼吸器疾患によるADL障害とその指導

COPD を代表とする慢性呼吸不全に対する ADL 指導について解説する．

1）制限される基本動作

COPD では，機能的残気量の増加，最大吸気量の低下により活動時（労作時）に呼吸困難（息苦しさ，息切れ）が惹起（じゃっき）されやすい．その結果，運動耐容能の低下や生活関連 QOL の障害をまねく[4]．

呼吸困難を生じやすい ADL は，①洗髪や洗濯物干し，高い所の物をとるなどの上肢の挙上を伴う動作，②掃除機，拭き掃除，洗体，歯磨きなどの上肢の運動を繰り返す動作，③下衣の更衣や足を洗うなど，体幹を屈曲して腹部を圧迫する動作，④洗顔，排便，食事，会話，重量物を持つなどの息を止める動作である．入浴は，洗髪，洗体ともに呼吸困難を生じやすいため，身の回り動作のなかで最も呼吸苦を生じやすい動作である．

2）ADL の指導（基本動作指導を中心に）[5]

(1) 呼吸法の指導

呼吸困難を生じやすい動作の前に，横隔膜（腹式）呼吸を心がけて呼吸を整える．動作時は口すぼめ呼吸とし，息を吐くときに動作を行い，動作時に呼吸を止めないようにする．連続作業は呼吸困難を生じやすいため，作業を細かく分けて休息をとりながら行う．物を持ち上げる際は，息を吐きながら持ち上げ，できるだけ体に近い位置で把持する．呼吸困難を生じやすい動作を患者に認識してもらい，動作時の呼吸法を自己管理できるように指導する．

(2) 歩行，階段昇降

歩行のリズムを呼吸に合わせた呼吸法を取り入れ，最も呼吸困難が生じにくい歩行速度を身につける．階段昇降は平地歩行よりも負担が増えるため，平地歩行よりも

ここがポイント！
歩行時の呼吸法
歩行時は，「1，2 で息を吸い，3，4，5，6 で息を吐く」という呼吸法が一般的である．

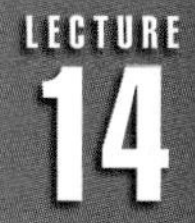

ゆっくり昇降する.「息を吐きながら4段, 1, 2と息を吸いながら休息」のリズムで昇降する. 息を吐きながら4段進めない場合は, 2段にするなど, 患者が行いやすいリズムを選択する.

(3) 起き上がり

まっすぐ前方に起き上がったり, 急に起き上がると呼吸困難をまねきやすいため, 側臥位を経由して起き上がる. 電動ベッドの場合は, ベッドの背もたれを上げてから起きてもよい. どちらの方法も, 体を起こす際は息を吐きながら行う.

(4) 更衣

かぶりシャツを脱ぐときは, 首を通す際に上肢を挙上しないで行うよう指導する. 下衣の更衣は, 座位で行う. 靴や靴下を脱ぐときは, 前かがみを避けて, 足を組んで行う.

ここがポイント!
酸素療法を行っている場合は, チューブが服の中に入るため, 着衣してから, 息を吐きながら引き出す.

(5) 整容

歯磨きは, ゆっくりと呼吸に合わせて行う. 電動歯ブラシがあれば, 上肢での繰り返し動作が軽減されるため, 呼吸困難が生じにくい. 洗顔も息を吐きながら行う. 立位でなく座位で行うほうが呼吸困難を生じにくいため, 洗面台を使用する.

(6) 食事

繰り返し噛むことは効率的な栄養摂取につながるが, 呼吸困難が生じる要因になる. また, 飲み込む際に息を止めることも呼吸困難の原因となる. 硬い食材を避けて, ゆっくり少しずつ食べることなどを指導する.

(7) 洗濯, 掃除

洗濯物干しは上肢の挙上によって呼吸困難が惹起されるため, 物干し台を低くする.

掃除機をかける際は, 前かがみを避けてゆっくりと呼吸に合わせて行い, 粘着カーペットクリーナーやモップなどを併用する.

(8) 排便

排便時にいきむことは, 呼吸困難をまねく要因になる. 排便時は息を吐きながらいきみ, 緩下剤を併用していきむ回数を減少させる.

(9) 入浴

洗体の際は, 長めのタオルで背中を洗い, 足先や下腿は片足を膝上にのせて洗うなど, 前にかがむ動作を避ける. 洗髪の際は, シャンプーハットの使用など, 息を止めなくても行えるよう工夫する.

MEMO
呼吸障害に認知症が加わると, 入浴を拒否する場合もある. 合併症予防の観点からも, 介助量を増やしてでも入浴の機会を設定する.

■引用文献

1) 石川 朗総編集, 大畑光司責任編集：15レクチャーシリーズ理学療法テキスト. 神経障害理学療法学II 第2版. 中山書店；2021. p.31-52.
2) 小林量作, 近藤隆春：パーキンソン病患者の生活指導. 難病と在宅ケア 2002；8 (2)：36-40.
3) Lim I, van Wegen E, et al.：Effects of external rhythmical cueing on gait in patients with Parkinson's disease：a systematic review. Clin Rehabil 2005；19 (7)：695-713.
4) 石川 朗総編集, 玉木 彰責任編集：15レクチャーシリーズ理学療法テキスト. 内部障害理学療法学 呼吸. 第2版. 中山書店；2017. p.131-42.
5) 千住秀明監：呼吸・循環障害. 日常生活活動 (ADL). 理学療法学テキスト. 第2版. 神陵文庫；2007. p.287-305.

■参考文献

1) 石川 朗総編集, 大畑光司責任編集：15レクチャーシリーズ理学療法テキスト. 神経障害理学療法学I 第2版. 中山書店；2020.
2) 日本脳卒中学会 脳卒中ガイドライン［追補2017］委員会編：脳卒中治療ガイドライン2015.［追補2017］. http://www.jsts.gr.jp/img/guideline2015_tuiho2017.pdf
3) 日本神経学会監：パーキンソン病のリハビリテーション. パーキンソン病診療ガイドライン2018. p.87-9. https://www.neurology-jp.org/guidelinem/pdgl/parkinson_2018_19.pdf
4) ガイドライン特別委員会 理学療法診療ガイドライン部会：慢性閉塞性肺疾患 (COPD). 理学療法診療ガイドライン. 第1版 (2011). 日本理学療法士協会；2011. p.956.

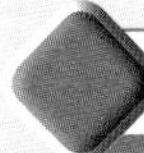

実習

1．片麻痺患者の寝返り動作の体験と指導

実習目的

片麻痺の代償動作を体験し，指導のポイントを理解する．

準備物品

ベッド，動きやすい服装．

手順

1）健常者の寝返り動作（自分で行う）

①下肢で蹴る・押す力を利用して脊柱伸展を伴った寝返りをする（図 1a）．

②上下肢の重みを利用して脊柱屈曲を伴った寝返りをする（図 1b）．

2）片麻痺患者の患側への寝返り動作（患者役，セラピスト役の２人で行う）

③健側の上下肢を使って，患側の上下肢を寝返る側に誘導する．

- 上肢の誘導：患側に寝返り，健側の上肢を誘導して患側の上肢を把持させる（図 2）．
- 下肢の誘導：患側の下肢は，健側の下肢を下に入れて誘導する（図 3）．

実習課題 1

- 正常な寝返り動作の運動学的要素をふまえて，２パターンの寝返りを体験する．
- 片麻痺患者の寝返り動作の代償方法に，正常な運動要素を取り入れるための指導方法を検討し，まとめる．

ここがポイント！

寝返り動作は，どちらのパターンも股関節（健側は外旋，患側は内旋方向），肩甲帯・肩関節（健側は肩甲帯屈曲，肩外旋，患側は肩甲帯屈曲，肩内旋）の運動要素は同じである．

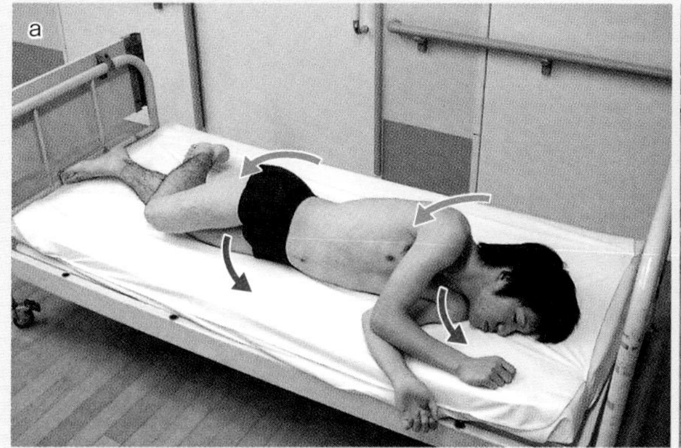

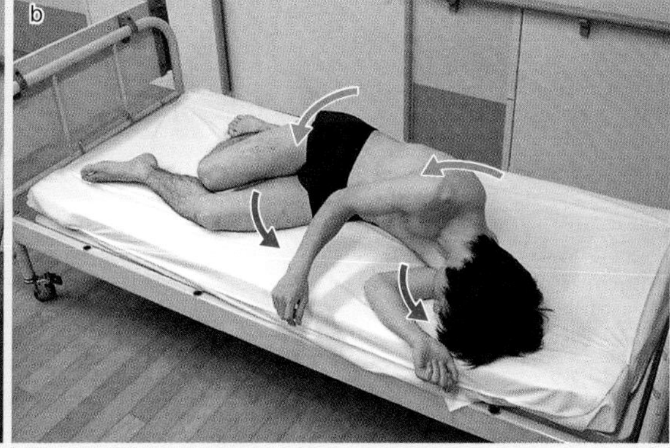

図 1 健常者の寝返り動作の２パターン

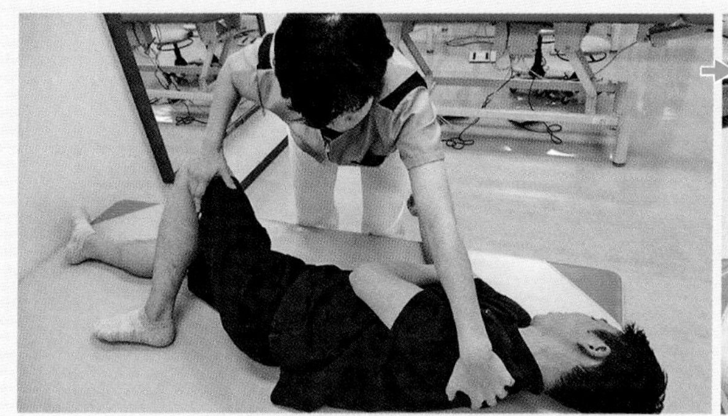

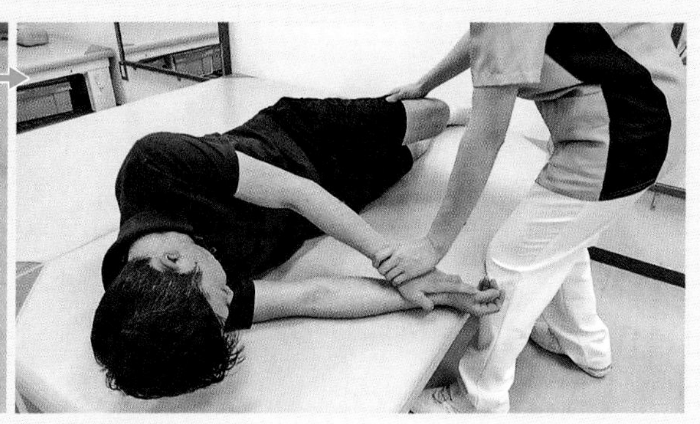

図 2 健側の上下肢を誘導して患側の上肢を把持する練習（右麻痺例）
健側の使い方がわからない場合には，セラピストが介助しながら指導する．

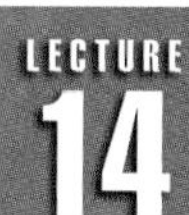

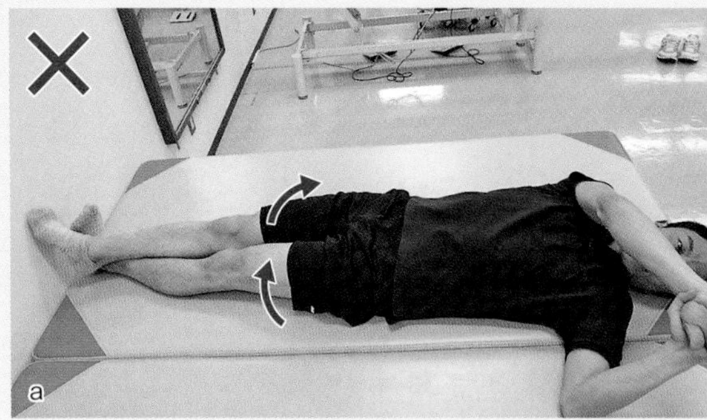

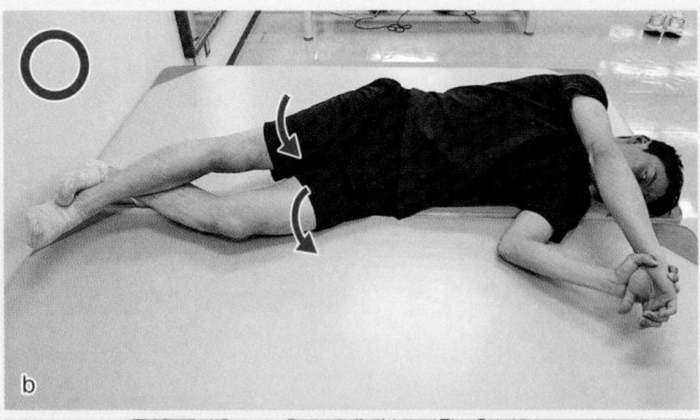

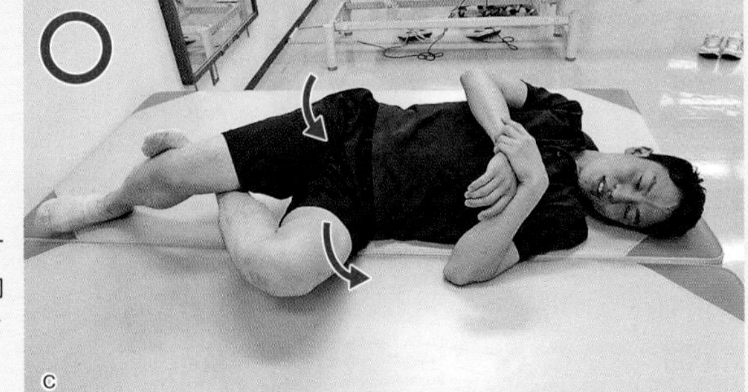

図３　寝返りの代償方法（右麻痺例）
患側の下肢は，健側の下肢を下に入れて誘導するが，単に下にくぐらせただけでは，股関節の運動方向が正常とは逆に向いてしまう（a）．そのため，健側の足関節を背屈，股関節を外旋させ，患側の下肢が内旋方向に向くようにする（b，c）．正常な運動要素が確保できるため楽に代償できる．

2．片麻痺患者の床からの立ち上がり動作の体験と指導

実習目的

片麻痺患者の床からの立ち上がり動作を体験し，指導のポイントを理解する．

準備物品

マット，台（テーブルまたは 40 cm の昇降台）．

手順

1）床からの立ち上がり動作（講義・図４参照）

①長座位から，健側膝関節を屈曲し，足首を患側の膝下にくぐらせる．

②健側上肢を殿部の側方につき，健側の膝方向に体幹を屈曲させて，殿部を離床させる．同時に患側下肢は膝立て位とする．

③健側上肢を前方につきかえる．健側の足関節を背屈，足趾を伸展させて床に立てる．健側上肢方向に体重をのせるように，足で蹴りながら膝を離床させていく．

④上肢と患側下肢で体重を支持しながら，健側下肢を少し前に出し踵を接地させたら，上肢を床から離し，体幹を起こしながら立ち上がっていく．

2）床への着座

⑤立ち上がりの逆の順番で実施する．患側下肢を前に出してから開始する．

3）台を支持しての立ち上がり動作

⑥初めての床からの立ち上がり練習や，患側の支持力が低い場合，膝の離床後に後方への転倒傾向がある場合は，③以降に台を使用して行う．

実習課題２

- 手をつく位置を変えたパターンで立ち上がり動作を体験する．
- この動作は重心の高低差が大きいため，転倒リスクが高く，難易度が高い．手をつく位置，体幹屈曲の方向（重心移動）など，患者役への指導方法を検討し，まとめる．

ここがポイント！
健側の下肢を前方に移動させずに踵接地が可能な場合もあるが，後方への転倒傾向が生じる場合は，健側を少し前に出して踵が接地できるようにするとよい．

ここがポイント！
膝立て位からの着座の際に，殿部を床につけることを意識するため，ドスンと着座して後方に転倒することがある．着座の際に健側の膝方向に体幹を屈曲したままで着座を促すことで予防できる．

ここがポイント！
開始時の長座位は，体を台に向けて座るのではなく，健側の横に台がくるように平行に座る．

試してみよう
立ち上がり動作において，手をつく位置は重要である．どの位置だとリスクが高いか，または安全かを体験してみよう．

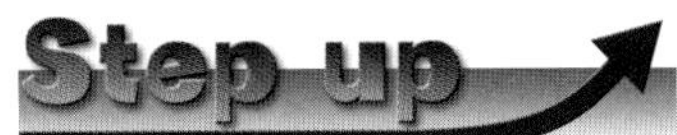

脳性麻痺による ADL 障害とその指導

1）脳性麻痺児の発達と ADL

脳性麻痺は，乳幼児期からの正常な運動発達，知的発達が障害され，その症状は満 2 歳までに発現する．ごく軽度の異常だけで日常生活や就労に問題がない例から，頭部，体幹を含む重度の麻痺や不随意運動により自力で姿勢変換できない例まで幅が広い．重症度の判定や経時的な変化をとらえるために，継続して評価する．SCPE（surveillance of cerebral palsy in Europe）による脳性麻痺のタイプ分類を表 1[1,2] に示す．

脳性麻痺児の機能的な発達は 10 歳頃までで，それ以降，ADL の自立度の向上はみられなくなる．粗大運動能力分類システム（Gross Motor Function Classification System：GMFCS）の成長曲線（図 1）[3] で，機能予後を予測する．座位と移動能力などの粗大運動能力をもとにして，6 歳以降に到達するレベルをⅠ（制限なしに歩く），Ⅱ（歩行補助具なしに歩く），Ⅲ（歩行補助具を使って歩く），Ⅳ（自力移動が制限），Ⅴ（電動車椅子や環境制御装置を使っても自力での移動が非常に制限される）の 5 段階に分けている[3]．食事，排泄，更衣動作の自立には，上肢の運動発達年齢が 30 か月以上，体幹・下肢の運動発達年齢は 20 か月以上，入浴動作は約 58 か月以上と報告されている[4]．また，全般的な ADL の自立のためには，認知・適応領域の発達が 2 歳半を超えていることが必要である[4-6]．痙直型脳性麻痺児を対象とした知的発達年齢と ADL の自立度の報告では，食事動作は 12 か月以上，排泄，更衣動作は 3 歳以上であることが重要とされる．

成人期は，10 歳代で獲得した ADL を維持していくことになるが，脳性麻痺患者は健常者に比べ，加齢による身体機能の低下や生活能力の低下が早期から起こりやすく，40 歳以降で多くみられる．

2）ADL の指導

（1）幼児期～学童期の指導

幼児期前半までは，遊びなどをとおして機能的発達を促しながら，生活習慣の確立につなげる．身体を使うことで脳機能が発達していくため，不快感や苦痛を与える課題ではなく，楽しく興味がもてるような遊びや刺激を心がける．幼児期後半以降では，ADL 場面での参加や動作指導が可能になる．

基本動作では，腹這い移動，四つ這い移動，姿勢保持でも非対称性を認めるため，そのパターンが固定化・助長されないよう，対称的な運動や姿勢に調整する．

食事の自立度には上肢の機能が重要となるが，上肢を使うためには安定した座位保持が必要になる．必要に応じて座位保持装置，自助具や固定食器などを使う．

更衣は，上肢の機能が良好であれば可能になるが，認知機能にも左右される動作である．手の巧緻性が低い場合

表 1　SCPE による脳性麻痺のタイプ分類

痙直型脳性麻痺（spastic CP）	異常な姿勢や運動のパターンを示す．筋緊張の増大（常に一定ではない）と病的な反射（錐体路徴候）が出現する
失調型脳性麻痺（ataxic CP）	異常な姿勢や運動のパターンを示す．規則正しい筋の調整が失われるため，運動を実行する際に，異常な力やリズム，不正確さを伴う
ジスキネティック型脳性麻痺（dyskinetic CP）	異常な姿勢や運動のパターンを示す．不随意的で，調節が困難な，何度も繰り返すような，時に決まりきった様式の運動が生じる．以下の 2 つに分類される ● ジストニック型脳性麻痺（dystonic CP）：常に増大した筋緊張があり，動きが少なく活動の減少やこわばった運動を示す ● 舞踏様アテトーゼ型脳性麻痺（choreo-athetotic CP）：常に低下した筋緊張があり，動きが過剰で活動性の増大や激しい運動を示す

（Surveillance of cerebral palsy in Europe：Dev Med Child Neurol 2000；42〈12〉：816-24[1]，理学療法診療ガイドライン．第 1 版〈2011〉．日本理学療法士協会；2011．p.574-5[2]）
ジスキネティック型脳性麻痺は，従来のアテトーゼ型脳性麻痺と分類されていたタイプを示す．

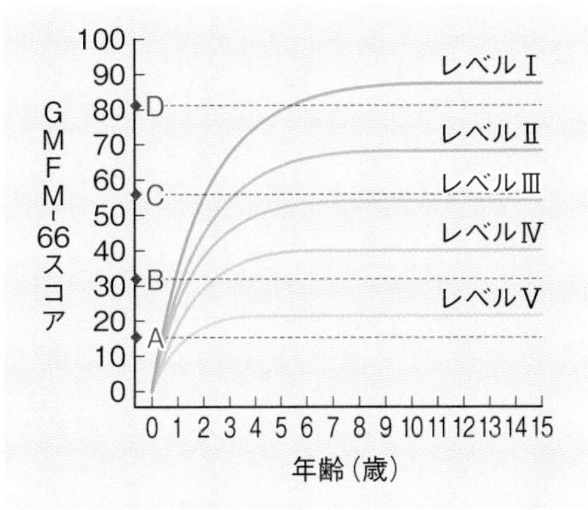

図 1　粗大運動能力分類システム（GMFCS）レベル別の GMFM-66 スコアの経時的変化
（Rosenbaum PL, et al.：JAMA 2002；288〈11〉：1357-63[3]）

LECTURE 14

は，マジックテープや目印などの工夫をし，生活場面で繰り返して手順を覚えさせる．トイレなど立位で下衣の更衣を行うときに不随意運動が大きい場合は，壁にもたれたり，手すりにつかまったりすると安定して行える．

痙直型脳性麻痺では，①座位で上肢が自由に使える，②交互性の四つ這い移動ができるという粗大運動発達指標を2歳までに獲得すれば独歩の可能性が高くなる．4歳までに獲得すれば，杖歩行の可能性が高いとされる．

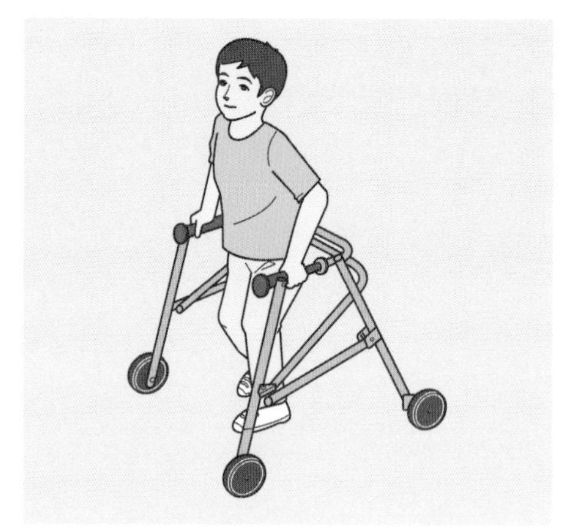

図2　後方支持型歩行器

移動は，歩行補助具（ロフストランドクラッチ，歩行器など）や補装具を用いて歩行が可能な場合でも，実用的な移動手段として車椅子を選択することもある．歩行は，機能や体力維持のためにも重要なので，就学後は教育機関とも連携し，可能な限り歩く機会を設ける．脳性麻痺児に使用する歩行器は，U字型よりも後方支持型歩行器（posture control walker：PCW；図2）が，歩行中の体幹や下肢の伸展を高めるとされる[2]．

(2) 重症児，重度の痙直型脳性麻痺児の指導

重度の知的・運動発達障害をもつ脳性麻痺児では，ADL全般に介助が必要である．痙直型脳性麻痺は，上肢機能の障害を伴うため，他のタイプの脳性麻痺児に比べてADL障害が大きい．成長とともに姿勢の非対称性が助長され，股関節の脱臼や側彎などを生じやすい．可及的なADLの自立と，介助者の負担軽減を目的として指導する．

車椅子やベッドへの移乗は，幼児期は介助者が抱きかかえて行えるが，学童期以降は体重増加に伴って介助者の負担が増加していくため，リフトなど介助者の負担軽減も検討する．

車椅子では，頭頸部の支持や股関節の外転が保持できるよう座位保持装置を活用する．

食事の際の背もたれの角度は45～80度とし，頭頸部は体幹に対して中間位から軽度屈曲位とする．頭頸部の過伸展は誤嚥の可能性が高くなるため避ける．自助具を使えば部分的にでも参加できる場合もあるため，機能に応じて検討する．

重症児は成長していくにつれ，保護者の高齢化が課題となる．成年後見制度，地域資源などを活用する[2]．

(3) 家族支援

保護者をはじめとする関係者が，身体機能の改善や治療的指向が強い場合，専門家主導，専門家依存になりやすい．保護者など関係者の関わりすべてが，発達・成長に重要であることを基盤に介入する必要がある．

■引用文献

1) Surveillance of cerebral palsy in Europe：a collaboration of cerebral palsy surveys and registers. Surveillance of Cerebral Palsy in Europe (SCPE). Dev Med Child Neurol 2000；42 (12)：816-24.
2) ガイドライン特別委員会 理学療法診療ガイドライン部会：脳性麻痺．理学療法診療ガイドライン．第1版（2011）．日本理学療法士協会；2011．p.574-5.
http://www.japanpt.or.jp/upload/jspt/obj/files/guideline/00_ver_all.pdf
3) Rosenbaum PL, Walter SD, et al.：Prognosis for gross motor function in cerebral palsy：creation of motor development curves. JAMA 2002；288 (11)：1357-63.
4) 染矢富士子，西村吉行ほか：脳性麻痺児の発達（第1報）．リハビリテーション医学 1988；25 (3)：149-52.
5) 染矢富士子，西村吉行ほか：脳性麻痺児の発達（第2報）．リハビリテーション医学 1988；25 (3)：155-8.
6) 姫野信吉，松尾 隆ほか：脳性麻痺児における ADL 発達評価．総合リハビリテーション 1981；9 (2)：107-13.

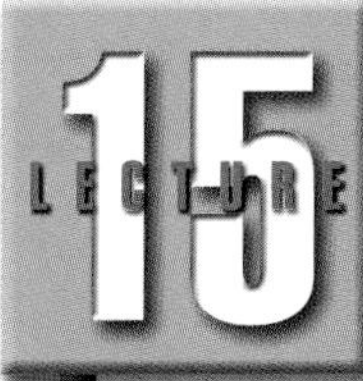

障害別支援(2)
整形外科系疾患

到達目標

- 代表的な整形外科系疾患（脊髄損傷，関節リウマチ，大腿骨頸部骨折，変形性膝関節症，脊椎疾患）の障害像を理解する.
- 身体機能に応じたADLとその指導方法を理解する.
- 人工股関節全置換術（THA）によって制限される動作を確認し，指導する際のポイントを理解する（実習）.

この講義を理解するために

この講義では，代表的な整形外科系疾患を取り上げ，疾患による機能障害と制限される基本動作を学び，ADLの指導方法について学習します．整形外科系疾患では，それぞれ固有の障害像があり制限される基本動作もさまざまであるため，各疾患の特性を理解し，禁忌事項を把握しておくことが必要です．また，機能障害を有していても，残存機能や健側を利用することでADLを遂行できることを理解し，環境調整や自助具の使用が機能障害の進行の予防と残存機能の維持につながることを学んでいきます.

整形外科系疾患の支援を学ぶにあたり，以下の項目をあらかじめ学習しておきましょう.

□ 代表的な整形外科系疾患の特性を学習しておく.
□ 代表的な整形外科系疾患の禁忌事項を学習しておく.
□ 身体機能に応じた福祉用具や環境調整を学習しておく.

講義を終えて確認すること

□ 代表的な整形外科系疾患により制限される身体機能が理解できた.
□ 疾患によって制限される基本動作の因子が理解できた.
□ 制限される基本動作に対するADLの指導方法や手順が説明できる.
□ 環境調整や自助具の選定などの基本的な知識が理解できた.

講義

1．脊髄損傷によるADL障害とその指導

脊髄損傷とは，脊髄がある髄節レベルで損傷し，運動機能や感覚機能などが障害される疾患である．障害の重症度は，損傷部位と損傷の程度で決定される．

1）制限される基本動作

障害の重症度により制限される基本動作が異なる．**表1**[1] に頸髄損傷における残存機能レベル別の基本動作とADLの到達目標を示す．

覚えよう！
残存機能レベルにより獲得できるADLは異なるため，代表的なものは覚えておこう．

2）ADLの指導

完全麻痺の場合，運動機能および感覚機能の改善は期待できないため，残存機能レベルで獲得可能なADLを予測して練習方法を考慮する．ADL自立の上限とされるC6B2（肘関節の伸展が可能）を想定して解説する．

残存機能レベルC7以下の移乗
▶ Step up 参照．

（1）寝返り

a. ベッド柵がない場合

①両上肢と頭部を寝返る側と反対側に振り，反動を利用して寝返る側に大きく振る（**図1a，b**）．
②反動により上肢と肩甲帯が回旋する力を利用し，骨盤と下肢を回旋して側臥位となる（**図1c**）．
③そのまま上肢を挙上して保持し，体幹の上部を回旋すると腹臥位になる．

ここがポイント！
上肢の反動が弱く体幹が回旋しないときは，両手関節に重りを巻いて練習する．

b. ベッド柵がある場合

①寝返る側の前腕部分を，ベッド柵に引っかけておく（**図2a**）．
②反対側の上肢を寝返る側へ振り，その前腕部分や手関節をベッド柵に引っかける（**図2b**）．
③両側の肘関節を屈曲させ，身体を引き付けるようにして側臥位になる（**図2c**）．

（2）起き上がり

①頸部を屈曲すると同時に肩関節を伸展・内転し，肩甲骨を内転し両肘で支持する（**図3a**）．
②片側の前腕に体重を移動し，反対側の肘関節を伸展して後方に手をつく（**図3b**）．
③肘関節を伸展したほうの手掌に体重を移動しながら反対側の肘関節を伸展し，両肘

MEMO
高位頸髄損傷では，動力源となる上肢と肩関節周囲筋への介入が重要であり，肩関節周囲筋の支配神経であるC5〜C6を詳細に評価する．

表1　頸髄損傷（四肢麻痺）者のレベルごとの各動作の可能性　（国立身体障害者リハビリテーションセンター）

レベル	電動車椅子	車椅子駆動	寝返り	起き上がり	ベッド移乗	トイレ移乗	自動車移乗	車椅子積み込み	側方移動	床〜車椅子への移動
C4	B	E	E	E	E	E	E	E	E	E
C5A	A	C	E	E	E	E	E	E	E	E
C5B	A	B	C	D	E	E	E	E	E	E
C6A	A	A	C	C	C	E	E	E	E	E
C6B1	A	A	A	A	B	C	C	D	D	E
C6B2	A	A	A	A	A	B	B	C	C	E
C6B3	A	A	A	A	A	B	B	B	C	D
C7A	A	A	A	A	A	A	A	B	B	C
C7B	A	A	A	A	A	A	A	B	B	C
C8A	A	A	A	A	A	A	A	B	B	C
C8B	A	A	A	A	A	A	A	A	B	B

A：可能，B：（〜90％）可能，C：（〜60％）可能，D：（〜20％）可能だがかなり困難，E：不可能．
（武田 功編：PTマニュアル 脊髄損傷の理学療法．第2版．医歯薬出版；2006．p.23[1] をもとに作成）

関節を伸展した長座位となる（図 3c）.

（3）移乗（車椅子とベッド間，前方移乗）

①車椅子をベッドに直角に近づけて，両下肢をベッドに乗せ，さらに車椅子をベッドに近づける.

②体幹を後傾して殿部を前方へずらし（図 4a），長座位の姿勢で肘関節の伸展，肩関節の伸展，肩甲骨の下制を行い，前方に移動してベッドに移る（図 4b）.

③プッシュアップにより殿部を前方へ移動する（図 4c）.

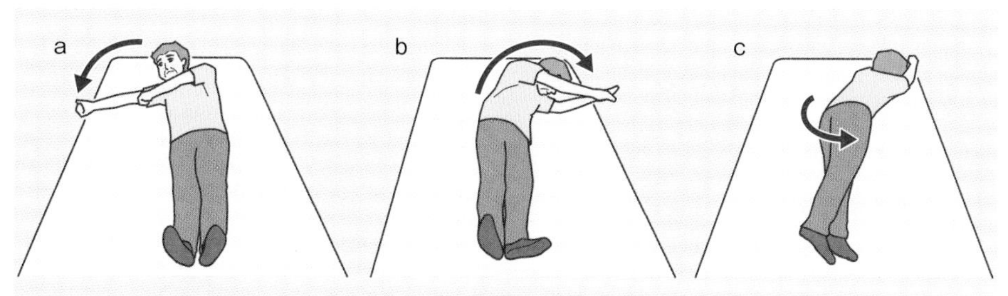

図 1　頸髄損傷（C6B2）者の寝返り（ベッド柵がない場合）

ここがポイント！
上肢の反動は，肩甲骨の外転運動に連動させて行う.

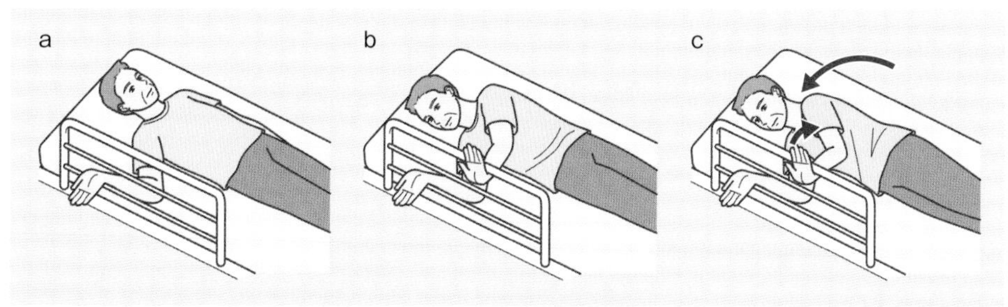

図 2　頸髄損傷（C6B2）者の寝返り（ベッド柵がある場合）

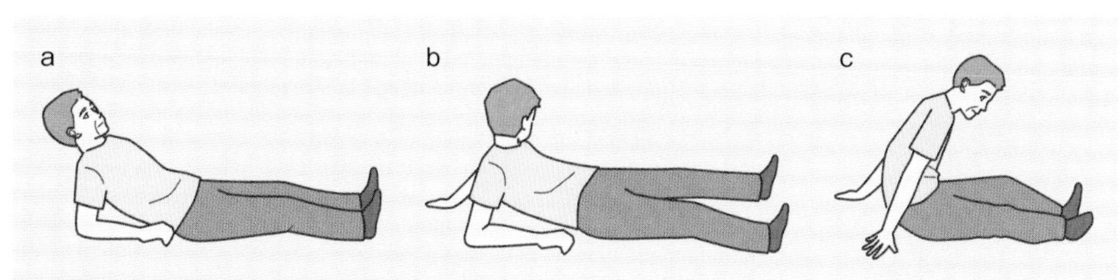

図 3　頸髄損傷（C6B2）者の起き上がり

ここがポイント！
上腕三頭筋が残存していないため，肩関節外旋位，肘関節伸展位でロックして支持する.

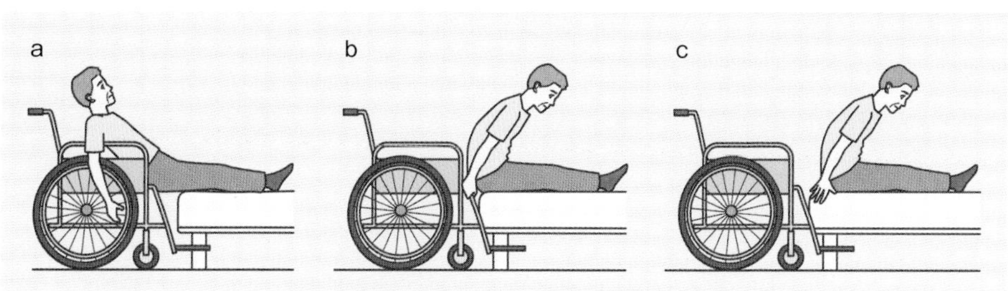

図 4　頸髄損傷（C6B2）者の車椅子移乗

MEMO
安定した車椅子移乗のために
長座位のバランスを安定させることが重要で，ハムストリングスの短縮が生じていると長座位で後方に転倒しやすい.
長座位保持には膝伸展位での股関節屈曲（SLR）角度が最低でも 100 度，よりよい安定性確保のためには 110 度は必要である.

SLR（straight leg raising；下肢伸展挙上）

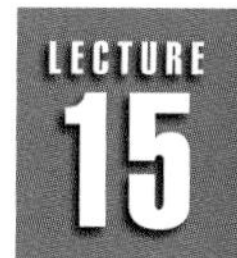

2. 関節リウマチによるADL障害とその指導

関節リウマチは，いまだ原因不明の進行性で炎症性の自己免疫疾患であり，早期の症状として炎症，拘縮，腫脹，疼痛を呈する．進行すると全身に骨破壊，関節変形をきたし，ADLに大きな支障をきたす．関節以外にも，全身性の炎症性多臓器障害を起こすことがあり，なかでも肺は間質性肺炎を呈することが多く，呼吸困難や咳の症状が強く出ることがある．また，皮膚感染症などを呈し，生命予後にも大きく影響を与える．

1）制限される基本動作

関節の変形や筋力低下，運動制限により，起居移動・床上動作だけでなく更衣や整容などにも支障をきたす．

2）ADLの指導

関節保護を原則として，疼痛に配慮し動作時に急激な外力がかからないようにする．過度の努力をさせず，体力の消耗を極力防ぐことがポイントである．具体的には，大関節を使う，自助具などの使用により代償する，姿勢や動作を工夫するなどである．

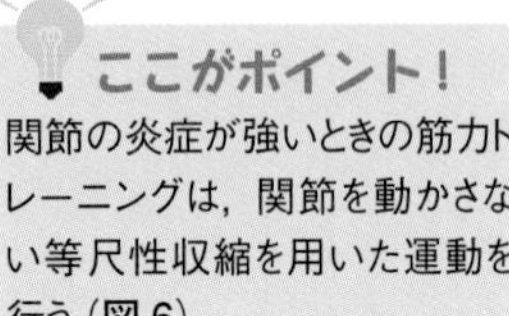

気をつけよう！
痛み，炎症，骨破壊の進行がみとめられる関節に負荷をかけないよう注意する．

ここがポイント！
関節の炎症が強いときの筋力トレーニングは，関節を動かさない等尺性収縮を用いた運動を行う（図6）．

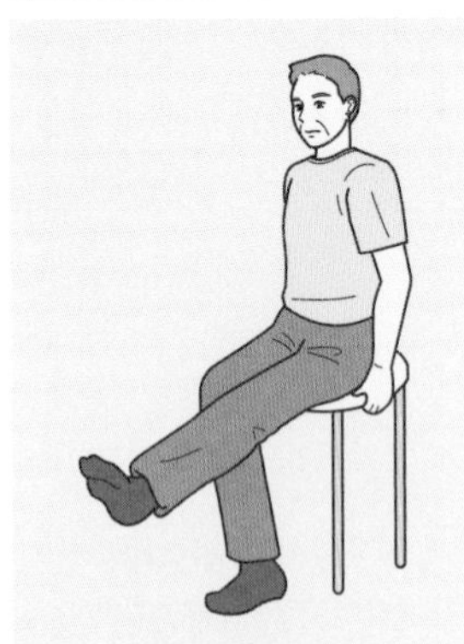

図6　等尺性収縮を用いた運動の例
膝を伸ばしたままで30～40秒止める．

中手指節関節（metacarpophalangeal joint：MP関節）

（1）起き上がり

①背臥位から，両膝関節を屈曲，股関節を屈曲しながら側臥位となる（**図5a，b**）．

②側臥位で両下肢をベッド端から下ろし，上肢は前腕支持から手掌面での支持に移行しながら下肢の重さを利用して端座位となる（**図5c，d**）．

肩関節，肘関節，手関節に痛みがある場合は，頸部の前屈に注意しながら下肢の反動を利用して起き上がる．環軸関節の脱臼の危険性があるため，電動ベッドによるティルトアップも考慮する．

（2）立ち上がり

①基本姿勢の端座位（股関節屈曲90度，膝関節屈曲90度，足関節0度，足底全面接地で肩幅くらい）で座る．立位から端座位へ移行する場合は，勢いよく座ると圧迫骨折などを起こすことがあるため，可能な限りゆっくりと座れるようにベッドの高さを調節しておく．

②ベッドや椅子をプッシュアップする際は，中手指節関節（MP関節）を屈曲し背側部で支えると，関節の変形を助長することがあるため，手掌全体で支える（**図7**）．前方にテーブルなどを置ける場合は前腕で支持して立ち上がる．

（3）歩行

関節リウマチは，下肢の筋力低下，関節可動域の制限などで歩行推進力が著しく低下する．加えて，膝関節や足関節の変形，足底の扁平化によるタコの形成に伴う疼痛や，外反母趾などの足趾の変形による荷重制限と履物の不適合により，立脚後期の爪先離地（toe off）ができず，さらに推進力が低下する．

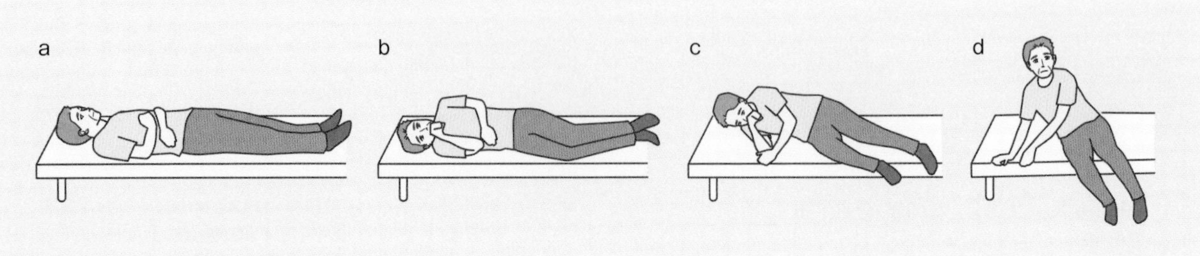

図5　関節リウマチ患者の起き上がり

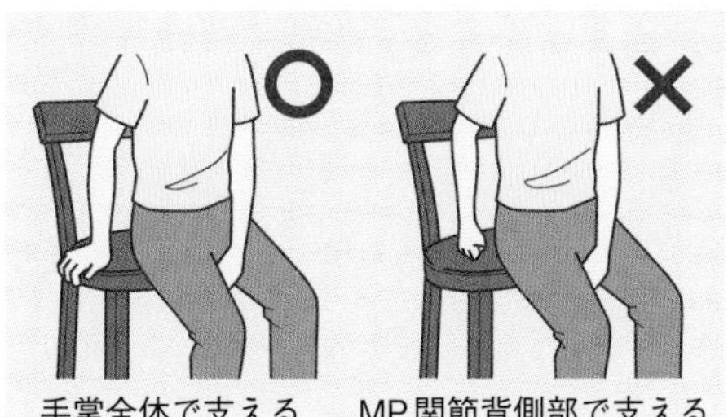

図７ 関節リウマチ患者の立ち上がり
MP 関節：中手指節関節.

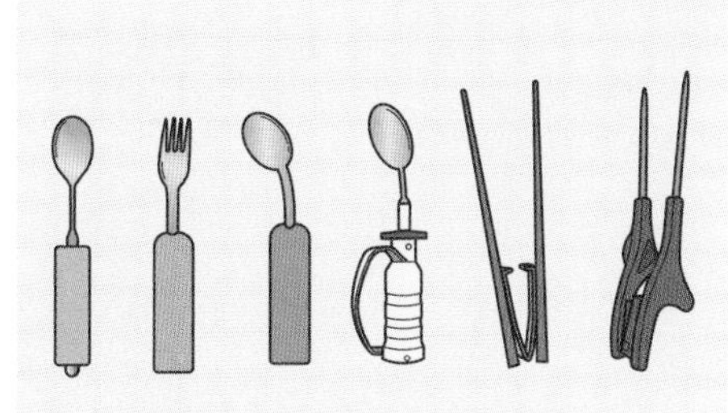

図８ 食事に用いられる自助具
▶ Lecture 6，12 参照.

膝関節の変形や疼痛に対しては軟性のサポーターを使用する．足部の変形には，アーチサポートを入れたインソールなどを使用して疼痛を緩和する．

(4) 食事

食事の場面では，過度な頸部の屈曲に注意し，テーブルや椅子の高さを調節する．

手指や手関節の変形により食器の把持が困難となるため，皿や茶わんをテーブルに置いたまま使用することが多くなる．そのため，滑り止めシートを食器の下に敷いて固定する．

肘関節の屈曲制限，前腕の回内・回外制限，手指の変形により，口まで食物を運ぶことが困難になることがあるため，すくいやすい食器，握りを太くしたスプーンやフォーク，先端の角度が変えられるものを選択する（**図 8**）．手指のピンチ動作が困難な場合，ピンセット式箸が使いやすいこともある（**図 8**）．

(5) 整容

整髪や洗顔では，上肢機能の低下や関節可動域の制限のため，目的の箇所へ手を運ぶことができなかったり，普通のブラシでは動作が困難であったりする．長柄の整髪ブラシやフェイスブラシを使用するとよい（**図 9**）．

洗面台での洗顔では，蛇口のハンドルを大きなタイプのものにするか，レバー式に変更することを考慮する．

(6) 更衣

上肢の可動域制限のため，シャツの袖に腕を通すことや，手指の変形によりボタンを留めることが困難となる．衣服はやや大きめで伸縮性のある素材を選び，被りの上衣にリーチャーを使用する（**図 10a**）．ボタンはボタンエイドを利用して留めるか，ファスナーに改良するなど，着脱しやすくする工夫も必要となる（**図 10b**）．

靴下は履き口が緩いものを選択し，ソックスエイドなどを使用して着脱する（**図 10c**）．

3. 大腿骨頸部骨折（人工股関節全置換術後）による ADL 障害とその指導

70 歳以上の高齢者に多い大腿骨頸部骨折を想定し解説する．大腿骨頸部骨折は転倒などにより受傷し，なかでも大腿骨頸部内側骨折は関節内骨折であるため骨癒合が不良であり，偽関節や大腿骨頭壊死に至ることが多い．治療法としては，人工股関節全置換術が選択されることが多い．

1）制限される基本動作

人工股関節全置換術後（後方アプローチ）の股関節は脱臼のリスクがあり，脱臼しやすい運動方向は股関節の屈曲・内転・内旋の複合運動である．また，個々の運動方向に過度に動かす場合も脱臼の可能性がある．これらの制限を日々の ADL のなかで注意することはきわめて困難なため，動作に関連した危険な肢位を十分に説明する．

ここがポイント！
● **膝関節痛がある場合**
ベッドや椅子の高さを高くして，膝関節の屈曲角度が 90 度以内になるようにセッティングする．
● **股関節痛がある場合**
ベッドや椅子に浅く座り，股関節の屈曲角度を小さくする．

MEMO
福祉用具や自助具を選定する際は，対象者の身体機能や活動能力だけでなく，住環境や家族の状況なども考慮する．

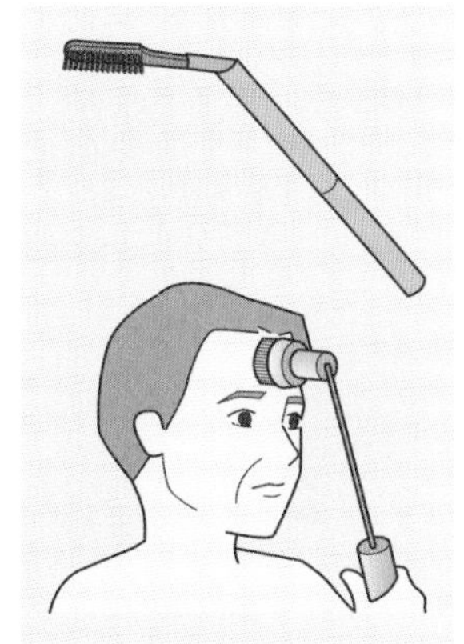

図９ 整容に用いられる自助具

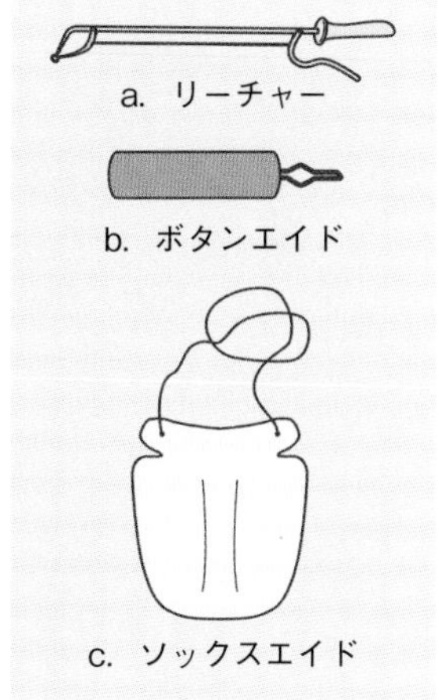

図 10 更衣に用いられる自助具
▶ Lecture 7，12 参照.

人工股関節全置換術
(total hip arthroplasty：THA)

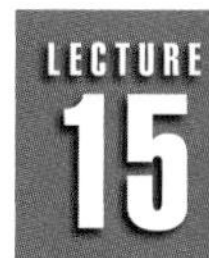

2) ADL の指導

!気をつけよう！
寝返り動作は，背臥位から側臥位へ移行する際に上半身と下半身がねじれ，相対的に患側の股関節が内転することがあるので注意する．

(1) 寝返り

①背臥位から側臥位までは，患側の股関節が内転しないように注意する（**図 11a，b**）．

②股関節の内転を防ぐために，背臥位の状態から大腿部にクッションや三角マットを挟んだまま寝返ることを指導することもある（**図 11c**）．

(2) 起き上がり

①背臥位から上体を起こし，両上肢を体幹の後方におく．

②両肘立ちから交互に肘関節を伸展させ長座位になる（**図 12a**）．この動作は体幹の回旋や両下肢の動きが少ないため，股関節の脱臼の危険性が低くなる．

③長座位からベッド端座位になる場合は，健側の下肢を患側の下肢の膝裏あたりに滑り込ませ（**図 12b**），健側の下肢で患側の下肢を支えるようにして持ち上げ，下肢をベッド端へ下ろす（**図 12c，d**）．

ここがポイント！
床からの立ち上がりは，患側の股関節の可動域を少なくして，荷重を減らすように行う．

(3) 床からの立ち上がり

①長座位から健側の股関節を屈曲・外転・外旋し，膝関節を屈曲する（**図 13a**）．

②健側方向に体幹を回旋させ，両上肢を床につける．

③両上肢と健側の膝で三角形の支点をつくるように身体を支え，患側の股関節を内転させないよう健側方向に殿部を浮かせる（**図 13b**）．

④さらに両上肢への荷重を増やし，健側の膝を伸展させて立ち上がる．

(4) 入浴

入浴動作では，洗体の際の座位姿勢，浴槽のまたぎ動作，浴槽内での座位姿勢が問題となる．

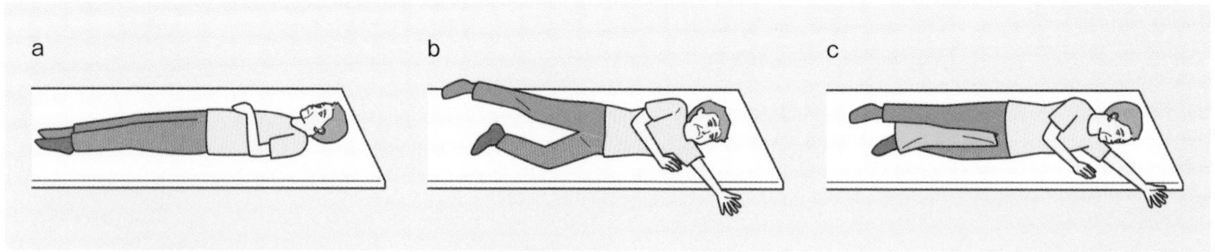

図 11　大腿骨頸部骨折患者の寝返り（右側が患側の場合）

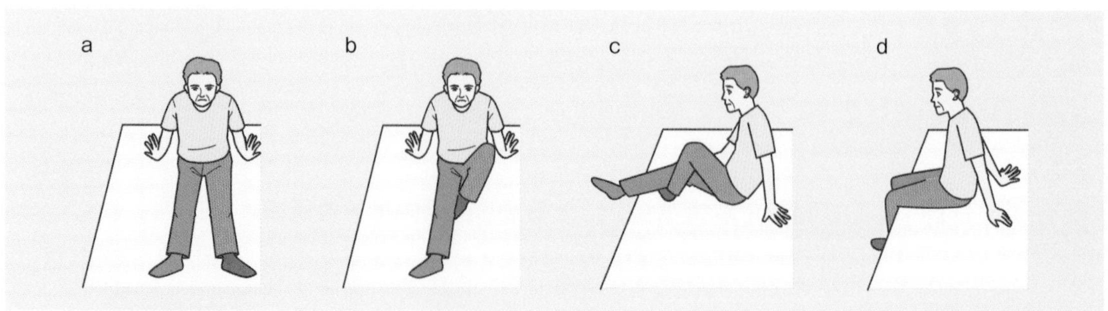

図 12　大腿骨頸部骨折患者の起き上がり（右側が患側の場合）

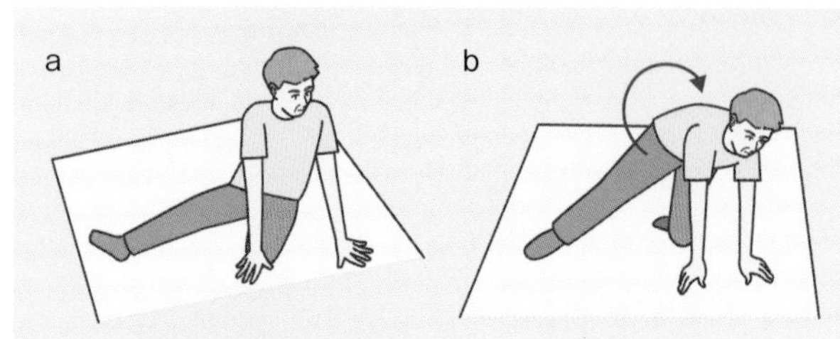

図 13　大腿骨頸部骨折患者の床からの立ち上がり（右側が患側の場合）

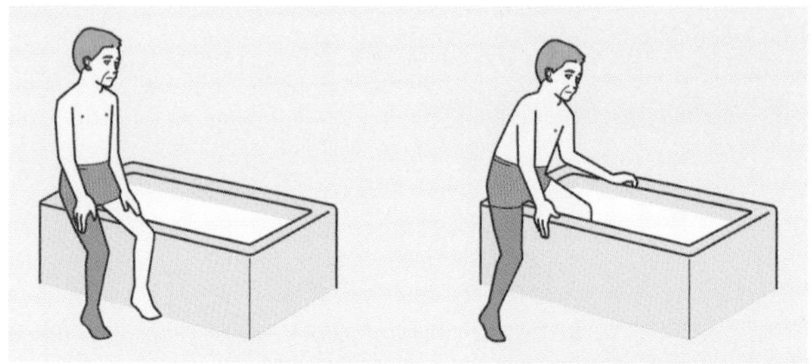

図 14　大腿骨頸部骨折患者の入浴（右側が患側の場合）

LECTURE 15

洗体動作では，特に足先などの手が届きにくい部位を洗う際に股関節が深く屈曲する．シャワーチェアなどを使用して股関節が90度以上屈曲しない座位を保持し，柄の長いブラシなどを使用する．

浴槽をまたぐ際には，浴槽の縁に腰かけ，健側の下肢から浴槽をまたぎ，次に患側の下肢をまたぐ（**図14**）．浴槽の縁に腰かけることが困難な場合は，バスボードを使用する．

浴槽内に座る際は，股関節が過度に屈曲しないように，状態に応じてバスチェアを浴槽内に置く．立ち上がるときには，健側の下肢を深く屈曲し，浮力を利用して立ち上がる．浴槽の底で足が滑らないように，滑り止めマットを使用するとよい．

4. 変形性膝関節症による ADL 障害とその指導

原因となる疾患として，膝関節の病変では関節リウマチ，特発性骨壊死，骨腫瘍，シャルコー関節，血友病関節症などがある．膝関節の変形が重度となると人工膝関節形成術が適応となる．中高年の女性に多く，日本人では内側型（O脚）の関節症が多い．

シャルコー（Charcot）関節
人工膝関節形成術
（total knee arthroplasty：TKA）

1）制限される基本動作

動作開始時や立ち上がり，段差昇降などで疼痛が生じ，進行とともに関節可動域の制限がみられるようになる．膝関節は，体重の支持だけでなく，立ち上がりや歩行などにも重要な役割をもつ関節であり，患部に疼痛や可動域制限，筋力低下が生じると，ADL が大きく制限される．特に，日本人は畳や床に直接座る生活をしている人も多く，その生活様式を十分に理解したうえで指導する．

気をつけよう！
TKA 術後は，膝立ち位で強く荷重をかけたり，正座やあぐらでの膝関節の深い屈曲位は，脱臼のリスクを高めるため注意する．

2）ADL の指導

同一姿勢を長く続けた際（就寝や長時間の座位），疼痛が誘発されることが多い．動く前に患部を温めたり，ゆっくりと自動運動を行ってから動作を始める（**図15**）．

（1）床からの立ち上がり

床からの立ち上がりは，膝関節に大きな負担がかかる動作である．疼痛や関節可動域制限，下肢の筋力低下がみられると，さらに負担が大きくなる．上肢の支持力を利用することが重要となるため，椅子や踏み台，手すりなどを事前に用意しておき，安定して立ち上がれる環境を整える．

患側の下肢に荷重が十分にかけられない場合は，健側の下肢の機能が非常に重要となる．特に，健側の下肢の股関節周囲の筋力や関節可動域について，事前に十分に評価する．

MEMO
立位から床へ着座する動作（椅子や踏み台がない場合）
①両手を着いた高這い位から，②膝を交互に床へ着けながら四つ這い位となり，③膝を捻らないように回旋し長座位となる．

（2）歩行

長時間，長距離の歩行により疼痛が出現することがあるため，適宜休憩を挟みながら歩行する．ただし，過度な安静は筋力の低下を助長し，かえって疼痛を増強することに注意する．

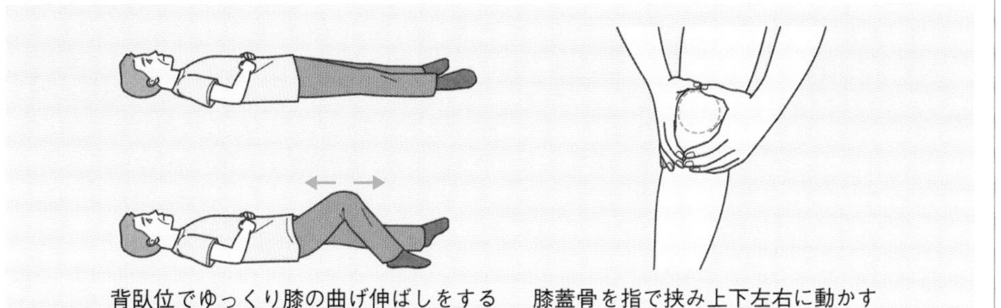

図15 変形性膝関節症患者の動作前の準備（自動運動）

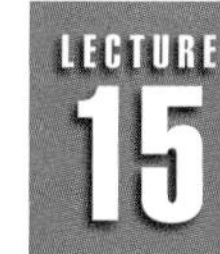

杖は患側と反対側の上肢で持ち，患側の荷重時にその荷重量を杖で軽減する．

靴は，踵が低く地面に接地する面が広い運動靴の着用を勧める（ハイヒールなどは避ける）．

膝の障害が両側にある場合は，四輪歩行車などを利用すると歩行が安定する．四輪歩行車には荷物を乗せられるタイプもあるため，目的に合わせて選択する．

四輪歩行車
▶ Lecture 4・図 15 参照.

(3) 段差昇降

段差昇降
▶ Lecture 4・図 11～14 参照.

膝の障害に左右差がある場合は，昇段時は支持性の高いほうから上がり，降段時は支持性の低いほうから下りる．

1 足 1 段よりも両下肢への負担が少ない 2 足 1 段で昇降し，手すりがある場合は利用する．

(4) その他

変形性膝関節症は，日常生活のなかの荷重量で膝への負担が変わってくる．体重の増加を防ぐため，膝の負担が軽い運動（プールでのウオーキング，自転車エルゴメータなど）を積極的に行うことが大切である．

試してみよう
膝関節の内反変形に対して，外側方向への不安定性を制動するために，インソールにて外側ウェッジを試してみよう．膝の外側への動揺を防止し，痛みを抑制する効果がある．

5. 脊椎疾患による ADL 障害とその指導

原因となる疾患は，脊柱管狭窄症，腰椎すべり症，変形性脊椎症など多岐にわたる．高齢者に多く，動作時に腰部に強い疼痛が生じるため，臨床でも ADL を指導する場面が多くみられる．

1) 制限される基本動作

主たる症状は腰部痛であり，寝返りや起き上がり，立ち上がりなど多くの基本動作において症状が現れる．

2) ADL の指導

(1) 寝返り，起き上がり

ここがポイント！
ベッドから起き上がる際は，あらかじめ両下肢をベッドの外へ下ろし，その下肢の重さを利用して起き上がるよう指導する．

寝返りは，背臥位から側臥位に移行する際に，体幹の上部と下部でひねりが発生するため，疼痛が生じやすい．ひねりを軽減するために股関節を屈曲，膝関節を屈曲（立膝）し，体幹を回旋することなく側臥位へ移行することで疼痛の増強を緩和することができる．

起き上がりの際は，大きく息を吸い，腹圧を高めた状態で体幹が過度に前傾しないように起き上がる．痛みが強い場合は，ベッドのティルトアップ機能を用いる．

(2) 荷物の持ち上げ

床に置いてある荷物を持ち上げる際，腰部には立位姿勢の数倍の負荷が生じる．体幹を過度に前傾しないように，股関節だけではなく膝関節も屈曲した座位の姿勢から，荷物を身体に近づけて持ち上げると，腰部への負担が軽減する（図 16）．

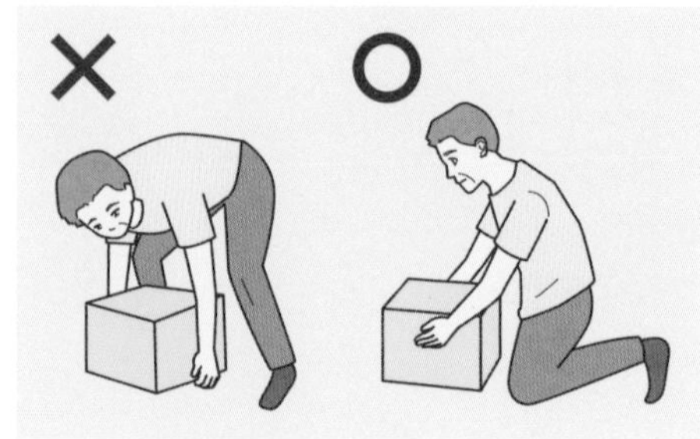

図 16　荷物の持ち上げ方

■引用文献

1）武田 功編：PT マニュアル 脊髄損傷の理学療法．第 2 版．医歯薬出版；2006．p.23.

LECTURE 15

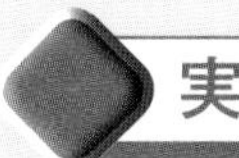

実習

1. 人工股関節全置換術（THA）後の脱臼肢位の理解

実習目的

THA 後に脱臼しやすい肢位（以下，脱臼肢位）を確認し，具体的な動作に関連づけて理解する．

準備物品 ベッド，椅子，ペンなどの小物．

手順

①股関節の屈曲に伴う脱臼肢位を説明する．
②股関節の内旋に伴う脱臼肢位を説明する．

実習課題 1

- 基本的な脱臼肢位を説明する．
- ADL に関連づけて脱臼リスクを回避する動作を指導する．

MEMO

- **股関節の屈曲に伴う脱臼肢位**
しゃがみ込む，椅子に座り前かがみになる，立位で床のものを拾う．
- **股関節の内旋に伴う脱臼肢位**
靴下を履く，臥位で身体をひねる，ベッドから下肢を下ろす．

2. 人工股関節全置換術（THA）後の寝返り動作の指導

実習目的

THA 後の寝返り動作における脱臼肢位を確認し，対象者役を実際に介助する．

準備物品 ベッド，クッション．

手順

①患側を右側と仮定し，背臥位から側臥位（左側臥位）へと誘導する．
②右股関節を軽度外転位で保持したまま，左側臥位になる（介助者は，軽度外転位の保持を介助する）．
③左側臥位で大腿部にクッションを挟み，股関節が内転・内旋しないよう保持する．

実習課題 2

- 寝返り動作における脱臼肢位を確認し，介助下で寝返りを実施する．
- 寝返り動作における脱臼肢位を理解し，指導する．

3. 人工股関節全置換術（THA）後の床からの立ち上がり動作の指導

実習目的

THA 後の床からの立ち上がりにおける脱臼肢位を確認し，対象者役を実際に介助する．

準備物品 マット，台，手すりなど．

手順

①対象者役に長座位になってもらう．健側の股関節を外転・外旋し，膝関節を屈曲し，膝支持で四つ這いになるよう骨盤を回旋する．
②介助者は患側に位置し，四つ這いになる際に患側の股関節が内転しないように，骨盤を支える．
③主に健側の下肢に荷重するように立ち上がりを促し，不安定な場合は準備した台や手すりを使用するよう指導する．

実習課題 3

- 床からの立ち上がり動作における脱臼肢位を確認し，介助下で立ち上がりを実施する．
- 床からの立ち上がり動作における脱臼肢位を理解し，指導する．

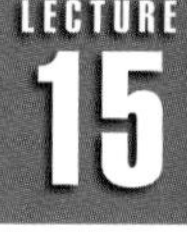

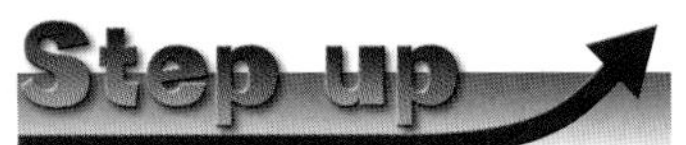

1．脊髄損傷による四肢麻痺の車椅子からベッドへの側方移乗

四肢麻痺（C7）では，上腕三頭筋が機能し上肢による支持が格段に向上するため，移乗動作は自立する可能性が高い．車椅子からベッドへの側方移乗を図1に示す．安定性が向上すると車椅子から自動車の運転席への移乗も可能となり，生活範囲を大きく拡大させることにつながるため，積極的な指導，介入が求められる．また，上肢機能が高いと力まかせの動作になりやすく，下肢に傷をつくることもある．少ない力で再現性のある動作が行えるように効率的な動き方を指導する（図2）．そのためには，頭頸部と肩甲骨の運動を意識し，麻痺のある領域へその力を効率よく伝えることが重要である．

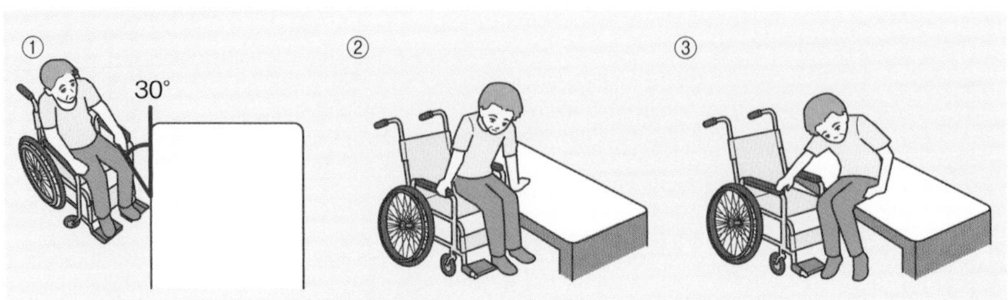

図1　車椅子からベッドへの側方移乗
①プッシュアップにより，なるべく殿部を前方へ移動しておく．
②ベッドに殿部が乗るスペースをあけて片側の上肢をつく．
③体幹の前傾とともにプッシュアップで殿部を挙上し移動する．

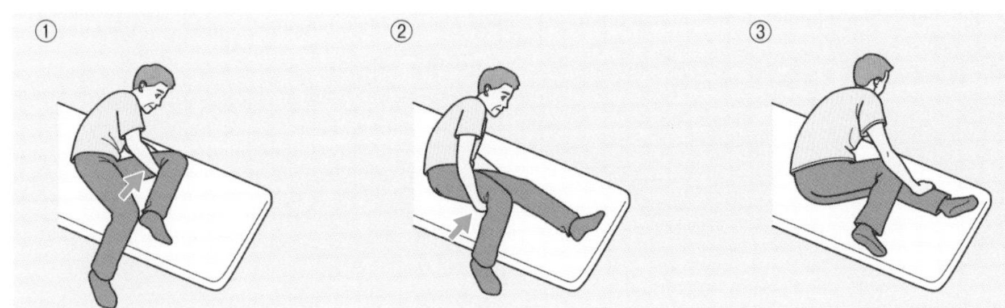

図2　ベッドに移乗した後の下肢の引き上げ
①片側の上肢で身体を支え，同側の下肢を引き上げる．
②反対側の下肢を引き上げる．
③長座位となる．

2．対麻痺の床から車椅子への移乗

対麻痺の床から車椅子への移乗動作を図3に示す．対麻痺では早期に自立する例が大半である．一般的にC8レベルから自立可能とされているが，C7レベルでも台を設置するなど環境を調整すれば自立できることもある．床から車椅子への移乗ができるようになると，自宅での生活において畳の上での動作が可能となり，車椅子から転落した際にも自力で戻ることができるなどのメリットがある．

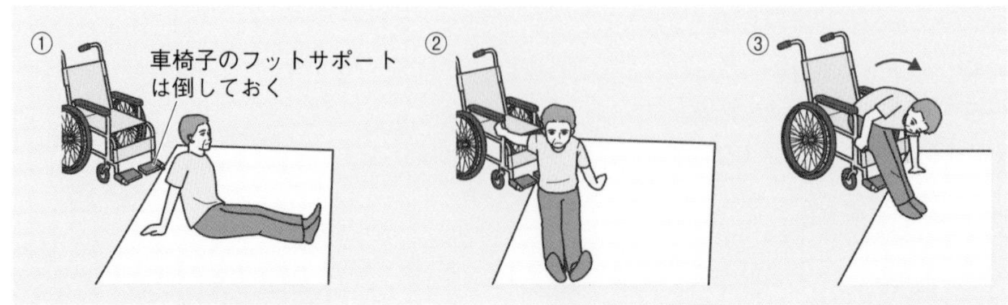

図3　床から車椅子への移乗
①車椅子を背面に位置づけ，車椅子が前方に傾かないように前輪（キャスター）を前に向けておく．
②車椅子に対して45度の角度で背を向ける．
③片側の手は車椅子前方のフレーム，もう片側の手は床につく．プッシュアップと体幹の前傾により殿部を引き上げ，車椅子の座面に乗る．

巻末資料

計画評価実施日：　年　月　日

患者氏名: 男・女				生年月日(西暦)　年　月　日(　歳)				利き手	右・右(矯正)・左
主治医		リハ担当医		PT		OT		ST		看護		SW等
診断名，障害名(発症日，手術日，診断日)：				合併症(コントロール状態)：				リハビリテーション歴：	
日常生活自立度：　J1, J2, A1, A2, B1, B2, C1, C2				認知症高齢者の日常生活自立度判定基準：Ⅰ，Ⅱa，Ⅱb，Ⅲa，Ⅲb，Ⅳ，M					

	評価項目・内容　(コロン(:)の後ろに具体的内容を記入)	短期目標　(＿＿か月後)	具体的アプローチ
心身機能・身体構造	□意識障害 (JCS, GCS)： □見当識障害： □記銘力障害： □運動障害： □感覚障害： □摂食障害： □排泄障害： □呼吸，循環障害： □音声，発話障害(構音，失語)： □関節可動域制限： □筋力低下： □褥瘡： □疼痛： □半側空間無視： □注意力障害： □構成障害： □その他：		
	基本動作 寝返り (□自立 □部分介助 □全介助)： 起き上がり (□自立 □部分介助 □全介助)： 座位 (□自立 □部分介助 □全介助)： 立ち上がり (□自立 □部分介助 □全介助)： 立位 (□自立 □部分介助 □全介助)：		
活動	活動度　(安静度の制限とその理由，活動時のリスクについて)		

ADL (B.I.)	自立	部分介助	全介助	使用用具(杖，装具)，介助内容	短期目標	具体的アプローチ
食事	10	5	0			
移乗	15	10 ←監視下				
座れるが移れない→		5	0			
整容	5	0	0			
トイレ動作	10	5	0			
入浴	5	0	0			
平地歩行	15	10←歩行器等		歩行：		
車椅子操作が可能		→ 5	0	車椅子：		
階段	10	5	0			
更衣	10	5	0			
排便管理	10	5	0			
排尿管理	10	5	0			
合計(0～100点)	点					
コミュニケーション	理解					
	表出					

図1　リハビリテーション総合実施計画書（一部抜粋）

肢体不自由の状況および所見（該当するものを○で囲み，空欄に追加所見を記入してください.）

1　神経学的所見その他の機能障害（形態異常）の所見

（1）感覚障害（下記図示）：なし・感覚脱失・感覚鈍麻・異常感覚
（2）運動障害（下記図示）：なし・弛緩性麻痺・痙性麻痺・固縮・不随意運動・しんせん・運動失調・その他
（3）起因部位　：脳・脊髄・末梢神経・筋肉・骨関節・その他
（4）排尿・排便機能障害　：なし・あり
（5）形態異常　：なし・脳・脊髄・四肢・その他

[参考図示]

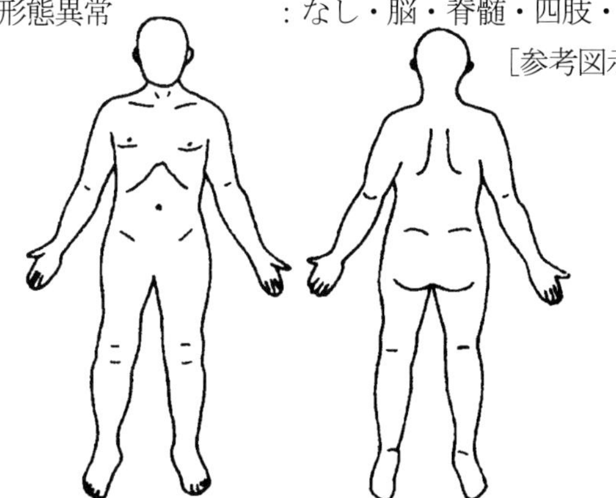

右　左

×変形　■切離断　▨感覚障害　☰運動障害

備考1　切断の場合は，前腕，上腕，大腿，下腿の1/2以上か否かを明記してください.

備考2　指の切断の場合は，指骨間関節（PIP，IP）の有無を明記してください.

右		左
	上 肢 長 cm	
	下 肢 長 cm	
	上腕周径 cm	
	前腕周径 cm	
	大腿周径 cm	
	下腿周径 cm	
	握　力 kg	

2　動作・活動　自立－○　半介助－△　全介助または不能－×（　）の中のものを使うときはそれに○

※　身体障害者福祉法の等級は機能障害（impairment）のレベルで認定されますので（　）の中に○がついている場合，原則として自立していないという解釈になります.

動作			動作	
寝返りする			シャツを着て脱ぐ	
足を投げ出して座る			ズボンをはいて脱ぐ(自助具)	
いすに腰かける			ブラシで歯を磨く	
立つ(手すり，壁，杖，松葉杖，義肢，装具)			顔を洗いタオルで拭く	
家の中の移動(壁，杖，松葉杖，義肢，装具，車椅子)			タオルを絞る	
洋式便器に座る			背中を洗う	
排泄の後始末をする			二階まで上って下りる(手すり，杖，松葉杖)	
(箸で)食事をする(スプーン，自助具)	右	左	屋外を移動する(家の周辺程度)(杖，松葉杖，車椅子)	
コップで水を飲む	右	左	公共の乗物を利用する	

起立位および歩行能力の状況（該当するものを○で囲む）

○起立位保持（補装具なしで）…①正常に可能　②（1時間・30分・10分）以上可能　③不能
○歩行能力（補装具なしで）……①正常に可能　②（2km・1km・100m）以上可能
③ベッド周辺の歩行（可能・不能）　④歩行不能

※計測法

上 肢 長：肩峰→橈骨茎状突起
下 肢 長：上前腸骨棘→（脛骨）内果
上腕周径：最大周径
前腕周径：最大周径
大腿周径：膝蓋骨上縁上10cmの周径（幼児等の場合は別記）
下腿周径：最大周径

図2　身体障害者の診断書・意見書（一部抜粋）

※ADLに関する事項は赤色の点線で示した.

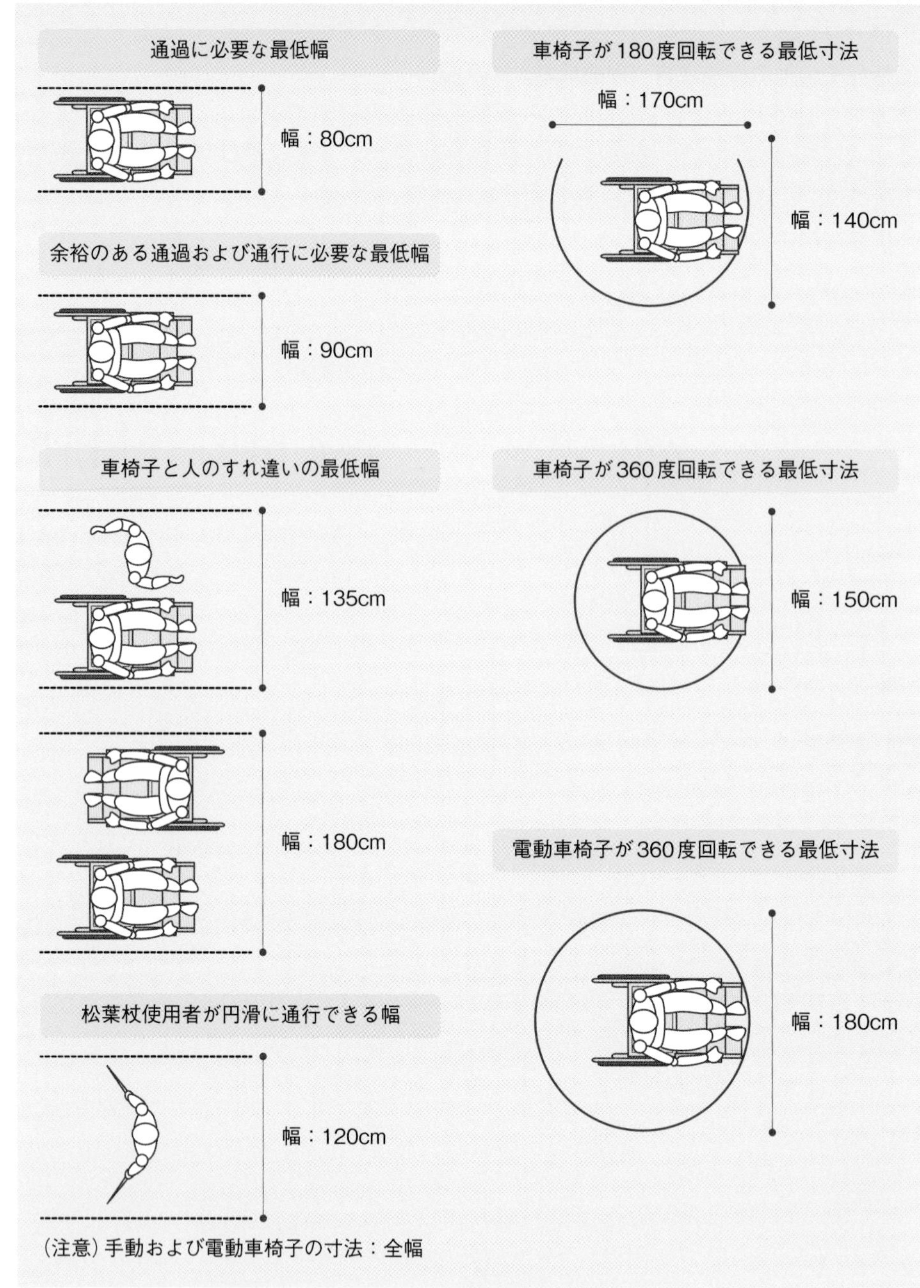

図３　バリアフリー整備ガイドラインによる補装具の基本的な寸法

（国土交通省総合政策局安心生活政策課：公共交通機関の旅客施設に関する移動等円滑化整備ガイドライン〈バリアフリー整備ガイドライン 旅客施設編〉. 2018. http://www.mlit.go.jp/common/001248130.pdf）

自走用標準型車椅子の例

（JIS T9201の車椅子寸法図をもとに作成）

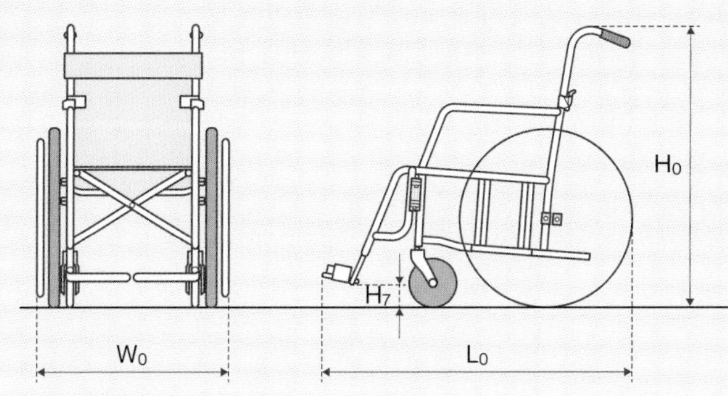

JIS T9201（手動車椅子）における手動車椅子の寸法

（単位：mm）

部位	寸法値[b)]
全長（L_0）	1,200以下
全幅（W_0）	700以下
フットサポート高（H_7）	50以上
全高（H_0）[a)]	1,200以下

a）ヘッドサポートを外したとき．
b）リクライニング機構および／またはティルト機構を装備する車椅子は，標準状態の寸法とする．

電動車椅子（自操用標準型）の例

（JIS T9203の自操用標準型車椅子の図をもとに作成）

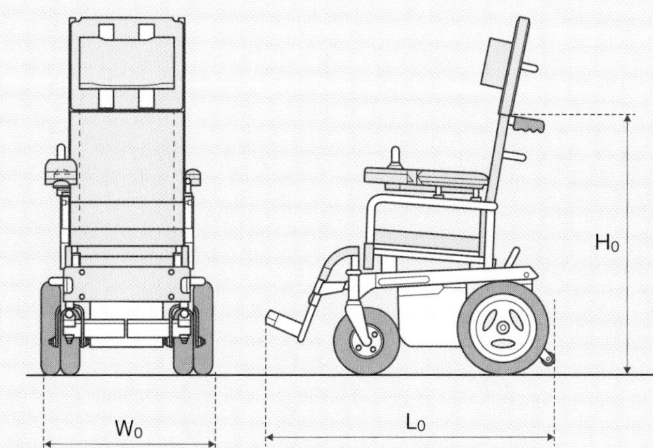

JIS T9203（電動車椅子）における電動車椅子の最大寸法

（単位：mm）

区分	最大寸法[a)]
全長（L_0）	1,200
全幅（W_0）	700
全高（H_0）[b)]	1,200

a）リクライニング機構，リフト機構およびティルト機構を装備する電動車椅子は，標準状態の寸法とする．
b）ヘッドサポート取外し時．ただし，バックミラーを持つ場合，その高さは1,090mmとする．

図４　JIS規格（日本工業規格）による車椅子の寸法

（国土交通省：高齢者，障害者等の円滑な移動等に配慮した建築設計標準〈平成28年度改訂版〉．第２部第４章 基本寸法等．2016．http://www.mlit.go.jp/common/001179685.pdf）

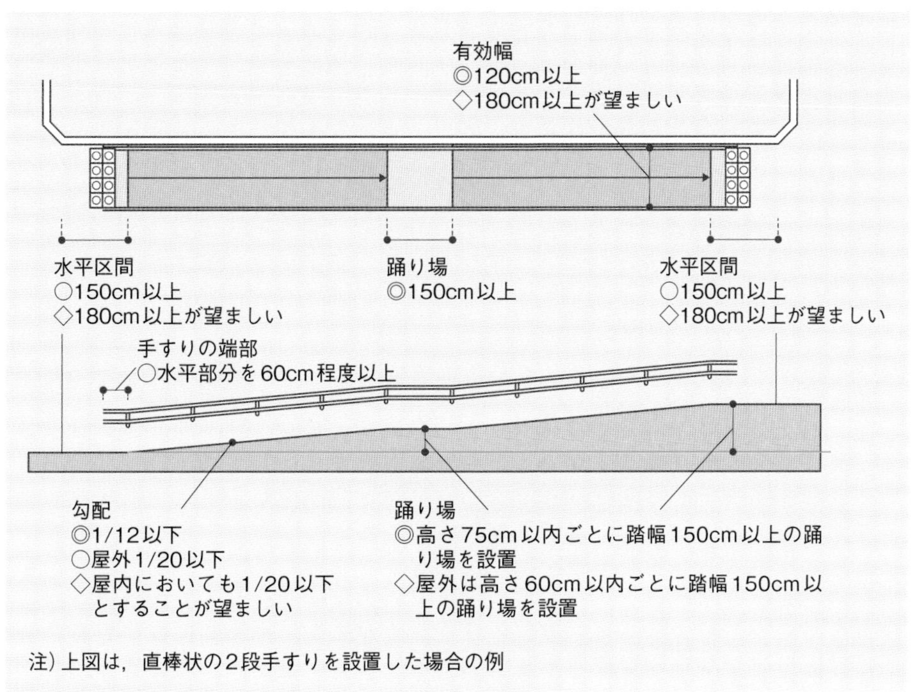

図５　移動等円滑化された経路を構成する傾斜路の例

（国土交通省総合政策局安心生活政策課：公共交通機関の旅客施設に関する移動等円滑化整備ガイドライン〈バリアフリー整備ガイドライン 旅客施設編〉．2018．http://www.mlit.go.jp/common/001248130.pdf）

表 1　日常の活動におけるエネルギー消費量（METs）

身の回りの行動	
1.2	座位，安静
1.1〜1.5	立位，安静
1.5〜2.0	食事，会話
1.5〜2.0	手洗い，洗面，歯磨き
1.6〜3.4	更衣，室内歩行（女性）
2.6〜4.3	更衣，室内歩行（男性）
3.7〜4.4	シャワー

趣味や気晴らしの行動	
1.5〜2.0	編み物，縫い物，ラジオを聴く
1.5〜2.0	カード遊び，テレビを見る
1.8〜2.8	楽器（ピアノ，弦楽器）
2.8〜4.0	オルガンを弾く，ドラムを叩く

家での軽作業	
1.5〜1.9	机上の事務的な仕事
1.5〜2.0	タイプ・オフコン操作
1.2〜3.6	自動車の運転（ラッシュを除く）
3.1〜4.2	庭仕事（草むしり，移植ゴテの使用，剪枝，熊手を使う）
5.3〜5.7	垣根の刈りこみ，芝刈り

家事	
1.6〜2.0	床掃除，野菜の調理
2.1〜3.0	肉類の調理，皿洗い
2.1〜3.0	はたきを使う，食器を磨く，アイロンをかける
3.1〜4.1	ベッドメイク，掃除機を使う，買物（軽い荷物）
4.2〜5.3	床磨き，買物（重い荷物）

運動	
2.6〜2.7	歩行 50 m/分
3.1〜3.2	65 m/分
3.6〜3.8	80 m/分
4.1〜4.4	95 m/分
2.0〜3.4	軽い体操（前屈，膝屈伸，腕まわし）
2.3〜4.4	ボーリング
2.0〜3.0	ゴルフ（電動カート）
4.0〜7.0	ゴルフ（手押しカート）
2.5〜5.0	バレーボール
4.0〜5.0	卓球
4.0〜5.0	階段を降りる
6.0〜8.0	階段を昇る
4.0〜6.0	性交

（野原隆司：社会復帰後のリハビリテーション．木全心一ほか編：狭心症・心筋梗塞のリハビリテーション．改訂第 4 版．南江堂；2009．p.201）

表 2　浴室のドアの種類と特徴，脱衣所と浴室の境界

	引き戸	開き戸	折れ戸
特徴	●側方に開くドアで，ドアの前後にスペースが不要であり，狭い浴室や脱衣所に取り付けられている ●浴室内で人が倒れた場合でも，スムーズに開閉できる	●手前に引くか向こう側に押すドアで，ドアの前後にスペースが必要である ●浴室側に開く構造では，入浴中の人が倒れた場合，人に当たりドアが開かなくなる可能性もある	●戸の中程でびょうぶ型に折れるドアで，比較的スペースが少なくてすむ ●浴室で人が倒れても，開き戸よりも開けやすい
注意点	ドアレールに足先をひっかけてつまづく可能性がある	体に向かってドアが近づくため重心移動が難しい	ドアを完全に開閉するために，ドアを持ち替えることもある
開閉時の重心移動	側方への重心移動	前後への重心移動	前後，側方への重心移動

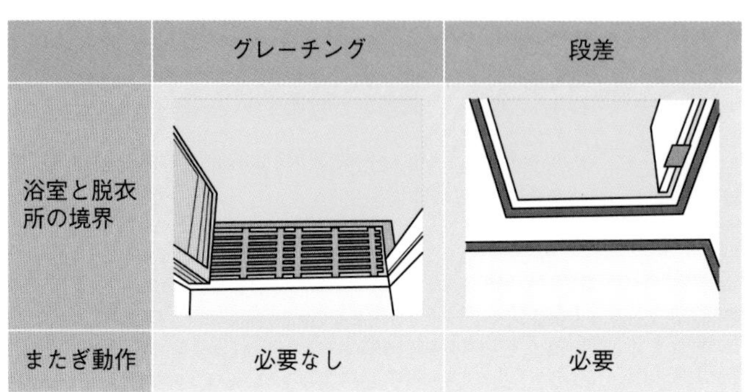

	グレーチング	段差
浴室と脱衣所の境界		
またぎ動作	必要なし	必要

表３　介護保険の給付対象となる福祉用具貸与

車椅子*	●自走用標準型車椅子 ●普通型電動車椅子 ●介助用標準型車椅子
車椅子付属品*	●クッションまたはパッド ●電動補助装置 ●テーブル（車椅子に装着して使用するものに限る） ●ブレーキ
特殊寝台*	
特殊寝台付属品*	●サイドレール ●マットレス ●ベッド用手すり ●テーブル ●スライディングボード，スライディングマット ●介助用ベルト
床ずれ防止用具*	
体位変換器*	
手すり	取り付けに際し，工事を伴うものは除く（工事を伴うものは，住宅改修としての給付対象）
スロープ	取り付けに際し，工事を伴うものは除く（工事を伴うものは，住宅改修としての給付対象）
歩行器	
歩行補助杖	松葉杖，カナディアンクラッチ，ロフストランドクラッチ，プラットホームクラッチ，多点杖に限る ※単脚杖は対象外
認知症老人徘徊感知機器*	
移動用リフト*	●床走行式 ●固定式 ●据え置き式 ※吊り具の部分，住宅改修を伴うものは対象外
自動排泄処理装置**	交換可能部品や専用パッド，洗浄液などの消耗品ならびに専用パンツ，専用シーツなどの関連製品は対象外

*要支援１・2，要介護１では，原則として保険給付の対象外.
**要支援１・2，要介護１・2・3では，原則として保険給付の対象外.

表４　介護保険の給付対象となる特定福祉用具販売

腰かけ便座	●和式便器の上に置いて腰かけ式に変換するもの ●洋式便器の上に置いて高さを補うもの ●電動式またはスプリング式で便座から立ち上がる際に補助できる機能を有するもの ●便座，バケツなどから成り，移動可能である便器 ※設置に要する費用は，対象外
自動排泄処理装置の交換可能部品	レシーバー，チューブ，タンクなどのうち，尿や便の経路となるもの ※専用パッド，洗浄液などの消耗品ならびに専用パンツ，専用シーツなどの関連製品は対象外
入浴補助用具	●入浴用椅子（座面の高さがおよそ35 cm以上またはリクライニング機能を有するもの） ●浴槽用手すり（浴槽の縁を挟み込んで固定することができるもの） ●浴槽内椅子 ●入浴台（浴槽の縁にかけて浴槽への出入りを容易にすることができるもの） ●浴室内すのこ ●浴槽内すのこ ●入浴用介助ベルト
簡易浴槽	空気式または折りたたみ式などで容易に移動できるもの
移動用リフトの吊り具の部分	移動用リフトに連結可能なもの

図６　方眼紙（実習課題用）

TEST

試験

到達目標

- 各 Lecture で学んだ知識について，自分自身の理解度や到達度を知る.
- 各 Lecture で学んだ要点について，試験を通じて理解する.
- 試験の結果を再検証するなかで，各 Lecture の内容や解説について再度復習する.

この試験の目的とするもの

これまでの講義では，主として ADL を構成する基本的な動作と，福祉用具や環境が ADL に及ぼす影響について学習しました．さらに実習を経験することにより，実際の ADL の指導方法を習得し，ADL の広い範囲を学んできました.

この章は問題と解答から成ります．学んだ内容のなかで，ポイントとなることがらについて問い，末尾に解答と簡単な解説を付記しました.

問題は，Ⅰ：国家試験と同様の 5 択の選択式問題，Ⅱ：かっこ内に適切な用語を書き込む穴埋め式問題，Ⅲ：質問に対して文章で解答する記述式問題の 3 つの形式から成ります.

これまで学んだ内容をどこまで理解しているか，力試しとして挑戦してみてください．試験問題で問われていることはどれも，教える側が「ここはポイント，ぜひとも理解していてほしい」と認識している内容です．しかし，試験内容はあくまでも膨大な講義内容からの抜粋であり，キーワードを示してはいても，「ADL」すべてを網羅しているわけではありません．試験後，解答と照らし合わせ，該当する箇所を読み返し，関連する内容を復習することで，系統的な理解を深めてください.

試験の結果はどうでしたか？

- □ 自分自身の理解度や到達度を知ることができた.
- □ 復習すべき内容がわかった.
- □ 臨床における ADL の指導の要点がわかった.

comment

理学療法士，作業療法士をはじめとする医療や介護に携わる専門職には，この科目だけではなく，たくさんの知識が必要とされます．ADL について学んだ内容は，実際の医療や介護の場面で対象者を診るために有用な知識となりますが，これを実際の ADL 指導に活用できてこそ，対象者のために役立つ知識を習得できたといえます.

このことを踏まえて，得られた知識を再確認してみましょう.

問題

I 選択式問題

以下の問いについて，該当するものを選びなさい．

問題 1

70 歳の女性．両側変形性膝関節症．外来通院中である．自宅における ADL は FIM による評価で，2 項目（歩行・車椅子，階段）は T 字杖を使用しての自立であったが，それ以外は補助具を使用せずに自立していた．コミュニケーション（理解，表出）や社会的認知（社会的交流，問題解決，記憶）は問題ない．FIM の点数はどれか．

1. 100　2. 112　3. 120　4. 124　5. 126

問題 2

両松葉杖歩行で「患側下肢と健側上肢を同時に振り出し，次に健側下肢と患側上肢を同時に振り出す」歩行パターンの説明として，最も適切な名称はどれか．

1. 4 点歩行
2. 3 点歩行
3. 2 点歩行
4. 2 点 1 点交互支持歩行
5. 常時 2 点支持歩行

問題 3

介護保険法で要支援 1・2，要介護 1 の人が貸与とならない福祉用具はどれか．2 つ選べ．

1. T 字杖
2. 体位変換器
3. 多点杖
4. ロフストランドクラッチ
5. プラットホームクラッチ

問題 4

ADL の指導で正しいのはどれか．2 つ選べ．

1. 関節リウマチ患者の立ち上がり時，上肢は MP 関節を屈曲し背側部で支える．
2. 人工股関節全置換術後の患者の起き上がりは，患側方向に体幹を回旋させながら行う．
3. 頸髄損傷（C6B2）者の車椅子・ベッド間の移乗は，車椅子をベッドに直角に近づける．
4. 変形性膝関節症（内反変形）の疼痛抑制には，外側ウェッジが有効である．
5. 腰部痛の人が床にある荷物を持ち上げる際には，可能な限り荷物を身体から遠ざける．

問題 5

ADL の指導で誤っているのはどれか．2 つ選べ．

1. トイレでの下衣の更衣は，脱ぐ際に下衣が足関節まで下がりすぎると不安定な下方リーチ動作となり危険である．
2. 片麻痺患者が低い障害物をまたぐ際は，杖，健側，患側の順に行う．
3. パーキンソン病に対する動作改善には，動作開始前のメンタルリハーサルが有効である．
4. COPD では，洗髪，洗濯物干し，高所の物をとるなどの動作が呼吸困難をまねきやすい．
5. 端座位からの立ち上がりは，体幹が「伸び上がる」イメージで介助するとよい．

問題 6

次の活動のなかで，IADL として取り扱われているのはどれか．

1. 移動
2. 買い物
3. コミュニケーション
4. 食事
5. 入浴

問題 7

次の文章のうち正しいのはどれか.

1. 箸の操作練習においては，まず，大豆などをつまみ上げることから始める.
2. 片麻痺の場合，更衣動作練習において上位着衣は健側から袖を通す.
3. 一般住宅における浴室のドア（開き戸の場合）は，脱衣所から浴室内に押して開くものが多い.
4. 片麻痺の入浴動作では，浴槽内に下肢を入れる順番として患側を先に入れる.
5. 関節リウマチの場合，ボタンエイドを用いることがあるが，これは手指筋力の代償と考えられる.

問題 8

入浴の効果として最も適切なのはどれか.

1. 育児における役割の担当
2. 個人の尊厳の維持
3. 気分転換
4. 創傷の治癒
5. 生活リズムの獲得

問題 9

以下の自助具のうち，主に筋力低下を補う目的で利用される自助具はどれか.

1. 長柄ブラシ
2. ループ付きタオル
3. 釘付きまな板
4. ソックスエイド
5. 点眼補助具

問題 10

脊髄損傷の排泄動作において最も使用頻度が高い用具はどれか.

1. 障害者用長便器
2. 補高便座
3. ポータブルトイレ
4. 便座自動昇降機
5. 自動採尿器

Ⅱ 穴埋め式問題

かっこに入る適切な用語は何か答えなさい.

1）端座位から立位までの姿勢は，（1.　　　　）相，前進相，伸展相に分かれる.

2）松葉杖の高さは，杖先の位置を小趾の爪先より前方および外側（2.　　　　）cm の位置に置き，握り手は（3.　　　　）の高さ，腋窩と松葉杖の間が 2〜3 横指あくように調整する.

3）バリアフリー法で定められた坂道（スロープ）の勾配は，屋内が 1/（4.　　　　）以下，屋外 1/（5.　　　　）以下である．※数字を記入.

4）視覚の障害で「見えにくい」「まぶしい」「見える範囲が狭い」など，日常生活での不自由さをきたしている状態を（6.　　　　）という.

5）箸は 2 本で一組となる．母指の水かき部分にあたる箸は（7.　　　　）という.

6）図に示した衣服の名称を答えなさい.

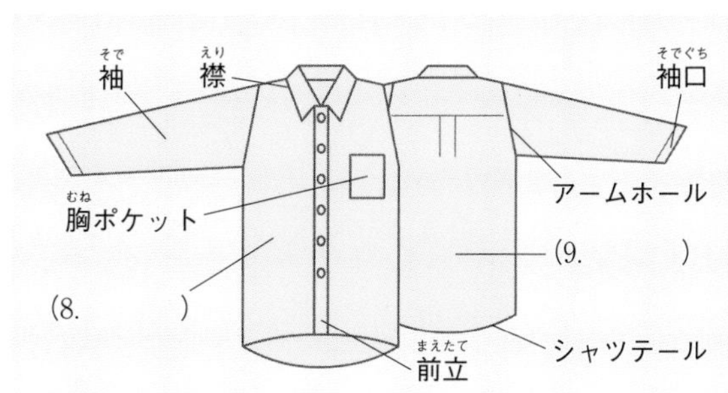

7) 排泄動作において便座の高さが低い場合，(10.　　　) を用いて便座の高さを上げることができる.

8) 図に示した浴槽の設置方法について，それぞれの形式の名称を答えなさい.

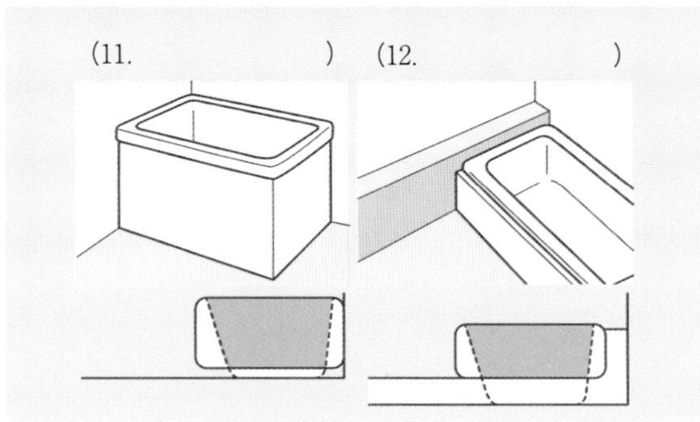

9) キッチンや洗面所，浴室に使われている水栓の管やハンドル，蛇口の総称を (13.　　　) という．一般的には蛇口を指すことが多い．両手でタオルを絞ることができない場合に，タオルを巻き付けて片手で絞ることができる.

10) 食生活に関する家事には，食材の管理，献立づくり，食材の調達，身支度，調理器具・道具の準備，(14.　　　)，盛りつけ・配膳，食器洗い，後片づけ，栄養管理など，多くの種類がある.

11) 調理動作の指導において，対象者への確認事項として，包丁の使用による切創，(15.　　　)，ガスの消し忘れなどに対する安全管理が必要である.

12) 車椅子座位姿勢で骨盤を安定させるには，座骨部の前滑りを防ぐために (16.　　　) として座面クッションの前後の厚さを変える.

13) 介護保険で利用できる住宅改修の支給限度基準額は，要介護状態区分 (要介護，要支援) にかかわらず (17.　　　) 万円である．※数字を記入.

14) パーキンソン病に対するADLの指導では，外的手がかりを使う，(18.　　　) 課題を避ける，動作を分割することが重要である.

15) 頸髄損傷 (C6B2) 者の長座位保持をより安定させるためには，膝伸展位での股関節の屈曲角度 (SLR) が (19.　　　) 度必要である．※数字を記入.

Ⅲ　記述式課題

問いに従って答えなさい.

問題 1

脳卒中片麻痺患者の「床からの立ち上がり動作」の方法を，長座位姿勢から説明せよ.

問題 2

人工股関節全置換術 (THA) 後の「床からの立ち上がり動作」の方法を，長座位姿勢から説明せよ.

問題 3

「できるADL」と「しているADL」を説明し，それらに違いが発生する要因を説明せよ.

解答

I 選択式問題　　配点：1問（完答）4点　計40点

問題1　**4**

FIM（機能的自立度評価法）の歩行・車椅子，階段の2項目は，「T字杖を使用しての自立」のため修正自立で6点と評価する．他の項目はすべて7点のため，合計は124点（満点は126点）である．

問題2　**3**

4点歩行は健側上肢，患側下肢，患側上肢，健側下肢の順に振り出すパターンである．3点歩行は両上肢と患側下肢を同時に振り出し，次に健側下肢を振り出すパターンである．2点1点交互支持歩行，常時2点支持歩行はいずれも一本杖歩行のパターンである．

問題3　**1，2**

T字杖（単脚杖）は介護保険における貸与の対象外である．体位変換器はエアマットなどを指し，要介護2以上が貸与の対象である．

問題4　**3，4**

1. 関節リウマチ患者の立ち上がり時，上肢の中手指節（MP）関節を屈曲し背側部で支えると，関節の変形を助長することがある．手根部や手掌全体で支えて手指に負担がかからないように立ち上がる．
2. 人工股関節全置換術後の患者の起き上がりは，患側方向に体幹を回旋させながら行うと股関節を脱臼する危険性がある．肘関節を交互に伸展させ，体幹を回旋させることなく起き上がる．
5. 腰部痛の人が床にある荷物を持ち上げる際には，可能な限り荷物を身体に近づけ，膝関節を屈曲した座位の姿勢から立ち上がる．

問題5　**2，5**

2. 片麻痺患者が低い障害物をまたぐ際は，杖，患側，健側の順に行う．
5. 端座位からの立ち上がりは，体幹を前屈させ前方への重心移動を促すことが重要である．

問題6　**2**

バーセルインデックス，FIMの対象となっているADLには，食事，整容，トイレ動作，更衣，入浴，移動・移乗，階段昇降，排泄コントロール，コミュニケーション，社会的認知がある．これ以外の活動として，公共交通機関の利用，買い物，炊事，洗濯，掃除，家計の管理，電話の対応などはIADL（手段的ADL），APDL（生活関連動作）となる．

問題7　**3**

1. 箸の操作練習では，つまみ上げるなどの操作ではなく，持ち方を一定にすることから始める．
2. 片麻痺だけでなく，左右差がある場合の着衣は，障害の重いほうの肢から始める．
3. 開き戸の場合は，水滴が滴り落ちても浴室外を濡らさないように配慮されている．
4. 浴槽内に患側を先に入れると，お湯の温度がわからない場合もある．また，浴槽底にしっかりと接地できない場合もあるので，健側から入れる．
5. ボタンエイドは手指の巧緻性を補うものである．

問題8　**3**

入浴は，清潔の保持，気分転換，新陳代謝の促進，安眠など，心身に良い影響を及ぼす．

問題9　**5**

長柄ブラシ，ループ付きタオル，ソックスエイドはリーチ範囲が狭小している場合に利用され，主に関節可動域制限を補う．釘付きまな板は両手動作が困難な場合に利用され，両手の協調性を補う．点眼補助具は関節リウマチで用いられる自助具であり，ピンチ力（手指の筋力）の低下を補う構造になっている．

問題10　**1**

補高便座，ポータブルトイレ，便座自動昇降機，自動採尿器は脊髄損傷者に対して不適切な場合が多い．特に，補高便座や便座自動昇降機は立ち上がりを補助する用具である．障害者用長便器は，脊髄損傷者が車椅子から長座位で前方に進むように移乗することができる便器である．

Ⅱ　穴埋め式問題　　配点：1問　2点（2問構成は各1点）　計30点

1. 前傾		Lecture 3参照
2. 15	3. 大転子	Lecture 4参照
4. 12	5. 15	Lecture 5参照
6. ロービジョン		Lecture 5参照
7. 近位箸		Lecture 6参照
8. 前身頃	9. 後ろ身頃	Lecture 7参照
10. 補高便座		Lecture 8参照
11. 据え置き型	12. 半埋め込み型	Lecture 9参照
13. カラン		Lecture 9参照
14. 調理		Lecture 10参照
15. 加熱時の火傷		Lecture 10参照
16. ボトムアンカー		Lecture 11参照
17. 20		Lecture 13参照
18. 二重		Lecture 14参照
19. 110		Lecture 15参照

Ⅲ　記述式問題　　配点：1問10点　計30点

問題1

以下の内容（手順）をおおむね記載できれば，正答とする（Lecture 14参照）．

①健側膝関節を屈曲し，患側の膝窩から足関節をくぐらせる．

②健側上肢を殿部の側方につき，健側の膝方向に体幹を屈曲させ，殿部を離床させる．同時に患側下肢を膝立て位とする．

③健側上肢を前方につき変える．健側の足関節を背屈，足趾を伸展させる．

④健側上肢の方向に体重を移動させ，足で蹴りながら膝を離床させていく．

⑤上肢と患側下肢で体重を支持しながら，健側下肢を少し前に出し踵を接地させ，上肢を床から離し，体幹を起こしながら立ち上がる．

問題2

以下の内容（手順）をおおむね記載できれば，正答とする（Lecture 15参照）．

①健側の股関節を屈曲・外転・外旋し，膝関節を屈曲する．

②健側方向に体幹を回旋させ，両上肢を床につける．

③両上肢と健側の膝で三角形の支点をつくるように身体を支え，患側の股関節を内転させないよう健側方向に殿部を浮かせる．

④さらに両上肢への荷重を増やし，健側の膝を伸展させて立ち上がる．

問題3

以下の内容をおおむね記載できれば，正答とする（Lecture 1参照）．

「できるADL」は，対象者がリハビリテーション室や施設内の各所で練習中または練習が完了した動作であり，能力として獲得しているが居室などでは実施していないADL（できるがしていないADL）である．一方，「しているADL」は，対象者が実生活で実施しているADLであり，普段からしているADLである．これらに違いが発生する要因として，環境条件，体力，習熟・習慣化，本人・家族の理解，意欲の低下・依存心などがあげられる．

索引

数字・欧文索引

和文索引

中山書店の出版物に関する情報は，小社サポートページを御覧ください．
https://www.nakayamashoten.jp/support.html

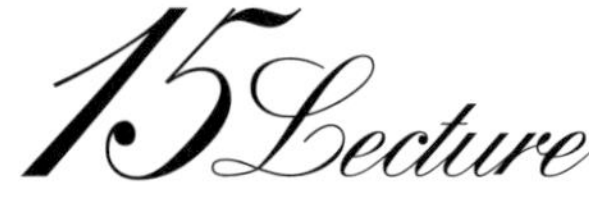

15レクチャーシリーズ

理学療法・作業療法テキスト ADL・実習

2021年5月10日　初版第1刷発行 ©〔検印省略〕

総編集……………石川　朗，種村留美

責任編集…………長尾　徹，長野　聖

発行者……………平田　直

発行所……………株式会社 中山書店
〒112-0006　東京都文京区小日向4-2-6
TEL 03-3813-1100（代表）　振替 00130-5-196565
https://www.nakayamashoten.jp/

装丁………………藤岡雅史

印刷・製本………株式会社　真興社

ISBN978-4-521-74812-2
Published by Nakayama Shoten Co., Ltd.　Printed in Japan
落丁・乱丁の場合はお取り替えいたします